LE MÉDECIN
DE SOI-MÊME.

LE MÉDECIN DE SOI-MÊME,

OU MÉTHODE SIMPLE ET AISÉE *POUR GUÉRIR* LES MALADIES VÉNÉRIENNES,

Avec la recette d'un chocolat aphrodisiaque, aussi utile qu'agréable.

NOUVELLE ÉDITION,

Augmentée des analyses raisonnées & instructives de tous les Ouvrages qui ont paru sur le mal vénérien depuis 1740 jusqu'à présent, pour servir de suite à la Bibliographie de M. ASTRUC;

Et de la traduction Française de la Dissertation de M. BOEHM.

Par M. LE FEBURE DE ST IL.... Ecuyer, Docteur en Médecine, Médecin de la Ville de Versailles, Professeur de maladies vénériennes & en l'art des Accouchemens, &c.

Citò, tutò & jucundè.

TOME SECOND.

A PARIS,

DE L'IMPRIMERIE DE MICHEL LAMBERT, rue de la Harpe près Saint Côme.

1775.

Avec Approbation & Privilége du Roi.

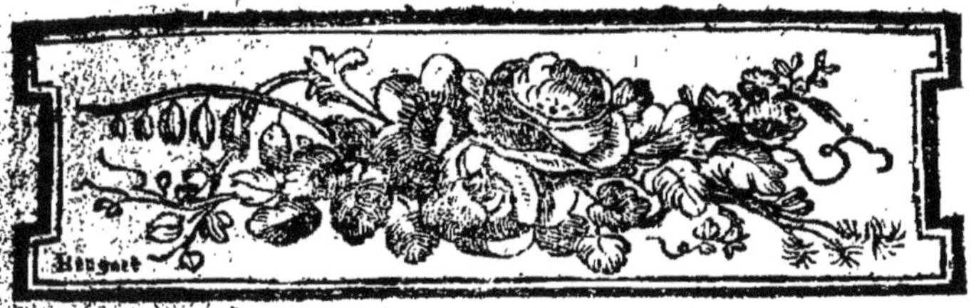

SUITE
DE
LA BIBLIOGRAPHIE
DE M. ASTRUC.

SAINT-ILDEPHONT, *V.* LE FEBURE DE SAINT-ILDEPHONT.

☞ SALA (Angelus), *Vicentinus*, *chimiat. candidissimus & Archiater Megapolitan.* Opera omnia Medico-Chymica hactenùs separatim diversisque linguis excusa, nunc uno volumine, latinoque idiomate edita; &c. Francofurti. 1682. in-4°.

Ce gros Livre ne contient presque rien sur la maladie vénérienne. Nous n'en aurions même pas fait mention, sans l'antidote précieux que l'auteur dit excellent pour les gonorrhées qui viennent de relâchement ou qui sont virulentes; pour les pustules véroliques, les douleurs des jointures, pourvu toutefois que la synovie ne soit pas trop épaissie & qu'elle n'ait encore produit ni gommes, ni *tophi*. Cet antidote précieux dont il 1682.

donne la composition page 921, est fait avec le magistère des pierres précieuses & les essences végétales alexitères & cordiales. Il donne à cet extrait les qualités les plus brillantes & les plus étendues, comme on peut le voir pages 476, 487, 489 & autres. Il a fait aussi des merveilles avec son vitriol émétique, son mercure de vie & son safran des métaux, pag. 500, 504 & 508; il a guéri par leur secours plusieurs maladies & la vérole invétérée. Page 515, dans la cure qu'il rapporte, il lava d'abord les ulcères véroliques avec une eau minérale; il les fomenta avec le baume de soufre, il les couvrit d'un emplâtre convenable; il purgea par haut & par bas avec son émétique mercuriel; à ces évacuations il fit succéder des infusions diaphorétiques & laxatives, qu'il entre-mêlait; & en quinze jours, il rendit la santé à son malade. On est heureusement revenu aujourd'hui de ces antidotes merveilleux & précieux, & de ces évacuations outrées.

SALLIN (Carolus), *Doctor-Regens saluberrimæ Facultatis Medicinæ Parisiensis*. *V.* BELANGER.

SANCHEZ, *Conseiller d'Etat, ancien premier Médecin des deux derniers Empereurs des Russies.* Dissertation sur l'origine de la maladie vénérienne, pour prouver que le mal n'est pas venu d'Amérique, mais qu'il a commencé en Europe par une épidémie. A Paris, chez Durand, 1752, in-12. 110 p.

1752. Le même Ouvrage existe chez Didot le jeune avec un nouveau frontispice fait en 1752: on y a ajouté, *par M. S***, D. M.* Quoiqu'il ait paru anonymement, tout le monde sait qu'il appartient à ce savant Médecin.

La question que M. Sanchez traite ici avait déjà été légèrement discutée dans les *Transactions Philosophiques* par M. Wi Becket. On peut même voir ce que M. de Haller en dit dans son *Studium Medicum*, &c. p. 614, n°. 357, 365, 366. Au surplus, M. de Sanchez paraît combattre avantageusement M. Astruc sur l'origine de la vérole que ce dernier prétend venir de l'Amérique. Ce grand homme a semblé même avoir reconnu la vérité des raisons du Docteur S., car il n'a jamais répondu au petit Ouvrage dont nous parlons ici. Plusieurs morceaux de poësie de *Pacificus maximus*, que l'Auteur cite avant que d'entrer en matière, sont très-concluans en sa faveur; par conséquent il est suffisamment démontré actuellement que l'armée Espagnole commandée par Cardova, ne peut avoir communiqué la vérole à l'armée Française, commandée par Charles VIII, dans le Royaume de Naples en 1495, & que c'est avec injustice qu'on accuse l'Amiral Colomb d'être l'Auteur d'un tel présent. M. de S. (que M. Van-Swieten réfute dans ses Commentaires sur Boerhaave, p. 377), dit que la vérole tire son origine d'une épidémie qui a commencé en Europe : avis ouvert auparavant par Leonicenus, dans son Ouvrage, qui parut en 1497. *V.* LEONICENUS * (1), pag. 553 & suiv. Montesaurus en 1498, *V.* MONTESAURUS *, p. 574 & suiv. Almenar en 1572, *V.* ALMENAR *, pag. 614 & suiv. Il prétend que cette épidémie a pris naissance au plutard dans le printemps de l'année 1495, tant en Italie qu'en France; il dit que dans ce temps il arriva des altérations sensibles dans les élémens, & de grands changemens dans les saisons; d'où il conclut que ces grands changemens dans la Nature causent toujours quelque épidémie, selon Hippocrate & les meilleurs Auteurs. Il continue & il dit que dans le commencement des épidémies le poison est si subtil, qu'il se mêle avec ce qu'il y a de plus volatil dans

(1) Cet astérisque veut dire que c'est dans M. Astruc qu'il faut chercher ces noms.

notre corps, & qu'en paſſant à travers, il y produit un effet mortel, comme le remarque Sydenham; mais ce poiſon diminue de jour en jour, devient plus groſſier, & la mort alors n'eſt plus auſſi prompte; enfin le poiſon s'émouſſe encore davantage; la nature lui réſiſte & ſouvent le ſurmonte: c'eſt ce que M. de S. prétend qui eſt arrivé dans le commencement de la vérole. Il ne fallait pas alors avoir de commerce impur avec quelqu'un pour être atteint de cette cruelle maladie; l'air ſeul en répandait les miaſmes, & tout le monde indiſtinctement en était affecté. Trente-cinq ans même après ſa funeſte origine, ceux qui en étaient attaqués avaient l'eſprit dérangé, & éprouvaient des ſymptômes preſque auſſi fâcheux que dans ſon commencement; enfin elle devint plus bénigne. Cette maladie a éprouvé trois changemens pendant 35 ans. M. de S. pour aſſurer encore la bonté de ſa cauſe, appelle à témoin la petite vérole qu'il dit être reconnue pour une maladie contagieuſe que nous tenons des Sarraſins, & il remarque qu'une maladie contagieuſe ne peut changer de nature & de violence. La petite vérole n'a jamais varié dans ſes ſymptômes; la maladie vénérienne a été ſujette à de grands changemens: donc, &c. La vérole parut à peu près en même temps en Italie, en France, en Allemagne & dans tous les pays du Nord, en Ecoſſe, en Angleterre, &c. & même en Aſie & en Afrique: donc c'eſt une épidémie qui nous a laiſſé ce fléau. Je crois que nous ne perçons point encore aſſez dans l'hiſtoire des temps pour appercevoir la véritable origine de la vérole; toutes les idées & les preuves que l'on allégue ne ſont que ſyſtématiques. Malgré cela, on ne peut que ſavoir le plus grand gré au ſavant M. de S. d'avoir cherché à tirer du chaos l'origine d'un ſi funeſte poiſon, & d'avoir déchargé l'Amiral Colomb de l'imputation calomnieuſe qu'on lui avait juſqu'ici preſque généralement faite.

M. *Caſtro*, Médecin de Londres, a traduit en Anglais cette diſſertation.

Nous apprenons que M. de S. donne un ſecond Mémoire hiſtorique ſur l'origine de la maladie vénérienne, bien plus étendu & muni de preuves qui ne laiſſeront plus rien à deſirer ; il y a joint la notice d'un Ouvrage Eſpagnol ſur la maladie vénérienne, inconnu à M. Aſtruc, & duquel il n'exiſte qu'un exemplaire à Naples. Nous parlerons de cette ſeconde édition au Supplément qui ſe trouvera à la fin de cette Bibliographie.

On trouve dans le *Recueil d'Obſervations*, imprimé à la ſuite de l'*Hiſtoire du ſublimé-corroſif*, par M. le Begue de Presle, page 32, une *Lettre de M. Sanchez à M. Gmèlin.*

Ce célèbre Médecin y préconiſe le ſublimé-corroſif, & aſſure avoir vu guérir parfaitement par ſon uſage un cancer au nez qui avait déjà pénétré juſqu'aux os, & qui s'était étendu juſqu'à ceux de la pommette.

Plus loin, dans le même Ouvrage de M. le Begue, on trouve encore une *Lettre de M. de Sanchez à M. Gobets*, n°. 45, p. 227. Elle eſt écrite pour reprocher à M. Alvarez d'avoir publié ce que ce premier n'avait fait que lui dire ſimplement en particulier. On en trouve l'extrait au mot ALVAREZ.

☞ SARTORIUS. Diſſertatio inauguralis, *de uſu hydrargyri interno ad mentem recentiorum....* quam, JOH. ERNEST. HEBENSTREIT, Præſide, *Phyſiol. Prof. Publ. Facult. Med. aſſeſſore Acad. Imp. Leopoldino-Carolinæ Socio*, die 21 Octobris anni 1735..... Subjiciet *Chriſtoph. Frid. Sartorius*, Dreſdenſis, Med. Baccal. Lipſiæ, in-4°. 56 p. 1735.

Quoique cette thèſe ſoit fort bien écrite & fort inſtructive, cependant nous ne la diſcuterons point, ayant fait mention en différens endroits de cet Ouvrage, des mêmes préceptes qui en sont la base, l'Auteur préfère généralement qu'on employe le mercure plutôt intérieurement qu'extérieurement, la première méthode n'étant jamais incommode, ni l'événement dangereux. Il décrit avec esprit la manière de ce métal, ainsi que ses effets, & les précautions que l'on doit prendre avant & pendant son usage, il recommande les diurétiques, les diaphorétiques, les laxatifs, &c. Il fait aussi une histoire abrégée de ce minéral; cet article est le premier de sa thèse.

SAULSAY. *V.* NICOLAIS DU SAULSAY.

SAUVAGES. *V.* BOISSIER DE SAUVAGES.

SCHACT. *V.* OOSTERDIK SCHACT.

SCHARSCHMIDT (Samuel), Prof. Med.
1750. Berol. *abhandlung von venerischen Krankheiten, herausgegeben und vermehret von* Ernest Gottefr. Kurella. Berlin, in-8°. 1750. C'est-à-dire : *Traité des maladies vénériennes, publié & augmenté par* Ernest-Gottefrid Kurella.

Theoretische und practische abhandlung von vene-
1759. *rischen Krankheiten.* Berlin, in-8°. 1759. C'est-à-dire : *Traité théorique & pratique sur les maladies vénériennes.*

Medicinischer und chirurgischer Berlinischer wœchentlicher nachrichten. Erster Jahr-Gang, &c. C'est-à-dire, Annonces hebdomadaires de Berlin pour la Médecine & la Chirurgie, première année, &c. A Berlin, chez Jean-André Rüdiger, in-4°.

On lit dans cet Ouvrage hebdomadaire, partie première, ce cas chirurgical, *ulcère malin, venu au col de la vessie & aux parties adjacentes, à la suite d'une gonorrhée mal traitée & heureusement guérie.* Ce cas chirurgical est enrichi de plusieurs exemples; on y voit de savantes descriptions d'abcès dangereux, qui ont été ouverts avec adresse & soin, & que d'heureux succès ont terminés.

Partie 24, n°. 1, on lit quelque chose *touchant une gonorrhée habituelle*; & n°. 2, on a ajouté quelques *réflexions sur les différens siéges de la gonorrhée maligne*. L'Auteur distingue cinq espèces de gonorrhées : l'une a son siége dans la substance du gland, la seconde dans la substance spongieuse de l'urètre, la troisième dans les glandes de Cowper, la quatrième dans la prostate, la cinquième dans les vésicules séminaires. Les deux premières espèces sont les plus faciles à guérir; après la guérison de la troisième & de la quatrième espèce, il arrive souvent qu'il reste un écoulement de matière; la quatrième & la cinquième espèce sont plus difficiles à guérir, un mauvais traitement peut occasionner des ulcères, des fistules au périnée & au col de la vessie.

SCHEFFLER. Disputatio inauguralis, *de naturâ & morbis salivæ ejusque necessariâ excretione ritè promovendâ*... quam, PHILIP. ADOLPH. BOEHMER, Præside..... subjiciet *Car. Leberecht Schefflerus*. Halæ, in-4°. 1763. 1763.

SCHLICHTING (Joh. Daniel.), *Medicus Practicus Amstelodamensis, Academiæ Cæsar. Nat. Curios. Socius*. Acta Phys. Med. Acad. Cæsar. Natu. Curios. Tom. VIII. Norimbergæ, 1748. Obs. 8, p. 25. *de diuresi copiâ & simul salutari, loco salivationis exortâ.*

Il s'agit dans cette observation d'une femme à laquelle M. Schlichting faisait prendre la panacée mercurielle, & qu'il faisait oindre d'onguent Napolitain en même temps (*traitement mixte*) sans pouvoir déterminer la salivation; la seule secrétion qui augmenta fut celle qui se filtre des reins. Il avait déjà fait la même remarque sur un enfant de neuf ans. 1748.

Observation 9, pag. 24, même vol.

Carcinoma labii superioris, ex causâ venereâ ortum & salivatione curatum.

La femme qui fait le sujet de cette observation fut guérie par une abondante salivation.

Observat. 26, p. 68, même vol.

Quinque fungi teretes oblongi, sub ptyalismo è linguâ prognati.

Cette observation montre combien on doit être circonspect dans l'usage de tous les remèdes, & particulièrement dans celui du mercure. Un Parfumeur avare, téméraire, ignorant, donna, sans indication, la tisanne des bois à sa servante; ensuite il lui fit prendre le mercure: les réservoirs de la salive s'ouvrirent bientôt & la laissèrent couler à flots; à la suite de cet accident il survint à la langue cinq excroissances de chair; on les coupa avec une soie: vint enfin une péripneumonie qui enleva la malheureuse fille.

Syphilidos mnemosynon criticum of vrye oneensydige gedachten over ongemakken door't gebruyk der teeldeelen oorspronckelyk. Amstelod. 1741, in-8°. 1746, in-8°. C'est-à-dire : *Mémorial critique de la maladie vénérienne, ou pensées libres & impartiales sur les accidens qui ont leur source dans l'usage des parties de la génération.*

1741. C'est dans le troisième livre que l'Auteur parle
1746. du traitement propre aux maladies vénériennes; il rejette l'usage du gayac, & adopte la méthode curatoire par le mercure & la salivation, sans trop faire attention toutefois à la chaleur de l'air. Il parle aussi de tous les symptômes de cette maladie : il propose pour chacun un traitement local. Nous ne connaissons cet Ouvrage que par la note que l'on trouve dans le *Methodus studii medici ab Haller*, p. 950.

SCHMID (Johannes), *Physicus Gedanensis Ordinarius.* Miscell. Curios. sive Ephem. Med. Phys. Ger. Acad. Nat. Curios. annus octavus anni 1677. Vratislaviæ & Bregæ 1678. Obs. 92, pag. 152. *de caruncularum gallicarum in uretrâ curatione.*

L'Auteur de cette observation emploia pour guérir ces caroncules, une bougie faite avec la cire seulement, au bout de laquelle il mettait une espèce d'onguent fait avec le verdet & le mercure sublimé-corrosif. Il purgea doucement son malade de temps en temps, & bientôt il rendit libre le passage des urines. Malgré le succès qu'annonce M. Schmid, nous ne conseillons à personne d'employer sur la membrane de l'urètre un cathérétique aussi violent. 1678.

SCHRIMPFF. Dissertatio inauguralis, *de hydrargyrosi* . . . quam, MICH. ALBERTI, Doc. Med. Præside. . . . . Subjiciet *Henr. Ad. Schrimpff.* Halæ Magd. 1740. 1740.

☞ SCHROMM (J. Frid.). Cheilshem. Onold. Dissertatio *de æthiope minerali.* Altorf. 1725. 1725.

☞ SCHWENCK (Thomas), *Medicinæ Doctor physicus, & Poliater apud Haganos, Professor Anatomiæ & Chirurgiæ, lector artis obstetriciæ, Senat. Hagan. Societatis Harlemensis sodalis.* Dissertatio inauguralis medica *de salivâ.* Lugd. Batav. 1715, in-4°. 1715.

SCOPOLI (Joan. Ant.), *Ph. & Med. D. S. R. J. & C. M. Montanæ civitatis Physic.* De hydrargyro Idriensi tentamina physico-chemico-medica. 1). De minera hydrargyri. 2). De vitriolo Idriensi. 3). De morbis fossorum hydrargyri. Venetiis, in-8°. 1761. 1761.

SELIGER (Christophorus) *Practicus Zittaviensis in Silesia.* Miscell. Curios. sive ephem. Medico-Phys. Germanic. Acad. Nat. Curios. decuriæ II, annus primus, anni 1682. Norimbergæ, 1683. Observat. 136, pag. 338, *de gonorrhæâ virulentâ cum excrescentiis.*

Le jeune homme qui fait le sujet de cette observation avait, dit l'Auteur, une chaudepisse très-virulente, & au moins plus de soixante verrues. 1683.

Il lui ordonna une boiſſon faite avec les bois, la rhubarbe, &c. & le vin; enſuite il lui donna des pilules faites avec la térébenthine & un peu de mercure doux : enfin il ſe ſervit pour l'extérieur de la décoction noire de Mynſicht. Son malade recouvra ſon ancienne ſanté & eut des enfans parfaitement ſains.

1752. SIBECKER. Diſſertatio inauguralis medica, *De ſalivatione artificiali*....quam, PHILIP. JACOB. BORELLI, Doc. Med.. Præſide.... Subjiciet *Henr. Guillielm. Sibecker.* Marburg. in-4°. 1752.

SICCEL (Chriſtoph. Conrad.), *Practicus Nordhuſanus, Acad. Curioſ. Nat. Socius.* Acta Curioſorum Naturæ Cæſareæ Academiæ, Tom. VII. Norimbergæ, 1744. Obſ. 78, p. 261, *de febre lentâ in hecticam degenerante, ſimulque verminosâ, ex prægreſſâ malignâ ortâ, in ſubjecto, à parentibus lue vereneâ infectis nato.*

1744. Cette obſervation ſert à prouver que la vérole dégénérée n'eſt ſouvent que plus cruelle. Le jeune homme qui en fait le ſujet la tenait de ſon père, qui lui-même l'avait reçue du ſien en héritage. Par cette obſervation, le ſentiment de M. ADOLPHE, qui penſe que ſouvent l'affection vénérienne eſt accompagnée de vers, paraît être confirmé.

1764. SIEFART. Diſſertatio inauguralis, *de ſcorbuti cum lue venereâ complicatione*.... quam, ANDR. EL. BUCHNERO, Doctore, Præſide...., ſubjiciet *Eric. Lud. Siefart.*... Halæ, in-4°. 1764.

SIGFRID (Jo). *Voyez* SINGER.

SILVESTER (John), *M.D.* OBSERVATIONS ON THE MISCHIEFS OCCASIONED BY THE SUDDEN STOPPING OF SALIVATIONS, TOGETHER WITH THEIR CURE. C'eſt-à-dire : *Obſervations ſur des maladies cauſées par la ſuppreſſion ſubite de la ſalivation, avec la cure de ceux qui en ſont le ſujet.* 16 p. in-8°. Extraites des MEDICAL OBSERVATIONS AND INQUIRIES BY A SOCIETY OF PHISICIANS IN LONDON. C'eſt-à-dire : *Observations & recherches Médicinales par une Société de Médecins de Londres*, 1767, vol. 3, p. 241.

Les trois observations que M. S. rapporte ici font voir combien un Praticien doit être prudent, lorsqu'il administre le mercure par la méthode salivatoire, & qu'il ne doit jamais supprimer cette excrétion subitement. Le malade, de son côté, ne doit, pendant le temps critique, commettre aucune imprudence qui puisse occasionner la suppression. La même règle s'étend à toutes les excrétions & flux non-naturels. 1767.

☞ SINGER. Dissertatio inauguralis *de morbo Neapolitano*.... quam, Jo. Sigfrid, præside... subjiciet *Andr. Singer*, Ackendorf. Magdeburg. Helmst. 1613, page 32. 1613.

☞ SINOPEUS (Damianus). *Medicus ordinarius marini Nosocomii Cronstadiensis*, parerga medica. Typis Academiæ Scientiarum Petropolitanæ, 1734, in-8°.

Cap. 1. *de frequentoribus nautarum Russicorum morbis*, §. 10, page 17. L'Auteur dit un mot de la maladie vénérienne & de la gonorrhée. Malgré toutes les autres maladies auxquelles sont sujets les Marins, ils ne sont point encore médiocrement affectés de celles-ci. Il est fort difficile de déraciner chez eux le levain vérolique, qui ressuscite souvent lorsqu'on le croit le mieux éteint. Il faut une salivation longue & réitérée, & qui soit excitée par les remèdes mercuriels, pour terrasser & dompter cet ennemi formidable ; l'Auteur a même remarqué que le levain vérolique & le scorbutique semblent être de concert pour tyranniser les malades, & se succéder mutuellement. Il en a vu qui, après avoir été guéris, ou du moins semblé l'être, puisque tous les symptômes avaient disparu, se revoyaient travaillés cruellement par le scorbut; & après avoir combattu & fait céder celui-ci par 1734.

les anti-scorbutiques, les symptômes vénériens reparaissaient avec plus de force & d'acharnement qu'auparavant.

1729. ☞ SLEVOGT (Jo. Geo.) Dissertatio inauguralis medica *de lue venereâ*... quam, Jo. Adolph. Wedel, præside... subjiciet *Jo. Geo. Slevogt.* Jen. 1729, page 32.

SOUSA (Felippe de). *Voyez* Carvalho.

SPIELMANN (Jacob. Reinbold.), *Nobilissimus, Phil. & Med. D. chem. bot. reliquaque mat. Med. Prof. publ. o. celeber. cap. thom. can. meritiss. societ. cæsar. nat. curios. reg. Berolinen. atque Elector. Moguntin. Scient. uti. Memb. &c. &c. &c.* Voy. Ehrmann.

On lit dans les Observations qui font suite à l'histoire du sublimé, par M. le Begue, page 60, deux Observations de ce Médecin, en faveur du mercure sublimé-corrosif.

SPOTISWOOD. *Voyez* Gordon, page 371.

STAHL (Ivon. Joan.), *Eminentiss. Elect. Mogun. Concil. & Archiatr. Anatom. Chirurg. & Botan. Prof. publ. Facul. Med. Assess. ord. n. n. civit. Erford. consul. & Phys.* Voy. Feinlerus.

1754. STANG. Dissertatio inauguralis, *de usu & abusu mercurii & medicamentorum mercurialium*... quam, Jo. Christ. Stock, præside... subjiciet *Daniel-Frid. Stang.* Jenæ, in-4°. 1754.

STENTZEL (Christianus-Gotter.). *Artis salutaris ac Philosophiæ Doctor, Chirurgiæ & Pathologiæ Professor publicus ordinarius, h. t. ordinis medici in Academiâ Vitembergensi decanus.* Voyez Klipsch.

STIEF (Joa. Ernes.), *Medicinæ practicus Wratislaviensis, & Societatum Litterariar. Lipsiensis & Zittaviensis sodalis, Acad. cæsar. natu. curios. com.* Nova acta Phys. Med. Acad. Cæsar. nat. curios. T. XI. Norimbergæ 1757. Obs. xci, p. 360. *Ulcera glandis venerea cum tumore magno inflammatorio & phimosi enormi conjuncta, feliciter sanata.*

Le traitement du sujet dont il est ici question, fut d'autant plus épineux & délicat, qu'il survint au malade plusieurs accidens. Nous n'allons rendre compte en peu de mots que des remèdes anti-vénériens que M. S. employa. Chaque matin & chaque après-diner il faisait suer son malade, qui buvait de la décoction des bois avec quatre-vingt gouttes d'essence des bois & de pimprenelle blanche; sa boisson ordinaire était une eau seconde des bois; avant que d'entrer au lit, il lui faisait prendre une poudre composée avec un absorbant quelconque, de l'antimoine diaphorétique & l'éthiops minéral; après le quatrième jour il lui donna les pilules mercurielles sans aloës, & il continua sans intérruption ces remèdes pendant vingt-quatre jours. Pendant tout ce temps M. S. éloigna la salivation, qu'il ne regarde cependant pas comme pernicieuse dans tous les cas; au contraire: mais il faut savoir juger quand elle est nécessaire. 1757.

STOCK (Jo. Christ.) *Voyez* BECKER, STANG.

STOCKHAUSEN.... Dissertatio inauguralis medica *de mercurii sublimati corrosivi usu medico interno.* Quam, sub auspiciis summi Numinis & consensu gratiosæ Facultatis Medicæ, præside prorectore Fridericianæ magnifico D. ANDREA ELIA BUCHNERO, *Sacri Romani Imperii nobili potentissimi Prussiæ Regis à Consiliis Intimis, Medicinæ & Philosophiæ naturalis Profess. publ. ordinario, Imperialis Academiæ naturæ curiosorum præside & Comiti Palatino Cæsareo.* Pro gradu Doctoris summisque in medicinâ honoribus ac privilegiis Doctoralibus ritè consequendis. Ad D. 25 Septemb. A S. R. 1758, publicè deffendet auctor *Antonius-Fride-*

ricus Stockhausen, Magdeburgensis. Halæ Magdeburg. Litteris Hendelianis. in-4°. 36 pages.

1758. M. Stockhausen a divisé sa matière en deux Chapitres. Dans le premier, il traite de sa manière particulière de préparer le mercure sublimé-corrosif pour l'usage interne. La voici. Prenez d'esprit de grain rectifié six onces, d'eau de canelle avec le vin, deux onces; de sirop de violettes simple, ou autre sirop, une once; de sublimé trois grains. On prend ordinairement une demi-once de cette mixture, & chaque jour, une heure avant que de boire le remède mercuriel, il fait prendre une dose de la poudre suivante. Prenez de la mère aux perles préparée, une drachme; de soufre arsenical, un demi scrupule; faites une poudre, divisez-la en deux parties égales. Dans le second Chapitre il parle de certaines maladies que le sublimé-corrosif est apte à guérir. L'Auteur relève d'après son expérience & celle des plus grands Maîtres, l'usage interne de ce sel mercuriel; il le tient pour efficace non-seulement dans les maladies vénériennes, mais encore dans toutes les maladies cutanées, les fièvres intermittentes opiniâtres & les catharales, les tumeurs glanduleuses, les schirres, les fleurs-blanches, l'hydropisie même, la cataracte; pour diverses maladies chirurgicales, pour les ulcères anciens, le spina ventosa, les *tophi*, &c. Il appuye, malgré cette généralité, sur la prudence qu'on doit avoir dans son administration.

STOLL (Joh. Sigismundus-Theophilius). *Ratisbonensis*, ad diem 7 Junii 1760... submittit... pro licentiâ.... sub auspiciis divinis.. Dissertationem medicam inauguralem *de mercurii in solidis corporis humani hærentis noxâ*... Argentorati, Typis Simon Kürsneri. in-4°. 23 pag.

M. Stoll commence par faire l'histoire du mercure, qui, dit-il, fut connu d'Aristote & de Théo-
1760.

phraste, & regardé comme poison par les anciens Médecins Grecs : ce ne fut que vers la fin du siècle après la naissance de *Jésus-Christ*, que les Arabes le mirent en usage dans les maladies cutanées. *Voyez Rhasès. Lib. 9. Ad Almansor. Serapion lib. de simpl. Medic. cap.* 385. Aussi-tôt que l'on en vit les bons effets dans plusieurs maladies, les Empiriques, les Bateleurs, les Savetiers même se mêlèrent de l'administrer. Ce spécifique devint bientôt un poison dans les mains de ces gens ineptes à en conduire les effets : d'après les différens accidens que ce métal produisit, les Médecins le prescrivirent moins souvent, & ce fut Berenger de Carpi, vers l'an 1522, qui rétablit sa réputation qui s'est toujours soutenue depuis, malgré les échecs qu'il a encore essuyés de la part des Charlatans. L'Auteur passe ensuite à ses différens noms ; chez les Grecs Ὑδράργυρος, Ἄργυρον χυτόν ; chez les Arabes, *Zaibach*, *Zibach*, *Zaibac* ou *Zaibar* ; *Azoch* ou *Azoth*, est un nom qu'on lui donne en Barbare ; les Latins l'appellent *hydrargyrus, argentus-vivus, mercurius currens* ; & les Allemands *Queckfilber*. M. S. passe ensuite à ses différentes espèces ; aux différentes manières de le purifier ; à ses différentes préparations chimiques ; & il s'arrête enfin aux accidens qu'il cause lorsqu'il reste dans le corps, question qui fait le sujet de sa thèse. Si l'on prend ce métal, sous quelque forme qu'il soit réduit, sans préparations, il produit des effets mortels. Si l'on ne nettoie pas les premières & les secondes voies avant que de procéder à son usage, il se charge des sels qu'il y rencontre, il acquiert une vertu corrosive, déchire les intestins, occasionne des spasmes, des inflammations, des hémorrhagies, la mort enfin. Si on le prend sans précautions, on ne s'expose pas à de moindres accidens ; il se porte sur quelques viscères ou sur les nerfs, & fait des ravages proportionnés à la partie qu'il offense. Après que le mercure a produit son effet dans le corps, on doit s'occuper de l'en faire sortir par les purgatifs, &c. & de lui faire prendre le chemin ou des pores ou des urines, ou des intestins. S'il séjournait dans le corps, & que par la circulation il fût porté en quelque endroit d'où il ne pût se dégager, il y produirait des effets mortels; dans les os, par exemple, il occasionnerait la carie, les *tophi*, les gommes, les exostoses, &c. dans la tête, les céphalalgies, la surdité, les convulsions, la paralysie, l'apoplexie, les vertiges, l'épilepsie, la folie, &c. J'ai vu ce dernier accident arriver à une Dame, qui, ayant les cheveux rouges, crut, sur le conseil d'une vieille, qu'en se faisant raser & se frotter la tête avec du mercure, elle ferait changer la couleur de ses cheveux. Ce métal, par son poids, dit M. S. comprime le cerveau, & empêche la circulation du fluide nerveux. Enfin il rapporte les différens remèdes que divers Maîtres ont employés contre les maladies occasionnées par le mercure. Ramazzinus recommande les eaux cardiaques & spiritueuses, l'esprit de vin, le sel ammoniac, le *petroleum*, les sels volatils de corne de cerf, de vipère, les décoctions de plantes alexipharmaques, telles que le chardon-bénit, le scorsonère, &c. Fallope recommande les feuilles d'or; Mart. Lyster, la décoction de gayac; Poterius, le soufre sublimé infusé dans du vin; Hermann, la racine de fenouil, d'énula-campana, de bardane; Olaüs Borrichius, la décoction de racine de pimprenelle, de saxifrage; Juncker, l'essence de pimprenelle blanche, à la dose de douze à quinze gouttes sans véhicule; Nenter, les teintures alkalines âcres.

STORCK (Antonius) *Medicus Viennensis, & in Nosocomio civico pazmariano, Physicus Ordinarius*. Libellus quo demonstratur cicutam non solùm usu interno tutissimè exhiberi, sed & esse simul remedium valdè utile in multis morbis qui hucusque

usque curatu impossibiles dicebantur. in-8°. 1760. 1760.

Combien ne doit-on pas à cet Auteur célèbre, pour avoir fait revivre le remède dont il s'agit ici! S'il n'est point généralement aussi efficace qu'il l'a cru, on ne peut nier cependant qu'on n'en retire de puissans secours. N'écoutons ni ces prôneurs outrés, ni ces déclamateurs qui ne se départent jamais de la négative; mais marchons avec ceux qui ont vu des succès & des revers. Si plusieurs Praticiens célèbres de nos jours ont regardé la ciguë comme efficace, ils ne lui ont reconnu cette qualité que d'après Pline, Hippocrate, Galien, Vanhelmont, Mercurialis, Renéaume Médecin de Blois qui vivait à la fin du dernier siècle; Frédéric Hoffmann dans la Pharmacopée de Schroder, &c.

Nous recommanderons ici avec M. Storck, l'usage de la ciguë dans les affections arthritiques, les ankiloses, les exostoses sans carie de l'os, les maladies cutanées, les tumeurs glanduleuses principalement, soit que ces accidens proviennent d'un principe vérolique, ou non. Je ne pense cependant pas que ce seul remède soit suffisant pour combattre & terrasser le vice vénerien; mais je le crois très-propre à perfectionner une cure, à dissiper les symptômes opiniâtres, qui subsistent après le traitement, quoique le vice soit détruit; & même je crois qu'en le combinant prudemment & adroitement avec un anti-vénérien puissant, on en retirerait de grands secours. Mais aussi je ne serais point d'avis qu'on l'administrât à dose considérable. Je suis très-réservé avec tous les médicamens qui peuvent entraîner après eux des suites pires que le mal pour lequel on les donne. Ces remèdes donnés à petites doses & continués long-temps, opèrent le bien qu'on en attend, sans faire ressentir aucun des désagrémens qu'ils sont susceptibles de causer. Je serais donc d'avis qu'on administrât l'extrait de ciguë conjointement avec les anti-vénériens, dans les cas décrits ci-dessus, à la dose de trois ou quatre grains par jour au plus; savoir, un & demi ou deux le matin & autant le soir, on peut augmenter la dose jusqu'à six grains le matin & autant le soir, mais long-temps après que l'on en a commencé l'usage: & pour peu que le malade éprouve deux ou trois fois quelques accidens, il faut abandonner le remède pour toujours.

On sait les effets funestes que peut occasionner ce spécifique, s'il est donné imprudemment. La ciguë, dont on a pris souvent la racine pour celle de panais, & les feuilles pour celle du persil, ou de la grande espèce de cerfeuil, (la petite espèce de ciguë qui croît ordinairement dans les jardins), dont l'odeur pénétrante porte au cœur & à la tête tout à la fois, est un poison qui excite un engourdissement quelquefois subit, le vertige, l'obscurcissement de la vue, le délire, la perte des connaissances, les convulsions, le vomissement, le hoquet, l'ardeur & la douleur d'entrailles, l'enflure de la région épigastrique, l'écoulement de sang par les oreilles, l'écume à la bouche, &c. D'après cette description de symptômes effrayans & mortels, que l'on juge s'il faut l'administrer avec une extrême prudence. Mais passons à la manière que M. Storck a prescrite pour préparer son extrait.

On prend la quantité que l'on veut de grande ciguë, (*cicuta major; cicuta vulgaris;*) *cicuta major vulgaris; cicutaria màjor vulgaris; cicuta vera; conium maculatum, seu conium seminibus striatis;* LINNÆUS. Récente (tige & feuilles), lorsqu'elle commence à fleurir; on exprime son suc dans un vase de terre vernissé on le passe au travers d'un blanchet, & on le fait épaissir sur un feu modéré, jusqu'en consistance d'extrait épais, en ayant soin de le remuer sans discontinuer, de crainte qu'il ne s'attache & ne brûle au fond du vaisseau. Alors on mêle cet extrait avec une suffisante quantité de poudre de ciguë, pour former une masse de pilules de consistance convenable; on la divise en pilules d'un grain, d'un grain & demi, de deux grains; on les argente ou on les dore pour leur ôter toute odeur. M. S. prie les Apothicaires de ne pas dépurer ce suc avec tant d'exactitude, parce qu'il préfère l'extrait grossier & presque pulpeux. M. Beaumé a remarqué dans sa Pharmacopée, p. 298 édition de 1770, qu'il serait plus à propos de séparer la fécule du suc immédiatement après qu'elle s'est coagulée, pour la mêler à l'extrait lorsqu'il est épaissi à une consistance convenable, parce qu'il est certain que la résine contenue dans cette fécule, se décompose en partie pendant l'évaporation du suc, quelque ménagée que soit la chaleur.

M. S. commence ordinairement à faire prendre cet extrait à la dose de deux grains, ou une pilule matin & soir; & il augmente par degrés jusqu'à la quantité nécessaire pour l'état du malade, & qu'il peut supporter. Il est parvenu de cette manière à donner un, deux, trois, quatre gros même par jour, & à en faire continuer une dose aussi forte pendant plusieurs semaines.

Immédiatement après la prise des pilules, M. S. fait boire une ou deux tasses de thé ou de bouillon de veau, ou d'infusion de fleurs de sureau.

On doit faire prendre des purgations plus ou moins souvent pendant l'usage de la ciguë, pour procurer l'évacuation des matières qui formaient les tumeurs dont ce remède opère la résolution ou la fonte.

M. S. emploie fort souvent la ciguë à l'extérieur sous la forme de fomentation; il remplit de feuilles de ciguë sèches & coupées un sachet qu'il trempe pendant quelques minutes dans l'eau bouillante ou dans le lait, & alors l'odeur de la ciguë n'est pas si vive; & après l'avoir pressé légèrement pour en faire sortir l'eau ou le lait qui découlerait & mouillerait le malade, il l'applique encore chaud sur les parties affectées. On renouvelle ce topique quand il commence à sécher; il est fondant, résolutif & calmant. Pour éviter ce renouvellement durant la nuit, on remplace le sachet par l'emplâtre de ciguë, dont on trouve la formule dans le *Codex* de Paris, les Pharmacopées de Charas & de Quincy. Dans les cas d'ulcères & de gangrene, M. S. injecte & lave souvent les parties affectées avec une légère infusion de ciguë, & il les panse avec de la charpie imbibée de cette infusion, qui sert aussi à mouiller la charpie, quand on veut l'ôter pour la changer.

S'il survient aux malades qui usent de la ciguë des accidens ou complication de maladie, on associe à cette plante les remèdes indiqués & appropriés à l'état des personnes.

La ciguë agit souvent très lentement, & on la prend quelquefois très-long-temps avant qu'elle produise des effets sensibles; mais il ne faut pas se lasser, ni craindre le long usage, qui, continué pendant plus de deux ans, n'a fait aucun mal.

Les effets que l'on peut attribuer à la ciguë, ou les phénomènes qui arrivent le plus souvent pendant son usage, sont une diminution sensible de la douleur, un sommeil tranquille, l'augmentation de l'appétit & des forces, des selles plus fréquentes, une secrétion abondante d'urine, & la serénité de l'esprit.

Le régime n'est point austère: il se réduit à celui des convalescens & des personnes délicates; on doit prendre des alimens faciles à digérer &

nourissans; il faut éviter l'usage des substances farineuses qui n'ont point fermenté, & les aromatiques qui ont beaucoup d'âcreté. On peut user des acides, mais avec modération; on peut boire du vin pourvu qu'il soit bon; l'exercice modéré ne nuit pas; mais les frictions sur la partie malade, ou le mouvement violent augmentent pour l'ordinaire le mal. Le bon air, la tranquillité de l'esprit, le sommeil long ne contribuent pas peu à la guérison. La tristesse, la mélancolie la retardent, si plutôt elles ne donnent lieu à de nouveaux accidens. On doit entretenir la liberté du ventre par des lavemens, si la ciguë ne la procure.

L'extrait de ciguë se prescrit sans danger aux enfans, aux jeunes gens, aux adultes, aux vieillards, aux femmes grosses de tout tempérament; on a soin seulement de varier les doses.

Il est de la prudence d'un Médecin Auteur, lorsqu'il a prescrit quelque médicament dont l'excès est dangereux, de prévenir les inconséquences & les *qui-pro-quo* que l'on peut commettre dans son usage. Nous allons donc dire un mot du contre-poison qui convient lorsqu'on a eu le malheur d'abuser de cette plante. Lorsque le célèbre Storck fit l'essai sur lui-même de ce poison, & qu'il exprima sur sa langue deux gouttes du lait de la racine de ciguë, elle devint aussi-tôt roide, enflée & très-douloureuse: il dissipa ces accidens avec le suc de citron; mais ce seul remède n'est point suffisant lorsque le poison est entré dans le corps, & qu'il existe quelques-uns des symptômes que nous avons décrits plus haut. S'il n'y a pas long-temps que le malade est empoisonné & qu'il ait encore assez de forces, on le saignera & on lui fera avaler sur le champ deux ou trois grains d'émétique dans une cuillerée d'eau, pour lui faire rejeter le poison; on l'agitera, on le promènera, on lui fera boire ensuite beaucoup de limonade, de l'eau avec un tiers de bon vinaigre, du vin; & l'on continuera ces remèdes jusqu'à ce que tous les symptômes fâcheux soient disparus: malgré qu'ils le soient, on continuera pendant 48 heures, au moins, l'usage des boissons rafraîchissantes, délayantes & adoucissantes. S'il y avait quelque temps que le malade eût pris le poison, & que les symptômes fussent violens, on préluderait par lui faire prendre un ou deux verres de fort vinaigre; on lui donnerait ensuite l'émétique, & on lui ferait prendre une limonade fort acide. Quand les symptômes violens auraient cédé, on lui tirerait une palette de sang, & l'on continuerait pendant plusieurs jours les boissons appropriées.

Ant. Storck, Sacræ Cæsar. Reg. Apost. Majestatis Consiliarii aulici, Archiatri, & in Nosocomio civico pazmariano Physici, Libellus secundus, quo confirmatur cicutam non solùm usu interno tutissimè exhiberi, sed & esse simul remedium valdè utile in multis morbis qui huc usquè curatu impossibiles dicebantur. 1761 in-8°.

M. Storck, dans ce petit ouvrage, rapporte de
1761. nouvelles observations en faveur de son remède. Il explique encore ici l'espèce de ciguë dont il se sert, à cause des disputes qui se sont élevées à ce sujet, entre des Médecins & des Botanistes. Il répète aussi le procédé par lequel on obtient l'extrait de cette plante, selon sa méthode. Il dit que l'extrait préparé avec la ciguë sèche, n'a pas tant de vertu que celui que l'on prépare lorsque l'herbe est récente. Le chapitre second renferme ses observations. La trente-quatrième, regarde un homme dont les testicules enflèrent après la suppression d'une gonorrhée; l'extrait de ciguë le guérit. La trente-cinquième, prouve que la ciguë guérit les ulcères vénériens de mauvaise espèce, & la carie aux os, quoique les anti-vénériens

ayent été sans effet. Le chapitre trois renferme quelques observations, faites par différens Médecins, sur l'usage interne de la ciguë. Par une observation de M. *Ferdinand Leber*, on voit que la ciguë guérit les gonorrhées opiniâtres. Le chapitre quatre contient des corollaires. Corol. 1, la ciguë ne produit point une dissolution du sang, semblable à celle qui accompagne la corruption. C. 2, elle ne réduit point à l'état de consomption. C. 3, elle n'affaiblit point la vue. C. 4, elle n'ôte point la puissance d'engendrer. Enfin, M. S. prévient qu'il ne compte point donner un remède universel & toujours assuré dans ses succès: au contraire, il dit que dans des cas où la ciguë lui paraissait indiquée, elle a été sans effet; mais il assure en même temps qu'elle est utile le plus généralement. Au surplus, on la donne fort souvent dans des cas pour lesquels l'Art n'a point de ressources. N'est-on pas trop heureux d'avoir un remède qui serve quelquefois dans ces circonstances, & qui, lorsqu'il ne guérit point radicalement, au moins soulage beaucoup le malade?

Supplementum necessarium de cicutâ, ubi simul jungitur cicutæ imago ære excusa. 1761. in-8°.

Pour faire cesser toute dispute au sujet de l'espèce de ciguë de laquelle M. S. se sert, il a 1761.
pris le parti de la faire graver. Celle que l'on voit représentée dans cet opuscule, a été élevée & cultivée dans le jardin de Botanique de M. Crantz, Professeur de Physiologie & de matière Médicale, qui l'a fait dessiner & graver par M. Cipps, Etudiant en Médecine. Cette plante est fort bien exécutée sur le cuivre; & sans aucune connoissance de Botanique, on ne peut ne pas la distinguer. M. S. se plaint de ce qu'on ne prépare point l'extrait de ciguë selon ses intentions; on expose, dit-il, une grande quantité de suc exprimé de la

plante, dans un vaisseau de cuivre à un feu assez violent; & pendant cette opération, il se répand au loin une odeur vive & puante; ainsi ce qu'il y a de meilleur se dissipe: outre cela, on clarifie & on déseque trop exactement le suc & l'extrait. Celui qui est fait à sa manière, doit être épais & grossier, d'un verd brun, & d'une odeur très-mauvaise, semblable à celle que répandent les souris. On ne doit point mêler la ciguë avec d'autres herbes. Cette plante récemment cueillie, ne doit point rester en tas pendant plusieurs jours, elle se fane; une partie se corrompt, & le suc devient visqueux & mucilagineux. On doit mettre sur le feu le suc de la ciguë nouvellement exprimé, & ne point le garder deux ou trois jours; il se gâte, & sa vertu diminue. Suivent quelques observations courtes; l'observation XI prouve que la ciguë guérit les reliquats de vérole, qui laissent des engorgemens dans les glandes. Ce petit ouvrage est terminé par des corollaires. Corol. 1, la ciguë peut se prendre sans danger à très-forte dose, & convient à tous les âges & à tous les tempéramens. C. 2, elle n'augmente point la circulation du sang, n'y cause aucun dérangement, elle ne rafraîchit, ni n'échauffe. C. 3, rarement elle provoque les selles, encore moins excite-t-elle le vomissement, quelquefois elle augmente la transpiration, souvent elle fait sortir les urines en abondance & glaireuses. Il est certains malades chez lesquels elle n'excite aucune excrétion sensible. C. 4, elle lève les obstructions, guérit la langueur, l'engourdissement, la douleur dans les membres qui dépendent des désordres dans la circulation; elle résout les duretés de la matrice, rétablit le cours des règles arrêtées par quelque humeur gluante; elle guérit les enfans du rachitis, & quelquefois la goutte sereine, la surdité; elle rétablit l'odorat, rend la parole plus aisée & distincte; elle guérit souvent les rhumatismes. C. 5, elle fond les schirres, guérit souvent l'hydropisie, la cachexie, la phthisie même, & chasse la fièvre lente; elle dissipe le marasme. C. 6, elle guérit quelquefois les cataractes, ou empêche qu'elles ne fassent des progrès. C. 7, elle guérit la gale à la tête, les dartres invétérées, les ulcères malins, les fistules & les sinus. C. 8, elle dissipe la carie des os, empêche la corruption, guérit par conséquent le spina-ventosa. C. 9, elle guérit le cancer. C. 10, elle est le remède des fleurs-blanches, des gonorrhées invétérées & opiniâtres. C. 11, elle calme le vomissement, & les douleurs d'estomac les plus obstinées. C. 12, elle dissipe les impressions fâcheuses qui subsistent après la guérison des maladies-vénériennes & qui ne cèdent à aucun remède. C. 13, elle guérit les maladies que laissent après elles les petites-véroles malignes. Malgré les différens cas où M. S. dit que la ciguë convient, il avertit cependant encore, que ce remède n'est ni général, ni toujours très-sûr dans ses effets; mais il dit qu'on peut le prendre sans aucun danger dans toutes les circonstances décrites ci-dessus.

Tractatus medicus cum diversis experimentis de cicutâ. Lausannæ. in-8°. 1762.

Jusqu'à présent nous n'avons point eu cet ouvrage de M. Storck. 1762.

Libellus quo continuantur experimenta & observationes circà nova sua medicamenta. Vindobonæ, Typ. J. Tho. de Trattner. 1765. in-8°.

Les remèdes dont M. Storck parle dans cet ouvrage, sont la ciguë, l'aconit, le colchique, la jusquiame & la pomme-épineuse. Dans le chap. 2, il se plaint de ce qu'on prépare en extrait des herbes ressemblantes à la ciguë, au lieu de cette plante. On lui en a envoyé de plusieurs endroits qui n'avait de commun avec 1765.

la vraie ciguë, qu'une légère similitude. Pour connaître cette plante, dit-il, sans être Botaniste, écrasez-en quelques feuilles entre vos doigts; & si quelques minutes après, ils sentent une odeur insupportable & semblable à celle qu'on ressent dans les lieux secrets, vous tiendrez la bonne ciguë: quand elle commence à se faner, elle exhale aussi la même odeur. Des expériences réitérées l'ont assuré que cette plante jouissait d'une égale efficacité, quoiqu'elle n'eût éprouvé presqu'aucune préparation. Ceux qui répugneront à faire usage de l'extrait, peuvent la prendre en infusion ou décoction. On fait aussi une conserve avec cette herbe récente; en voici la composition: Prenez de la ciguë récente une demi-livre, de sucre blanc réduit en poudre une livre; broyez le tout ensemble dans un mortier de marbre, & faites une conserve selon l'art. Pour faire un sirop: prenez du suc de ciguë récemment exprimé une livre & demie, de sucre blanc deux livres. Mêlez le tout, & faites cuire dans un vaisseau de terre vernissé à un feu lent, jusqu'en consistance de sirop. On peut aussi faire usage des feuilles réduites en poudre. L'eau de ciguë distillée réussit quelque fois mieux dans la guérison des ulcères malins, que la décoction ou l'infusion. Cette expérience est due au Prof. Leber. On prépare aussi avec cette plante une huile, pour frotter les parties affectées. Voici comment on la fait: Prenez de la ciguë récente & concassée, de l'huile d'olive, de chaque une livre: mêlez le tout & & faites cuire sur un feu modéré jusqu'à consomption de l'humidité; ensuite exprimez l'huile. Le Chap. 3 contient des observations. L'obs. 5 prouve que l'infusion de ciguë peut guérir des ulcères dans la bouche & le gosier. L'obs. 19 montre la guérison de deux bubons dans les aînes, & d'une gonorrhée opiniâtre qui avait résisté à tous les anti-vénériens, opérée avec l'extrait de ciguë, avec l'emplâtre de la même plante appliqué sur les tumeurs, & avec une boisson faite avec la racine de Bardane. Le chap. 4 contient des corollaires qui rentrent à peu de chose près dans ceux dont nous avons fait mention en parlant des autres ouvrages de M. Storck, sur la ciguë.

Dans le cinquième Chapitre, il est question de l'aconit ou plutôt du napel (*aconitum flore cæruleo*) : M. Storck recommande de bien faire attention au choix de cette plante, parce que les Botanistes lui donnent différens noms. Le napel ou aconit bleu croît dans les lieux montagneux & dans les jardins; on doit en préparer l'extrait avant que les fleurs paraissent. On prescrit ordinairement ce remède sous la forme suivante. Prenez d'extrait d'aconit quatre grains, de sucre blanc une demi-once; mêlez le tout & broyez dans un mortier de verre, jusqu'à ce qu'il soit réduit en poudre fine. Obs. 4. Un homme qui avait été plusieurs fois attaqué de mal vénérien, fut affligé de tumeurs tophacées dans le cuir chevelu & au front. Les anti-vénériens lui avaient été administrés inutilement; il lui survint une toux violente, & des douleurs de tête affreuses. Il était dans cet état lorsqu'il consulta M. S. Celui-ci le purgea d'abord avec 40 grains de jalap & 20 de sel polychreste. Il lui donna ensuite soir & matin 20 grains de la poudre d'extrait d'aconit avec le sucre, & il lui fit boire par dessus de la décoction de racine de bardane. Il continua cette dose pendant 14 jours; le malade se trouva mieux; il l'augmenta, & donna tous les jours, trois fois le jour, une demi-dragme de poudre. Il continua cette dose sans varier durant deux semaines : enfin il donna trois fois le jour, chaque jour, deux scrupules de la poudre; il n'augmenta plus la dose, & la continua pendant plusieurs semaines. Le mal tirait son origine d'une cause vénérienne, & résistait un peu trop long-temps à l'aconit; en conséquence M S. donna à son malade tous les jours, trois fois le jour, une demi-dragme de la poudre suivante. D'extrait d'aconit, de mercure doux, de chaque quatre grains; de sucre blanc, une demi-once. Mêlez & triturez. Ce remède mit la dernière main à la guérison, & le mercure, qui jusques-là avait été inutile au malade, le servit avec succès, étant uni à l'aconit. Obs. 5. Une femme était travaillée de douleurs vénériennes dans tous les membres; elle avait des ulcères sanieux au front, au nez, à l'humerus droit, aux jambes; les anti-vénériens ordinaires avaient échoué. M. S. essaya l'extrait d'aconit; en quatre mois, ce remède seul la guérit très-bien de la vérole. Elle ne fut, pendant la cure, purgée que deux fois, avec le jalap & le sel polychreste. Obs. 11. Une femme avait eu la maladie vénérienne & en avait été guérie, en apparence, par le mercure; six mois après il lui vint des douleurs dans les articulations & des insomnies. Elle crut que ces accidens provenaient du levain vérolique qui se réveillait. Elle reprit le mercure & des décoctions, mais sans éprouver aucun soulagement. M. S. la mit à l'usage de l'extrait de ciguë; l'appétit revint; les forces augmentèrent; la gaieté reparut : mais les douleurs se faisaient toujours ressentir. Il changea le traitement, & lui donna la poudre d'aconit avec le sucre, à la dose d'une demi-dragme, trois fois par jour. Elle prit ce remède pendant quatorze jours sans éprouver de mieux; enfin l'Auteur essaya de joindre ces deux extraits, & il lui prescrivit les pilules suivantes. D'extrait de ciguë, demi-once; d'extrait d'aconit, demi-gros; mêlez le tout exactement & faites des pilules de trois grains. Sa malade prenait trois pilules trois fois par jour, tous les jours. En trois semaines, elle recouvra sa santé première; lorsque M. S. parlait, il y avait huit mois qu'elle était guérie. Obs. 14. Une femme avait la vérole depuis huit années ; elle avait des *tophi* ulcérés, des ulcères au gosier & au voile du palais. Elle employa plusieurs anti-vénériens ; quelques symptômes disparurent : mais il subsista encore des *tophi*, des ulcères au palais & des douleurs nocturnes. M. S. la mit à l'usage de l'aconit ; la malade alla beaucoup mieux ; les douleurs cédèrent : mais les *tophi* ne diminuèrent point, & les ulcères ne furent point consolidés. Il mêla la poudre d'aconit avec le mercure doux, comme on l'a vu dans une observation précédente, & la malade vint à parfaite guérison.

Le sixième chapitre est consacré à la jusquiame noire ; le septième au colchique d'automne. Nous n'avons point vu dans les observations qui constatent l'efficacité de ces plantes, qu'elles aient été utiles dans des cas vénériens.

Le huitième Chapitre renferme des observations communiquées à M. S. par différens Praticiens. M. *Joseph Polzer*, Médecin à Schönberg en Moravie, a guéri, avec les pilules de ciguë, des pustules qu'on croyait vénériennes, qui déshonoraient la figure d'une petite fille de neuf ans. M. *Markmüller*, Médecin de l'Empereur à Laxembourg, a guéri avec la ciguë, des condylomes, des gonorrhées invétérées, & des testicules enflés. M. *Krapf de Trieste*, premier Médecin de l'Archiduc Léopold, a observé 1°. que la ciguë qui croît à l'ombre est plus efficace que celle qui est exposée tous les jours aux rayons du soleil. 2°. Que cette plante a moins de vertu dans les climats chauds. 3°. Que le suc de ciguë exprimé & passé à travers un linge, pris sur le champ dans un bouillon ou une tasse de thé, est plus efficace que l'extrait, particulièrement s'il n'est point préparé avec soin. 4°. Que l'extrait récent préparé au printemps est plus efficace, donné à petites doses, que celui qui est ancien & qui est préparé dans les autres saisons de l'année. De huit remarques qu'il a faites, ce sont-là les principales. M. *Kollman*, Médecin de l'Hôpital Royal Espagnol, a guéri des douleurs arthritiques, qui provenaient de cause vénérienne, avec l'extrait d'aconit mêlé avec celui de ciguë, & avec la poudre seule d'extrait d'aconit.

On remarquera que s'il arrivait quelques accidens par l'abus que l'on ferait de ces poisons, les symptômes diffèrent peu de ceux que produit la ciguë, & les contre-poisons sont les mêmes.

M. S. a donné un autre Ouvrage avant ce dernier. Il contient des observations sur les mêmes plantes. Nous ne le connaissons point.

Libellus, quo demonstratur: herbam, Veteribus dictam flammulam Jovis, posse tutò & magnâ cum utilitate exhiberi ægrotantibus. Viennæ, typis Trattner, 1769, in-8°.

1769. Cette plante que l'on nomme en français *passe-fleur, coquelourde, œillet de Dieu*, se prend, selon M. S. de plusieurs manières, savoir: les fleurs & les feuilles de la plante en infusion: l'extrait du suc exprimé de la plante récente; la dose de l'extrait est d'un demi-grain: la poudre des feuilles, préparée avec du sucre, se prend de trois à dix grains, deux, trois & quatre fois par jour. Ce remède convient particulièrement aux douleurs de tête, aux tubercules ulcérés, aux *tophi*, aux douleurs arthritiques, aux ulcères de l'urètre, aux maladies provenantes de cause vénérienne. Consultez les cas 1, 2, 7, 15, 17, 21, 23. On peut aussi injecter le suc de cette plante dans le canal de l'urine: on applique sa poudre extérieurement.

Voyez au mot Van-Swieten les éloges que M. Storck donne au sublimé-corrosif dans un autre Ouvrage.

SWIETEN. *V.* VAN-SWIETEN.

SYGWART..... Dissertatio inauguralis *de gonorrhœa virulentâ, sine contagio natâ*... quam.... Præside GEORG. FRID. SIGWART.... subjiciet *Jo. Frid. Closs*. Tubingæ, 1764, in-4°. 1764.

TAVERNIER, *Apothicaire à Paris, rue Neuve Notre-Dame*. Avis sur des sondes creuses de nouvelle invention; inséré dans le Journal de Médecine du mois de Mars 1767, page 286. 1767.

Cet Apothicaire annonce au Public qu'il vend des bougies creuses adoucissantes, dessicatives, fondantes ou mercurielles : mais il dit que jusqu'à présent les tentatives pour en faire de creuses & de flexibles, avaient été infructueuses ou dangereuses. Tout le monde sait pourtant, que les sondes creuses de MM. Alliès, Arnaud, Daran, André, Olivier, &c. étaient aussi bien faites qu'on pouvait le desirer, ne gênaient point, & se bouchaient rarement.

☞ TEICHMEYR (Hermann-Fréderic). *Hæreditar. in cambsdorff & Wenigen-Jena, Philosoph. & Med. Doct. Anatom. Chirurg. & Botan. P. P. O. &c.* Institutiones materiæ medicæ, sive introïtus apertus ad materiam medicam & methodum medendi in usum auditorum conscriptæ: accedit Pauli Hermanni, Med. & Pro. Lug. Bat. dùm viveret, cel. lapis materiæ medicæ, Lydius A. D. Christ. Lud. Welschio, anteà editus. Jenæ, sumptibus Jo. Adam. Melchior, 1737, in-4°.

Cet Auteur parle *Sect. quart. remedia morbis specificè accommodata. Cap. X. page 225—233. De anti-venereis.* Il distingue la vérole en générale & particulière : il fait connaître les symptômes qui différencient une espèce de l'autre, & enfin il met au 1737.

nombre des anti-vénériens les mercuriaux, les antimoniaux, le sassafras, le gayac, l'esquine & & la salsepareille, les sels volatils alkalis, tels que ceux de vipères, &c., les emplâtres, onguens & cataplasmes mercuriels; les bois résineux, le baume de copahu, le succin, &c.; & les bezoardiques que recommande Wedelius.

TELLGMANN (Joannes-Ludovicus). *Salzunga-meinungensis*, auctor Thesis, disputabit pro gradu Doctoris, ad d. Novembris, A. S. R. 1758. *De commodâ venereæ luis sine sialogogis curatione.* Præside pro-rectore Fridericianæ magnifico D. ANDREA-ELIA BUCHNERO, &c. Halæ Magdeburg. ex Officinâ Hendelianâ, in-4°. 52 pag.

1758. M. T. remonte, dans sa Dissertation, jusqu'à l'origine de la vérole; & passant ensuite en revue ses différens degrés, & ses symptômes divers, il vient à la manière de la guérir sans faire saliver; méthode qui lui paraît plus heureuse que toutes les autres. A cet effet, il combine ensemble différens remèdes: il se sert, après les préparations relâchantes & délayantes, des décoctions sudorifiques, des teintures alkalines bien préparées: il en fait grand cas pour lever les obstructions, & pousser doucement par les urines & les sueurs; enfin il emploie le mercure doux sublimé, ou d'autres préparations mercurielles semblables, la panacée, l'éthiops minéral & antimonial, le soufre doré d'antimoine, &c. Il a pour but que les excrétions principales se fassent par les émonctoires de la peau, de la vessie ou des intestins.

☞ THEMELIUS.... Dissertatio inauguralis medica, *de tumore testium venereo.* Præside JOANNE-ADOLPHO WEDELIO, *Philos. & Med. D. praxeos & Chimiæ P. P, ord. Sereniss. Saxon. Ducum Consiliario Isenacensis aulico & Archiatro, & Acad. nat. curiosor. Collegâ, patrono ac præceptore omni pietate de-*

devenerando, pro licentiâ summos in arte medicâ honores & privilegia more majorum ritè consequendi, eruditorum publico examini exposita ab auctore *Joanne-Christiano Themelio*, Œlsnitio Varisco. D. 14 Maii. A. O. R. 1735, H. L. Q. C. Jenæ, Literis Jo. Frid. Ritteri, in-4°. 22 pages.

M. Th. prétend que ces tumeurs sont occasionnées ou par le sang ou par la lymphe, ou par la semence : il discute son assertion avec beaucoup de savoir, & il propose pour résoudre ces tumeurs, les remedes internes & externes. Parmi les internes il compte particulièrement les diaphorétiques, tels que l'antimoine diaphorétique & martial, le cinnabre naturel, le cinnabre d'antimoine, le mercure diaphorétique, l'éthiops minéral, &c. les bézoardiques, les résolutifs, les sels volatils, tels que ceux de corne de cerf, d'ivoire, de vipère, &c. enfin les décoctions de salsepareille, de polypode, de pimprenelle blanche, d'esquine, de gayac, de scorsonère, de réglisse. Pour remèdes externes, il recommande la racine d'origan, d'aulnée, la zédoaire; l'aigremoine, le cresson, la rue, l'yeble, l'absinthe, le romarin, le thim, la petite centaurée, le pied de lion, &c.; les fleurs de sureau, de camomille; la graine de rue, d'ortie; les baies de laurier, la rapure de gayac, la myrrhe, l'huile de bois de gayac, le baume de soufre, l'eau de chaux-vive, l'emplâtre de vigo avec le mercure, la bonne bierre, le vin, la lie de vin, l'esprit-de-vin rectifié, l'esprit-de-vin camphré ou soufré, l'esprit de matricaire, les sels alkalis, le sel ammoniac, &c. 1735.

THEOBALD (Jean), *D. M.* Chaque homme est son propre Médecin. Collection complette des remèdes efficaces & approuvés pour toutes les maladies qui attaquent le corps humain. Londres, in-8°. 1764.

Par le titre, on voit que l'Auteur doit parler 1764.

dans son Ouvrage de la maladie vénérienne. Comme nous sommes tombés malades, nous n'avons pu nous donner des mouvemens pour le trouver. Si nous sommes rétablis avant la fin de l'impression du Supplément, nous en parlerons, si toutefois nous pouvons nous le procurer. Nous ne l'avons pu.

THIEULLIER (Lud. Renat. Petr. Fel. le), *Parisinus, saluberrimæ Facultatis Medicinæ Parisiensis Baccalaureus.* Quæstio medica quodlibetariis disputationibus manè discutienda in scholis Medicorum, die Jovis tertiâ mensis Februarii, anno Domini 1752. M. JOANNE-DAMIANO CHEVALIER, Regis Consiliario medico, Doctore medico, præside. in-4°. 4 pag. *An per suffitum felicior & tutior, quàm per inunctionem mercurialem, morbi venerei curatio?*

1752. M. le Thieullier, dans cette Thèse, sans improuver l'usage des frictions, ne les croit cependant point aussi radicales que les fumigations pour la cure de la vérole : mais elles sont tout-à-fait insuffisantes, si l'on traite par la salivation. Les fumigations n'ont aucun des désavantages de la méthode par les frictions : voici comment on doit les faire. Qu'on prenne du cinnabre, ou plutôt de l'éthiops minéral fait avec quatre onces de fleurs de soufre, sur une livre de mercure; qu'on triture pendant huit ou dix heures, dans un mortier de verre avec un pilon de verre aussi. Si l'on mettait plus de soufre, la poudre brûlerait trop vîte; si l'on en mettait moins, elle ne brûlerait pas. La dose de cette poudre est d'un gros par chaque fois. Si absolument le malade ne pouvait supporter immédiatement cette fumée, on ferait brûler la poudre sur un fer rouge dans son lit bien clos : il se coucherait ensuite, & il la respirerait ainsi. Cette réflexion est de M. Chesneau, qui est cité par M. le Thieullier.

1755. ☞ THILEMANN, dissertatio inauguralis, *de*

medicamentis mercurialibus..... quam, Jos. Sigis. Henninger, Dr. Med. præside... subjiciet *Joh. Zach. Thilemann*. Argent. 1715.

THION DE LA CHAUME (M. C. E.), *Médecin de la Faculté de Paris*. Tableau des maladies vénériennes, suivi de l'exposition des principales méthodes employées jusqu'ici pour les combattre : Ouvrage fondé sur l'expérience, & rédigé d'après les principes des plus grands Médecins, tant anciens que modernes. L'on y combat le préjugé de ceux qui n'admettent qu'une seule & unique méthode pour la destruction du virus vérolique, taxant toutes les autres d'insuffisance; l'on y fait voir que les principaux remèdes préconisés jusqu'à présent, comme très-énergiques contre le mal vénérien, ne peuvent point s'arroger l'avantage de l'universalité; que presque tous ont leurs exceptions, & même leurs cas privilégiés; enfin l'on y assigne les circonstances qui requièrent l'application de l'un préférablement à l'autre.

Qui nos præcesserunt, multùm fecerunt, sed non omnia. Senec.

A Paris, chez Louis Jorry fils, 1773, in-12. 136 pages.

Le Bachelier Auteur de cet Ouvrage n'a point fait un travail absolument inutile : nous devons même avouer qu'il est soigné & limé, mais il rentre dans *le Parallèle des différentes méthodes de traiter*, &c. *l'Examen des différentes méthodes*, &c. par M. de Horne; *les Recherches pratiques*, &c. par M. Gardane, qui, par parenthèse, nous paraissent les plus compilées; le *Mémoire pour servir à l'Histoire du sublimé-corrosif*, par M. le Begue de Presle, & plusieurs autres Ouvrages qui traitent des maladies vénériennes. M. T. n'a donc rien à lui, & l'on ne peut lui accorder que le titre de compi-

1773.

lateur assez exact. La pratique l'a particulièrement occupé, & il a négligé la théorie. Nous allons extraire de cet Ouvrage certains points de pratique, desquels il est indispensablement utile qu'on soit instruit pour le traitement des maladies véroliques. Voici les règles que M. T. établit pour distinguer les fleurs-blanches de la chaude-pisse. Dans cette dernière affection, « la » malade se plaint de violentes cuissons en rendant » ses urines; le jet en est souvent fourchu, l'écou- » lement est jaunâtre ou verdâtre, les grandes » lèvres sont souvent ulcérées, l'écoulement a » toujours lieu, même pendant les règles : dans » les fleurs-blanches, aucuns de ces symptômes » n'existent, ou, si l'on en voit quelques-uns, ils ne » sont que momentanés; le dernier n'existe jamais, » & sa présence ou son absence suffit seule pour » faire asseoir un jugement solide ». Voici encore de quelle manière on connaît la progression d'un poulain squirreux qui dégénère en cancer. » On » commence d'abord à sentir dans la partie une » chaleur inaccoutumée : elle est douloureuse si » on la comprime; elle augmente en volume, » devient plus rénittente, produit des élance- » cemens de temps à autre : dans cet état, le carci- » nome est commençant ». On doit faire attention que ces symptômes peuvent avoir lieu après l'inflammation, au moment où la suppuration veut se former, quoiqu'il ne s'agisse point de cancer : aussi ne sont-ils signes caractéristiques univoques du carcinome, que lorsque le poulain a été décidé squirreux, ce qui n'arrive que lorsqu'il est ancien. Après ce premier période, « la » chaleur, la douleur, la tuméfaction, la rénit- » tence augmentent; la tumeur produit des élan- » cemens plus fréquens & plus vifs; elle forme » une pointe qui saillit, & qui est recouverte d'une » peau tendue, unie, luisante & rougeâtre: alors

» le cancer est confirmé occulte. Enfin la peau qui » recouvrait la pointe de la tumeur se crève ; il s'y » forme un ulcère d'où suintent du sang, de l'icho» rosité, de la sanie : l'ulcère s'aggrandit de jour » en jour, la matière devient plus abondante, les » bords de la plaie se tuméfient, se renversent, le » milieu se couvre d'une chair fongueuse, unie, & » couverte d'une sanie purulente ; la douleur de» vient vive, brûlante & lancinante ; les environs » de l'ulcère deviennent livides, & l'on y remar» que de côté & d'autre des veines variqueuses & » rampantes de différentes grosseurs : à ce point le » cancer est confirmé & ulcéré ». Enfin voici les signes qui caractérisent la gangrene qui procurent souvent les chancres malins. » La tumeur inflamma» toire se flétrit, sa couleur devient plus obscure, » la chaleur & la douleur qu'on y ressent s'appai» sent un peu, la peau se relâche ensuite par de» grés & s'affaisse, la tumeur devient de plus en » plus livide, la douleur, la chaleur & le senti» ment s'éteignent ; enfin les phlictènes s'élèvent ». Nous avons particulièrement pris à tâche de ne laisser rien à desirer sur la connoissance de ces symptômes aggravans, parce que notre Ouvrage devant tomber entre les mains de Particuliers qui ne sont point Experts en Médecine ni en Chirurgie, & entre celles de jeunes Praticiens, il est de la dernière importance qu'ils appellent des secours supérieurs, lorsqu'ils verront des progrès aussi funestes. L'ignorance du danger entretient souvent dans une sécurité fatale.

THIRION (J. Franc.), *de Toul, premier Chirurgien du Prince de Hesse-Rothembourg.* Quæstio medico-practica : *An mercurii adhibendi multiplices methodi morborum venereorum curationi prosint ?* A Erford, 1768. *in-folio.* 22 pages ; non compris deux Epîtres dédicatoires, l'une au Prince de Hesse, & l'autre à M. Richard de Hautesierck.

1768. M. Thirion, aujourd'hui Docteur en Médecine des Facultés d'Erford, & de Nanci, donna dans cette Thèse des preuves de l'esprit & du savoir qu'on lui connaissait bien long-temps auparavant; il s'était déjà fait remarquer à Francfort par plusieurs Cours d'Anatomie, qui lui avaient attiré le plus grand concours d'Auditeurs. Dans cette Thèse, il conclut par ne donner la préférence à aucun remède anti-vénérien; tous peuvent être utiles, lorsqu'ils sont bien administrés.

Il a remis la même question à Nanci, à quelques changemens près.

THOMAS, *Chirurgien de Bicêtre.* Le Préservatif, ou Avis au Public sur les dragées anti-vénériennes du sieur Keyser.

Ab uno disce omnes.

1756. in-8°. 14 pages.

Quoique cet Imprimé soit sans date, nous savons qu'il a été imprimé en 1756. M. Thomas, alors Chirurgien de l'Hôpital de Bicêtre, dit & cherche à prouver que les dragées de M. Keyser, loin de guérir quatre femmes auxquelles on les avait administrées pour faire des essais, leur avaient fait ressentir les plus mauvais effets, & que sans ses secours elles auroient infailliblement péri. Nous ne nous appesantirons point sur ce sujet; on sait ce qui arrive ordinairement à ceux qui veulent faire à cet Hôpital les épreuves d'un remède quelconque. Ce n'est point que nous voulions prendre parti ici contre M. Thomas, ni justifier les dragées anti-vénériennes : mais nous nous en prenons seulement au sort qui ne permet pas qu'on puisse être guéri dans cet Hôpital, à moins que ce ne soit par les mains & les méthodes des ministres de santé qui y sont attachés.

☞ THOMASIUS (Jo.). *Eſchweilerio-Juliaceus.* Diſſertatio *de lue venereâ.* Altorf, 1664, 20 p. 1664.

TILLOLOY, *Chirurgien de l'Hôpital de Domart-le-Ponthieu.* Voy. DANIÉ DES PATUREAUX, page 250.

TORRÈS (de) *Médecin de feu S. A. S. Mgr le Duc d'Orléans, &c.* Lettre ſur la méthode de guérir les maladies vénériennes par une préparation de mercure, dont la plus forte doſe n'excite jamais la ſalivation; à M. de Vernage, *Ecuyer, Docteur-Régent de la Faculté de Médecine de Paris, Médecin ordinaire du Roi, Cenſeur Royal, &c.* A Paris, chez Sébaſtien Jorry, 1753, in-12. 52 pag.

Il y a eu dans la même année deux éditions de 1753. cette Lettre: la ſeconde, même format, ne contient que 52 pages. M. de Torrès, déjà connu dans cet Ouvrage, ſous le nom de *Comte de Moncade*, annonce dans cette Lettre que c'eſt l'envie de ceux qui ſe ſont élevés contre lui, qui le détermine à rompre le ſilence. Il poſſède, dit-il, le ſecret de purifier le mercure au point que donné à la plus forte doſe, il n'occaſionne point de ſalivation; juſqu'ici il avait laiſſé à ſes malades ſeuls le ſoin de faire valoir ſon remède: mais la perſécution l'oblige à produire des cures manifeſtes & approuvées par différens Médecins des plus recommandables: quel que ſoit ſon ſecret, nous devons dire qu'il ne produit point deux atteſtations munies de la même ſignature. Sa défenſe eſt honnête & ne contient aucunes perſonnalités; il ne nomme pas même un de ſes ennemis. Il faut avouer avec vérité que nous n'avons encore vu aucun de nos gens à ſecrets parler avec moins de prétentions & d'impétuoſité. Il ne traite point ſon ſpécifique de divin ni d'infaillible; il dit ſeulement: « le mercure eſt ſpécifique pour les » maladies vénériennes; mon remède n'eſt que le » mercure lui-même: donc mon remède eſt éga-

» lement spécifique. Il est reçu que la meilleure » méthode est d'employer le mercure en frictions : » je l'emploie en frictions ; donc j'use également » de la meilleure méthode. Il faut une certaine » quantité de mercure pour guérir : or avec ma » préparation on peut sans aucun risque en em- » ployer une quantité indéterminée quelle qu'elle » soit : donc ma préparation rend ma méthode » supérieure. Plus le mercure est purifié, plus on » est sûr de ses effets salutaires : je purifie le mer- » cure plus qu'aucun autre : donc je suis plus sûr » de ses effets salutaires qu'aucun autre ». Nous ne discuterons point cet argument ; il rentre dans celui qu'on répète souvent dans les Ecoles : *qui boit bien, dort bien ; qui dort bien ne péche point ; qui ne péche point sera sauvé : donc les bons buveurs seront sauvés.* Pour son secret qu'il dit n'avoir & ne vouloir confier à personne, les uns ont dit que ce n'était autre chose que du camphre joint au mercure, les autres (le plus grand nombre) qu'il ne frottait ses malades qu'avec de l'axonge bruni avec de l'ardoise pilée, & qu'il donnait intérieurement le mercure. Au surplus, il dit lui-même qu'il administre quelque fois, en même-temps qu'il emploie les frictions (*traitement mixte*) un mercure doux, duquel il est auteur, & qu'il donne tous les jours à la dose de 40 jusqu'à 100 grains, afin de hâter les guérisons dans les cas qu'il juge être pressans.

Lettre de M. de Torrès, &c. à M. Falconnet, Docteur-Régent de la Faculté de Médecine de Paris, Médecin Consultant du Roi, de l'Académie-Royale des Inscriptions & Belles-Lettres, &c. Extraite du Mercure de France, du mois d'Octobre 1754, page 152 ; 18 pages in-12.

Cette Lettre a aussi été imprimée séparément
1754. in-12. 20 pages. Elle sert de réponse à M. Dibon, qui avait accusé son remède d'inefficacité, & particulièrement contre les dartres, les rhumatismes,

les ſciatiques, &c. Pour prouver que ſon Adverſaire eſt mal fondé à avancer de tels faits, il rapporte dans cette Lettre cinq Obſervations qui prouvent que des malades attaqués de ces accidens, ont été parfaitement guéris ; elles ſont appuiées par les atteſtations de MM. Falconet, Vernage, le Thieullier l'aîné, Sanchez, Buſſon, Lavirotte, Morand & Fernandès.

Il nous manque quelques Lettres que M. de Torrès a écrites à différentes perſonnes & à différens Corps : nous en connaiſſons les titres pour les avoir vus cités en quelques endroits, nous allons les donner.

Lettre à M. Morand, &c. ſur les effets ſurprenans du mercure. A Paris, in-12. 1753. 1753.

Lettre à MM. le Doyen & Docteurs-Régens de la Faculté de Médecine de Paris, en date du 2 Mai 1754. 1754.

Lettre à MM. les Maîtres Chirurgiens du Collége & de l'Académie Royale de Chirurgie.

Lettre Circulaire adreſſée à MM. les Gens de l'Art.

Lettre à M. de Senac, &c.

Lettre à M. de la Martiniere, premier Chirurgien du Roi, &c.

Lettre à M. Helvetius, &c.

Il eſt fait mention de ces trois dernières Lettres au mot Bertrand. *Voyez* ce nom.

Nous ne ſommes pas bien certains ſi M. de Torrès n'a point fait paraître en 1754 *un Recueil de cinquante cures*, qu'il dit avoir opérées.

TOZZETTI (Giovann. Targioni), *Med. del Collegio di Firenze, Profeſſor public. di Bottanica &c.* Prima raccolta di Oſſervazioni Mediche. In Firenze, 1752. in-8°. Nella Stamperia Imperiale. *C'eſt-à-dire*, Première Collection d'Obſervations Médicinales, par le Docteur *Jean-Targioni To-*

zetti, Médecin du Collége de Florence, Professeur public de Botanique. A Florence, 1752.

1752. Page 141 de cet Ouvrage, on lit un Traité particulier dans lequel l'Auteur parle de la méthode de guérir la maladie vénérienne, adoptée dans l'Hôpital de Florence, appelé *les Incurables*; il en relève & le faux & l'abus avec modestie & honnêteté. C'est un Avis qu'il proposa aux Directeur & Conseillers de cet Hôpital, au mois d'Avril 1751. On y guérit par l'usage des bois, sans le secours du mercure. M. T. démontre qu'il y aurait un choix à faire des malades qu'on devrait traiter par cette méthode; il dit entre autres choses, qu'on ne devrait point en exclure ceux qui auparavant auraient été traités par le mercure, puisque son usage devrait être combiné avec celui des décoctions des bois. Il dit que le nombre des malades est trop considérable, pour que tous puissent être guéris, puisqu'on a reçu plus de trois cens hommes du second au vingt-trois de Juin; il trouve que le bâtiment & ses dispositions internes sont à changer; il plaint les malades qui entrent dans cette maison, sans être préparés d'une manière convenable; il assure en homme savant & expert, que le même remède ne peut convenir à tous les malades; que l'on doit varier la méthode selon les tempéramens & l'état de la maladie. Enfin, après bien d'autres réflexions aussi dignes d'être lues, il dit qu'on doit modérer la chaleur qui règne dans les Sales; qu'il faut ordonner un autre régime de vivre; qu'il faut soigner davantage les malades pendant leur convalescence. Il entre aussi dans le détail des frais de dépense. Les dispositions & observations de l'Auteur qui est Médecin de cet Hôpital, prouvent l'intérêt qu'il prend aux malheureux, & démontrent que le mal vénérien confirmé ne se guérit pas toujours sans l'usage du mercure, comme plusieurs Médecins Italiens ont osé l'espérer.

TRIQUET (P.), *Chirurgien-Major du ſecond Régiment des Gardes à pied.* Voyez GORDON, pag. 371.

TURNER (Daniel). *Voyez* ANONYME FRANÇAIS, page 97.

VALDAMBRINI (Giuſeppe). Uſo del mercurio crudo, Firenze, 1744. in-4°. *C'eſt-à-dire*: Sur l'uſage du mercure crud. A Florence. in-4°. 1744.

VALENTINI (Michael-Bernhardus). *Profeſſ. publ. Gieſſenſis. Acad. nat. cur. ſocius.* Miſcel. curi. ſive Ephem. Acad. nat. cur. decur. II. Annus octavus, anni 1689. Norimbergæ 1690. Obſerv. 82, p. 195. *Exanthemata eſſere dicta ex retropulsâ gonorrheâ.*

Ces petites tumeurs nommées *eſſere* ou *eſſera*, ou le *Sora* des Arabes, ſont de petites puſtules écailleuſes aſſez ſemblables à la gale. V. *le Dictionnaire portatif de Santé*, ou *le grand Dictionnaire de Médecine de James.* Ces Exanthêmes vinrent au ſujet dont il eſt ici queſtion, à la ſuite d'une gonorrhée répercutée dans la maſſe du ſang par les aſtringens. Il fut guéri par les balſamiques, auxquels on fit ſuccéder les pilules mercurielles.

VAN-HORNE, *Voyez* HORNE.

VAN-RIEBECK (Andr.). Diſputatio inauguguralis, *de ſalivâ.* Lugd. Bat. in-4°. 1763. 1763.

VAN-SWIETEN (Gerard. Baro Liber), *Ordinis Sancti Regis Stephani Commendator, Auguſtiſſ. Imperator. & Imperatric. à Conſiliis Archiat. com., Bibliothecæ Auguſtæ præfectus, inclyt. Facult. Med. Vienn. præſes perpetuus, nec-non Academiæ Reg. Scient. & Chirurg. Pariſ., Academiæ Scient. Petropolit. Acad. natur. curioſ. Inſtitut. Bonon., Colle-*

gii Medici Regii Edinburg. Societ. Scient. Harlem. Botanic. Florent. Germanic. Jenens. De gli agiati di Rovered. Academ. Botanic. Cortoniens. Honorar. Academ. Scient. Senens. Member.

1772. Nous lisons dans les *Commentaria in Hermanni Boerhaave Aphorismos de cognoscendis & curandis morbis. Tomus Quintus. Lugduni Batavorum, apud Joannem & Hermannum Verbeck, Bibliop.* 1772. (qui est l'édition la plus correcte) page 372—577. un Traité très-complet de la maladie vénérienne, dans lequel M.V.S. expose la manière d'administrer le sublimé-corrosif; remède que l'on doit, pour ainsi dire, à cet homme célèbre, puisque c'est lui qui l'a mis en crédit. Nous n'analyserons point cet Ouvrage supérieur; il n'est personne qui ne le connoisse & qui ne l'ait journellement sous les yeux. Les éditions sont multipliées à Paris, à Venise, à Naples, &c. Nous nous permettrons cependant une remarque que nous tenons de M. de Sanchez lui-même. P. 550, M. le Baron Van-S. cite avec éloge le Médecin célèbre que nous venons de nommer; & il dit que dans des Lettres que M. de Sanchez lui écrivit il lui marqua avoir éprouvé de très-bons effets du sublimé-corrosif, divisé dans l'esprit de grain rectifié : mais il ne fait pas mention du *Bain de vapeurs Russe*(1) que ce dernier Médecin emploie conjointement avec le sublimé dans la cure de la vérole, & sans lequel il prétend qu'on ne peut absolument guérir cette maladie. C'est tuer le monde, dit-il, d'administrer ce sel corrosif avec la légèreté & l'inconséquence en usage à Paris : les hémoptysies, phthisies, &c. sont toujours les suites meurtrières de cette méthode de traiter; il faut garder la chambre, observer un régime &

(1) On peut se procurer une idée de ce bain au mot CLERC, p. 236.

fuer, mais fuer beaucoup, pour déraciner fans accidens, ce mal incurable de toute autre manière. Les Gens de l'Art & l'humanité ne peuvent que nous favoir gré d'avoir fait connaître le petit reproche d'omiffion que M. de Sanchez fait au Baron Van-Swieten.

Nous devons faire ici une mention honorable des
Médecins les plus célèbres de la Cour de Vienne,
qui, par leurs foins, ont ouvert les yeux du Public
fur l'efficacité du fublimé; & defquels M. le
Begue de Prefle a parlé dans l'Hiftoire qu'il a faite
de ce fel. Nous ne pouvons, je crois, mieux faire
que de les réunir ici. Entre ces grands hommes
nous compterons d'abord M. de Haen. On voit
les éloges qu'il en fait dans le *Ratio medendi in*
nofocomio practico Vindobonenfi, Lugduni Batavo-
rum, fumptibus Societatis, 1761, pages 55, 138,
227 & 240. De l'aveu de ce Médecin célèbre, il 1761.
convient dans les maladies les plus défefpérées,
qui font les fuites des maladies vénériennes; il
emporte également l'opacité de la cornée, la fur-
dité, l'ozène, les ulcères malins, la goutte fereine,
&c. Dans une Lettre qu'il écrivit à M. le Begue,
en Décembre 1761, il affure vuider par chacun
an un bon tonneau de liqueur fublimée-corro-
five, avec le plus grands fuccès.

Le célèbre Storck à préfent premier Médecin de 1761.
leurs Maj. Imp. & R. ne lui prodigue pas moins de
louanges dans fon *Annus Medicus, Vindobonæ*,
1761, *in*-8°. *Tomus Secundus*, page 215—228.

On lit dans les *Commentarii de rebus in fcientiâ naturali & Medicinâ geftis*, deux Letres du Baron Van-Swieten à M. Benvenuti.

Dans la première il le remercie de fon Ouvrage; il dit enfuite qu'il fait cas du fublimé-corrofif, mais qu'on ne doit en faire ufage qu'avec pruden-ce, fur-tout lorfqu'on l'emploie fous forme fèche

& qu'on l'applique ſur la peau. Il aſſure avoir guéri avec ce ſel en 1754, trois cens malades vénériens. Cette Lettre eſt datée de Vienne, le 8 Mars 1755.

La ſeconde roule encore ſur le même ſujet; il y parle du régime qu'il fait obſerver à ceux qu'il traite avec le ſublimé-corroſif, & il dit avoir mis hors de l'Hôpital, au mois de Mars 1755, deux cens perſonnes guéries par ce ſpécifique. Cette Lettre eſt datée de Vienne le 12 Avril 1755.

Il exiſte encore de M. Van-Swieten une Lettre à M. Hundertmarck, en date de Vienne le 20 Juillet 1754; elle eſt inſérée dans la Diſſertation de celui-ci ſur l'ozene. M. V. S. y invite ce Praticien à voir par lui-même les effets du ſublimé-corroſif, pour ſe convaincre qu'ils ne ſont pas ſi dangereux qu'il le penſe. Une autre lettre à M. Morand en date de Vienne le 5 Avril 1755 renferme la méthode d'adminiſtrer le ſublimé-corroſif ſelon M. V. S. Prenez mercure ſublimé-corroſif 12 grains; eſprit de froment une fois rectifié, deux livres. Faites fondre le ſublimé dans cet eſprit. Le matin & le ſoir on donne une cuillerée de cette liqueur. Une autre lettre encore à M. Sylveſtre, qui ſe trouve dans les Obſ. Méd. par une Société de Médecins de Londres, année 1762, page 232 en date de Vienne le 3 Mars 1758, fait voir que M. V. S. a guéri par l'uſage du ſublimé-corroſif, un homme dont la cornée était blanche & opaque depuis pluſieurs années; & un jeune homme qui était reſté aveugle à la ſuite d'une ophtalmie non vénérienne, mal traitée; les deux cornées étaient entièrement opaques.

Kurtze beſchreibung und heilungs art der krankheiten, Welche am œfteſten in dem feldlager beobachtet Werden. Wien, Prag and Trieſt, gedruckt und zu finden Bey Joh. Thomas Trattnern, 1758, in-8°. de 198 pages. C'est-à-dire : *Description Abrégée des maladies qui règnent le plus communément dans les Armées, avec la méthode de les traiter. A Vienne, à Prague, & à Trieste, chez J. Thom. Trattner* 1758, in-8°.

La traduction française de cet Ouvrage faite à Vienne, a été publiée précisément sous le titre ci-dessus, chez Thomas Trattner 1759, in-8°. de 193 pages. Il en existe aussi une édition de Paris petit in-12. 1758.

Cet Ouvrage anonyme est unanimement attribué à M. Van-Swieten. L'Auteur y parle des maux vénériens page 156—165. Dans aussi peu de mots il n'est pas possible de s'étendre beaucoup sur une matière aussi vaste. Aussi n'avons-nous autre chose à en dire, sinon que l'Auteur prescrit la solution du sublimé-corrosif, qu'il regarde comme un anti-vénérien très-spécifique & très-sûr.

VAUGHAN (J.), *D. M. of Licester.* THE CASE OF A HERNIA HUMORALIS COMMUNICATED TO DR. *Broklesby.* C'est-à-dire, *Cas d'une Hernie humorale communiquée au Docteur* Broklesby, *par le Docteur* Vaughan, *de Licester.* Observation extraite des MEDICAL OBSERVATIONS AND INQUIRIES BY A SOCIETY OF PHYSICIANS IN LONDON, 1767. C'est-à-dire, *Observations & Recherches Médicinales, par une société de Médecins de Londres.* Vol. 3. page 152.

L'Hernie humorale dont il est ici question était venue à la suite d'une gonorrhée traitée par les injections astringentes. Le principal but de cette Observation est de prouver que, contre l'opinion le plus généralement reçue d'après les meilleurs Ecrivains, la Hernie humorale n'est pas toujours une maladie du testicule, puisque dans le sujet dont on parle ici, elle a son siége dans la tunique vaginale, & non dans le propre corps du testicule. 1767.

VELNOS (de). Dissertation sur un nouveau remède anti-vénérien végétal. A Paris 1765, in-12. 92 pages.

1765. De combien de manières n'a-t-on pas cherché à tromper le Public? Combien la cupidité n'a-t-elle pas dressé de batteries pour mettre de nouveaux impôts sur la crédulité des pauvres malades? Les fumigations, les poudres, les dragées, les pilules, les bougies, les lotions, les petits pains, les lavemens, les sirops, tout a été employé. *Auri sacra fames*, disait Horace. Aujourd'hui M. de Velnos paraît sur la scène avec un spécifique végétal, & il a trouvé un homme de l'Art qui a eu la complaisance de composer son Annonce, (car ces donneurs de remèdes sont également des *intrus* & en Médecine & en Littérature): son Auteur a cherché à gagner son argent, & a pris tous les détours les plus captieux pour montrer la supériorité du sirop de M. de Velnos. Il dit en parlant du mercure, que l'enthousiasme l'a fait regarder jusqu'ici comme le spécifique exclusif de la vérole; que le temps & l'observation ont détrompé les Médecins: mais que cette erreur existant encore dans le Public, il est important de la détruire. Peut-on écrire rien de plus absurde & une contre-vérité plus frappante? L'Auteur continue la preuve de sa diatribe en exagérant les inconvéniens & les incommodités de l'usage du mercure: c'est un monstre qu'il se fait pour avoir le plaisir de le combattre; il rapporte page 84, Observation IX, une approbation donnée à son remède, par M. Astruc, qu'il dit avoir été témoin d'une de ces cures. Il faut qu'on n'ait jamais lu ce Médecin respectable, pour ne pas connaître son antipathie pour les gens de la trempe de M. de V.; & il avait trop d'esprit, de mérite & de probité, pour se déshonorer en se rendant fauteur du charlatanisme, contre lequel il s'est toujours ouvertement déclaré; lisez *de morbis vene.*

vene. Mais M. de Velnos avançait bien d'autres faits avec cette légèreté. M. Marges, dans son *Examen & Analyse Chimique, &c.* seconde édition, donne la recette de son sirop c'est un amas confus & mal assorti de végétaux peu appropriés, avec le bezoard oriental. *V.* MARGES, page 512.

Observation sur un nouveau remède anti-vénérien végétal. Seconde édition. A Paris, chez l'Auteur, rue d'Orléans, Fauxbourg S. Marcel, 1768, in-12. 70 pages.

Cette espèce d'Affiche n'est qu'une répétition de 1768.
la première.

Réponse de M. de Velnos à un Article qui se trouve dans une Brochure qui a pour titre : Examen & Analyse Chimique des différens remèdes que M. Nicole met en usage pour le traitement des maladies vénériennes ; par M. D. P. Marges, Chirurgien. De l'Imprimerie de Quillau, 1771, in-8°. 7 pages.

M. de Velnos agit en récrimination contre 1771.
M. Marges, qui l'avait confondu avec les Nicole, les Pastel & les Agyroni : il est bon d'être instruit que ces MM. les Charlatans se conservent réciproquement une estime si particulière, qu'ils se croient déshonorés lorsqu'on les compare entre eux. M. de V. défie M. Marges de lui prouver par aucune Analyse, qu'il entre du mercure, quel qu'il soit, dans son remède.

Déclaration de MM. Lépi, Bercher, Doyen ; *A. Petit, Gauthier, Querenet, Médecins de la Faculté de Paris, au sujet du remède anti-vénérien du sieur Velnos.* Insérée dans le Journal de Médecine du mois d'Octobre 1767, page 389.

Voici comment ces Médecins s'expliquent. « Le 1767.
» sieur Velnos, qui prétend avoir une méthode » particulière de traiter les maladies vénériennes, » sans employer aucune préparation mercurielle, » a fait distribuer dans Paris, un Avis dans lequel

» il cite avec une confiance singulière, le témoi-
» gnage de plusieurs Médecins de la Faculté de
» Paris, qu'il a nommés. Comme il est très-impor-
» tant que le Public connaisse le mérite de ces
» citations si capables de l'induire en erreur, les
» Médecins soussignés se croient dans l'obligation
» de l'informer qu'ils n'ont aucune connaissance de
» la méthode du sieur Velnos; qu'ils ignorent
» absolument quels sont les remèdes qu'il em-
» ploie pour traiter les malades qui se mettent
» entre ses mains; & sur-tout s'il est vrai qu'il ne
» se serve point de mercure sous quelque forme
» que ce puisse être, comme il l'assure & prétend
» le faire croire. Que si, parmi les malades que le
» sieur Velnos a traités, il y en a qui se soient fait
» voir à quelques-uns des Médecins qu'il a nom-
» més, les soussignés n'en ignorent pas moins
» comment, & par qui ces malades ont été traités;
» & ils ne peuvent par conséquent rendre à la mé-
» thode du sieur Velnos un témoignage qui don-
» nerait à penser qu'ils savent & sont persuadés
» qu'il ne se sert en effet que de remèdes tirés
» des végétaux, sans employer le mercure; ce
» qu'ils ne croiront jamais, qu'après que le sieur
» Velnos les en aura convaincus par des preuves
» incontestables. A Paris, ce 22 Août 1767.
» Signé, *Lépi*, *Bercher*, Doyen; *A. Petit*, D. M.
» P. *Gauthier*, *Querenet*, D. M. ».

Lettre de M. Bertrand, Docteur-Régent de la Faculté de Médecine en l'Université de Paris, insérée dans le Journal de Médecine, du mois de
1772 Décembre 1772, page 564.

M. Bertrand réclame ici contre quelques lignes qui se trouvent dans une Brochure intitulée : *Réflexions sur les inconvéniens des différentes méthodes*, &c. par M. Mittié, Docteur-Régent de la Faculté de Médecine de Paris, faite pour exalter le remède du sieur Velnos. « Quelle sécurité, dit » M. Mittié, page 14, ne procure pas au Médecin » & au malade l'usage d'un remède végétal, qui » ne peut, par sa nature, par l'imprudence du » malade, ou une mauvaise administration, pro- » duire aucun effet dangereux! J'en appelle à l'ex- » périence de mes Confrères ». M. B. qui se trouve cité en note comme témoin de cette vérité, proteste publiquement qu'il n'a vu que deux malades traités par M. Mittié, qu'on ne soupçonnera pas d'avoir mal administré un remède dont il connaît la composition; qu'il ne les a pas suivis pendant le traitement; qu'il ne peut répondre de la conduite qu'ils ont tenue, & qu'enfin il ne connaît l'efficacité de ce remède que sur le témoignage de son Confrère.

VENEL (Gabriel François), *Médecin de Montpellier*. Il a répondu les 5, 6, 7 du mois d'Avril, matin & soir. Son programme est in-4°. de 36 p. On le trouve au nom ESTEVE. 1759.

On sait que M. Venel avait à répondre en 1759, à douze questions; Il aspirait à une Chaire de Chimie. Voici la sixième question : *Quænam encheiresis adhibenda in præcipitati rubri præparatione, & quænam sint ejus vires?* La manière de la préparation admise par M. Venel, ne contient rien de neuf. Il dit que le mercure précipité rouge fut employé à l'intérieur par les Anciens, d'après le rapport d'Astruc, pour la peste, la colique, la vérole, &c. De notre temps, son usage interne est rejeté. A l'extérieur il sert comme escharotique & mondificatif.

M. Venel; comme Président à une Thèse? *V.* DRILHON.

☞ VENUSTUS (Ant. Marc.). *Med. Tergest.* 1571.
Consilia Medica. Venetiis 1571. Et ensuite réim.

primés à Francfort en 1660, avec les *Paradox. Méd.*

On trouve quelque choſe dans ce Livre qui regarde le mal vénérien. Nous n'avons pu nous le procurer.

VERDRIES (Jo. Melch.). *V.* WEGEHAUSEN.

VERGELY DE VELNOS. *Voy.* VELNOS.

VESTI (Juſt.). *Voy.* Jo. ERN. JACOBI. ECKMANN.

VICQ D'AZIR (Felix). *Valonæus apud Conſtantienſes, Sereniſſimi Comitis Atrebatum Medicus, nec-non ſaluberrimæ Facultatis Medicinæ Pariſienſis Baccalaureus.* Quæſtio medica quodlibetariis diſputationibus manè diſcutienda in ſcholis Medicorum, die Jovis vigeſimâ-ſeptimâ menſis Januarii, anno Domini 1774. M. PETRO-JOSEPHO MACQUER, Doctore Medico. Præſide. *An lui venereæ*
1774. *ſublimatum-corroſivum?*

M. Guilbert a ſoutenu cette Thèſe dont il eſt l'Auteur, le 19 Décembre 1767. M. Vicq, aujourd'hui de l'Académie des Sciences, l'a remiſe. *Voy.* GUILBERT.

VILLIERS (de). M. de Villiers, Médecin de Paris, duquel nous avons déjà pluſieurs fois parlé dans notre Ouvrage, va publier un petit Ouvrage ſur l'Inoculation, dans lequel il doit donner une nouvelle préparation de mercure. Nous en ferons mention en notre Supplément: nous ſommes fâchés de ne pas l'avoir aſſez tôt pour en parler ici; mais l'Auteur nous a dit que ce petit retard était dû à M. Gardane, qui avait été nommé ſon Cenſeur, & qu'il a été obligé de récuſer. M. de Villiers en garde contre tous les événemens, avait pris ſes meſures, & avait envoyé ſon procédé cacheté, à M. de Fouchy, qui l'avait mis au dépôt de l'Académie.

VINACHE. Propriété de la tiſane appelée communément tiſane de Vinache. *Feuille volante in-4°.*

Cette simple Affiche que nous avons entre les mains est sans date d'impression & sans nom d'Imprimeur. Celui qui la distribuait donnait son adresse *rue Gaillon, près l'ancien Hôtel d'Antin, la dernière porte cochere à gauche en entrant par la rue des Petits-Champs.* Cette tisane, selon l'Auteur, devait convenir à bien des maladies dont nous ne ferons point l'énumération, mais particulièrement pour la vérole, & encore mieux pour la gonorrhée. Il dit qu'elle est composée avec des minéraux. Voici la recette qu'en donne M. Baumé, dans ses Elémens de Pharmacie, édition de 1770, pag. 952.

℞ Salse-pareille, Squine, Gayac, } de chaque une once & demie.
Sassafras, Séné, } de chaque demi-once.
Antimoine crud, deux onces.
Eau, six livres.

On met dans un nouet l'antimoine crud; on le suspend au centre d'un vaisseau de terre vernissé, dans lequel on a mis l'eau & les autres ingrédiens, à l'exception du sassafras. On fait bouillir ce mélange légèrement, jusqu'à ce que le fluide aqueux soit réduit à quatre livres. Alors on tire le vaisseau hors du feu; on y met le sassafras, & on le laisse infuser jusqu'à ce que le tout soit refroidi. On passe cette tisane au travers d'une étamine, sans exprimer le marc: on la laisse déposer; on la tire par inclination, & on la met dans des bouteilles.

M. Baumé remarque que la longue ébullition est assez inutile; qu'on peut la préparer par infusion, en versant sur les ingrédiens quatre livres & demie d'eau bouillante, & laisser infuser pendant 10 à 12 heures. L'antimoine crud lui paraît superflu, puisque aucuns des ingrédiens qui composent cette tisane n'ont d'action sur cette matière minérale : mais il n'en sera pas de même, si on y fait entrer une petite quantité de sel alkali : il attaque l'antimoine, & il forme un peu de kermès minéral, qui augmentera la vertu sudorifique & & purgative de la tisane.

On voit que cette décoction rentre, à peu de chose près, si l'on en excepte le sublimé, dans celle de Felz. Mayerne, Zwinger, Plater, &c. y joignaient les purgatifs, comme le fait Vinache. On peut voir au mot FELZ, les Auteurs qui combinaient les sudorifiques avec l'antimoine. Parconséquent Vinache n'a pas même le prix d'avoir ajouté le premier un purgatif à cette espèce de tisane.

Le decoctum anti-venereum laxans, qui se trouve dans le codex de Paris depuis 1732 & qu'on a appelé la tisanne des Filles de l'Opéra, n'est autre chose que celle de Vinache.

On peut encore voir la recette qu'en donne M. MARGES. Elle est semblable à celle de M. Baumé. Il dit d'après M. Astruc, que *Vinache* était Fondeur en cuivre de son métier.

VIVENTIUS (Joannes). *Nolanus Phil. & Med. D.* De cicutâ commentarius. Neapoli, 1767. in-8°.

1767. Page 70, l'Auteur loue & recommande particulièrement l'extrait de ciguë pour la maladie vénérienne, les exostoses, les taches & les douleurs nocturnes. Son expérience appuie ses principes.

VOGEL (Zacharias), *Medicinæ ac Chirurgiæ Doctor & practicus Lubecensis.* Ex appendice, p. 117, Cæsareæ Leopoldino-Carolinæ Academiæ naturæ curiosorum, &c. Acta nova Tomus tertius, Norimbergæ, 1767. *De sarcocele ejusque origine, incrementis & curatione secundùm leges Artis instituendâ, Commentatio.*

Le sarcocèle qui affligeait le malade dont il est ici question, avait été occasionné par une gonorrhée mal traitée & répercutée. L'Auteur commence d'abord par établir & faire connaître les signes qui distinguent le sarcocèle des autres tumeurs qui viennent au scrotum. Un Chirurgien n'a aucune peine à distinguer la Hernie de l'intestin appelée entérocèle, & la Hernie causée par l'épiploon, que l'on nomme épiplocèle : l'une & l'autre cèdent facilement au doigt qui les presse. La fausse Hernie causée par un amas d'air, nommée pneumatocèle, se connaît encore aisément : les bourses sont tendues comme un balon; au tact on sent un emphysème, & la tumeur obéit au doigt. L'hydrocèle, ou hernie aqueuse, se connaît ordinairement lorsqu'on la presse, à un sentiment d'ondulation; si on approche une lumière près de la tumeur, & qu'on regarde du côté opposé, on voit la transparence des eaux. Le varicocèle, ou maladie variqueuse du scrotum, se connaît aux vaisseaux qui sont attachés à la partie supérieure du testicule; ils sont durs & gros comme les vers de terre, dont ils ont ordinairement la forme : ils sont tortueux comme eux. Le circocèle, qui est un embarras de sang dans les vaisseaux du cordon spermatique, se connaît au toucher, par un nœud gros comme une châtaigne ou environ, que l'on sent au milieu du cordon. Le sarcocèle au contraire est une tumeur charnue, ordinairement indolente, dure & inégale, qui a son siége dans les testicules, ou dans les vaisseaux spermatiques, ou à la surface interne du dartos : cette tumeur se termine souvent par le squirre & le carcinome, & par la résolution, quand le mal n'est pas très-invétéré; ce dernier parti est toujours le premier que l'on doit tenter, sur-tout quand le sarcocèle est occasionné par la maladie vénérienne & la gonorrhée. Voici la méthode curatoire que

1767.

M. Vogel propose d'abord ; pourvu toutefois que la tumeur ne menace point de devenir cancéreuse : il conseille de combattre le levain vérolique par les mercuriaux pris intérieurement & appliqués à l'extérieur. Le bois-saint, le sassafras, le genevrier, la racine de bardane, la sapontaire & autres en décoction, lui paraissent convenir à merveille pour dépurer le sang ; la résine de gayac & le soufre doré d'antimoine de la troisième précipitation, donné à petite dose, selon lui, sont encore appropriés ; la salivation mercurielle seule a souvent réussi. On fait reparaître quelquefois la gonorrhée par les purgatifs, les mercuriaux, les fomentations, les cataplasmes résolutifs. Pour résoudre les squirres ; les gommes - résines, la gomme ammoniac, le bdellium, l'opoponax, le galbanum, le sagapenum, pris en pilules & employés en cataplasmes, sont des remèdes efficaces ; les saignées conviennent encore assez pour dégager les vaisseaux & rendre le sang plus fluide. Et, selon nous, rien n'est préférable en cette occasion à l'usage interne du sublimé-corrosif & de la ciguë, aux alkalis volatils, aux emplâtres de ciguë, aux frictions mercurielles faites sur la partie malade, & aux fomentations avec l'eau de ciguë : les saiguées, lorsqu'il y a pléthore, sont encore fort utiles, & les purgatifs mineurs donnés de distance en distance. Pour lors, quand tous ces remèdes sont inutiles, que le mal, loin de diminuer, ne fait qu'accroître, que la tumeur devient à vue d'œil carcinomateuse, il ne faut point différer la castration, après avoir préparé le malade d'une manière convenable. Nous ne donnerons point ici le manuel de cette opération connue de tous les Chirurgiens, & qu'on peut voir décrite d'une manière intelligible, claire & sûre dans le Dictionnaire portatif de Chirurgie, par M. Sue le jeune au mot *Castration*.

VOGEL (Rud. Aug.) V. WICHMANN.

VON-GULDENKLEE. *V.* GULDENKLEE.

VOYSIN (Bened.), Dr. M. *Savoyard.* Le Médecin familier & fincère. A Turin, 1747.

Cet Ouvrage a d'abord paru en Italien en 1741. On y parle de la maladie vénérienne. Nous n'avons pu nous procurer aucun exemplaire ni Italien, ni Français. 1747.

UNZER (Joh. Augúft.), *Medicinifches handbuch nach den grundfætzen feiner Medicinifchen Wochenfchrift der artzt, vom neuen aufgearbeitet. Erfter und zweyter theil. Lüneburg und Hamburg, 1770. Verlegts Gotthilf Chriftian Berth;* in-8°. C'eft-à-dire, *Manuel de Médecine, par Jean-Augufte Unzer, rédigé en un corps, d'après les principes qu'il a pofés dans fa feuille hebdomadaire intitulée* le Médecin; première & feconde partie. A Lunebourg & à Hambourg, chez Berth, 1770, in-8°.

L'Auteur, p. 159—162, traite de la vérole des petits enfans, foit qu'ils la tiennent de leurs parens ou de leurs nourrices, & il cite à ce fujet une obfervation de M. *Dibon.* Les enfans ont, dit-il, le privilége de guérir aifément, parce qu'ils ne l'ont pas méritée. *Harris* affure la même chofe au fujet des enfans qui la tiennent de leurs nourrices, foit qu'ils ayent des taches, des puftules, des ulcères ou des douleurs nocturnes. 1770.

1754. WABST (Christian. Xaver.). *De hydrargyro tentamen physico-medicum.* Pars prior, Viennæ Austriæ, in-4°. 1754.

1757. 1758. WABSTIANA. Dissertatio *de hydrargyro.* Vindobonæ, 1757 ou 1758.

☞ WALDSCHMIDT (Johannes-Jacobus), *Med. Doct. Archiat. Hassiac. & in Academiâ Marpurgensi Med. Professs. Prim. Physic. autem ordinar. nunc B.* opera medico-practica. Francofurti ad Mœnum, 1695, in 4°.

1695 Il est parlé en plusieurs endroits de cet Ouvrage de la maladie vénérienne. Pag. 46, §. 69. P. 203, *casus* 50. P. 248, *casus* 84. P. 278, col. 1. Pag. 545, *casus* 15. P. 602, *casus* 17. Pag. 619.

Le mal vénérien, selon Waldschmidt, est d'une nature acide-corrosive : mais non assez volatil pour se communiquer à une distance éloignée ; il faut un contact immédiat pour acquérir ce mal. La cure est ou générale, ou particulière. La particulière est pour remédier aux symptômes urgens. La générale consiste à donner les purgatifs ou les sudorifiques ou les frictions mercurielles ; cette dernière méthode ne lui paraît pas préférable, parce que souvent les suites sont fâcheuses, surtout si le mercure reste dans le corps. La gonorrhée, selon l'Auteur, est une excrétion de semence corrompue ou d'un fluide lymphatique, provenant du relâchement des vésicules séminaires, de l'acrimonie de la semence & de la lymphe, & de l'exulcération des glandes prostates. En purgeant bien, on la guérira. Il faut user de purgatifs hydragogues, & les mêler avec le mercure doux : ce n'est qu'après avoir employé ces préliminaires, qu'on peut user des astringens; & si le canal de l'urètre est ulcéré, on y fait des injections avec une décoction de fleurs de roses, d'eau de chaux-vive, d'esprit de fleurs de sureau, de troschiques d'alkekenge, de miel rosat.

WARNER, *Chirurgien de l'Hôpital de Guy & Membre de la Société Royale. V.* MAGNENIS.

WARREN (J.), *Anglais, Docteur en Médecine de l'Université d'Edimbourg.* Nouvelle méthode également prompte & facile pour guérir la gonorrhée virulente & pour s'en garantir; à laquelle on a joint l'examen chimique d'un remède appelé *eau anti-vénérienne préservative.*

Neglecta solent incendia sumere vires. Horat.

A Amsterdam, & se trouve à Paris chez Quillau, 1771, in-8°. 42 p.

Il s'agit d'une eau préservative. M. Thion de 1771. 6
la Chaume, dans son Tableau des maladies vénériennes, p. 6, dit que ce remède prophylactique n'est autre chose qu'une lessive alkaline rendue caustique par la chaux. Nous allons voir ce que l'Auteur en dit lui-même.

Sur la réputation d'un petit imprimé qui annonçait la découverte d'une eau anti-vénérienne préservative, faite par un Membre de la Faculté de Médecine de Montpellier, M. W. voulut l'analyser. Il reconnut par les moyens chimiques que ce n'était autre chose qu'un alkali caustique. Il dit en peu de mots la manière dont on prépare l'alkali caustique. « Si à quelque terre calcaire, » *dit-il*, privée de son air fixe (par exemple, la » chaux, d'où il a été chassé par le feu, & qu'on » appelle alors chaux-vive) on ajoute une certaine » quantité d'alkali fixe, la chaux perd presque dans » l'instant sa causticité, devient insipide au goût, » & fait encore une forte effervescence avec les

» acides. Mais tandis que l'alkali produit ce changement, il en subit lui-même un autre bien remarquable; il devient friable & parfaitement caustique, & perd le pouvoir de faire effervescence. » Cela étant ainsi, nous disons que la chaux vive » attire l'air fixe plus fortement que l'alkali fixe; » par ce moyen, l'un étant mêlé avec l'autre, l'alkali perd son air fixe & devient caustique, pendant que la chaux qui était auparavant caustique, acquiert à son tour de la douceur par l'air » fixe que ledit alkali lui a communiqué (1) ». D'après cet examen & ce raisonnement, l'Auteur a aussi voulu faire pour son compte, une eau préservative. Il passe à la théorie de la chaude-pisse, pour prouver que les injections faites avec son eau, guérissent une chaude-pisse de quelques heures, & très-souvent en préserve. Il dit qu'étant reconnu, que l'écoulement vient des glandes muqueuses; que le vice vénérien est une matière capable d'entrer en fermentation; laquelle, étant logée dans l'urètre, agit comme un levain, & s'assimile le *mucus* naturel; & par son acrimonie, irrite & enflamme les parties auxquelles il s'attache. Or la plupart des Médecins savent que l'alkali caustique a la propriété de dissoudre le *mucus*: ils s'en servent en solution pour l'esquinancie; donc par analogie, toutes les fois qu'on injecte l'alkali dans l'urètre, pour prévenir une gonorrhée ou pour la guérir, il ne manque jamais d'occasionner un écoulement considérable de *mucus*; & lorsqu'il a produit l'effet desiré, on est fondé à croire qu'il a emmené avec le *mucus*, le virus qui s'y était logé. M. W. donne encore d'autres raisons pour appuyer son système: il prétend

(1) Nous remarquerons que cette préparation qui n'est autre chose qu'une espèce de pierre à cautère, ne peut être qu'un emède dangereux.

que cette eau est un tonique à l'égard de l'urètre, comme le quinquina est un tonique préservatif contre la peste. Il ne faut pas que la solution soit trop forte, parce qu'elle pourrait produire l'inflammation & des tumeurs aux testicules. Si semblable malheur arrivait, il faudrait y remédier par les saignées, les laxatifs, & les anti-phlogistiques, & éviter les préparations mercurielles. Il faut avoir soin en s'injectant de tenir la verge comprimée avec les deux doigts, de peur que la liqueur ne passe les os pubis, & on retient la seringue un peu long-temps dans l'urètre, afin que la liqueur fasse son effet; elle réussit, si avec la seringue il sort du *mucus.* Quand on voit des femmes suspectes, on fait une illition sur le gland avec un onguent préservatif de la façon de M. W. avant l'acte vénérien; & après qu'il est accompli, on lâche de l'eau & l'on s'injecte avec la solution. Un Galand doit donc toujours être muni d'une seringue, d'une boîte de pommade, & d'une fiole d'eau préservative. On note que l'usage de cette eau ne peut convenir qu'aux hommes, à cause des accidens que les femmes ne tarderaient pas à en ressentir. L'Auteur en finissant demande pardon des termes mal-honnêtes qui lui sont échappés naturellement pour pouvoir se rendre intelligible: il ne conseille ces armes défensives qu'à ceux qui s'écartent du sentier de la vertu, & il ne leur indique ces précautions que pour épargner bien des malheurs aux femmes qui leur sont liées par des nœuds solennels, & aux petits infortunés qui pourraient être les victimes innocentes de leur libertinage.

WATHEN (Jonathan), *Surgeon.* PRACTICAL OBSERVATIONS, CONCERNING THE CURE OF THE VENEREAL DISEASE BY MERCURIALS TO WHICH IS ADDED, A LETTER TO PETER COLLINSON, ESQ; F. R. S. CONTAINING AN ACCOUNT OF AN EAR OF DOG'S GRASS, THAD WAS SWALLO-

WED BY A CHILD, AND AFTERWARDS DISCHARGED ON ITS BACK. London, printed For J. Rivington, in St Paul's churg-yard; and C. Henderson, under the royal exchange, 1765. in-8°. 71 pages. [Price one schilling and six pence]. *C'est à-dire* : Observations-pratiques concernant la guérison des maladies vénériennes, au moyen du mercure: avec une Lettre à M. Pierre Collinson, Ecuyer, Membre de la Société Royale de Londres, contenant le récit d'un cas fort singulier, au sujet d'un épi de chiendent, qui ayant été avalé par un enfant, lui sortit par le dos.

1765. M.W. pense que le mercure est le seul spécifique que l'on puisse employer contre la maladie vénérienne, au moins dans nos climats. Il regarde la nature du virus comme pleinement inconnue, & comme n'ayant changé en rien depuis son entrée en Europe. Des différentes préparations mercurielles, il s'attache particulièrement à l'examen de l'onguent mercuriel, des pilules mercurielles de la Pharmacopée d'Edimbourg, & du mercure doux. Il passe ensuite à la manière d'agir du mercure dans le corps humain, soit qu'il soit pris intérieurement ou extérieurement. Il vient ensuite à la curation. Si la maladie est récente & locale, quelques frictions mercurielles & ensuite la liberté du ventre entretenue par les pilules mercurielles, opèrent la guérison. Si les os sont attaqués, il n'y a pas d'autre moyen de rétablir le malade que par le traitement par salivation, occasionnée par une dose suffisante de mercure. Si une petite dose de mercure fait naître le ptyalisme, il faut suspendre tout-à-fait l'usage des onctions, jusqu'à ce qu'il soit dissipé : autrement le mal ne serait point enlevé. Les décoctions délayantes que l'on a coutume d'employer avant la salivation, sont à rejeter selon l'Auteur ; elles peuvent causer l'apoplexie & d'autres accidens, lorsque le malade est dans la criſe du ptyaliſme. Quand la maladie n'eſt pas invétérée, il croit que l'uſage du mercure entre-mêlé avec les purgatifs, peut guérir ſans ſalivation. Pour la méthode par extinction, c'eſt-à-dire, ſans aucune évacuation ſenſible, elle peut convenir, ſelon M. Wathen, dans les pays chauds, où la tranſpiration eſt abondante. Il note cependant que cette méthode n'eſt pas toujours parfaitement ſûre; qu'elle aſſoupit ſeulement le levain, & le rend héréditaire. Pour la méthode Van-Swietenne, il dit que dans les gonorrhées récentes, elle produit l'inflammation & aggrave les ſymptômes, mais qu'elle eſt utile dans les tumeurs des teſticules & les gonorrhées ſupprimées, & qu'elle les rappelle. Lorſque la maladie vénérienne eſt invétérée, ou même eſt dans un état mitoyen, il n'attend aucun ſecours de cette ſolution, & on ne doit point la faire prendre à moins que les malades ne répugnent à tous les remèdes mercuriels. Il dit qu'elle fait diſparaître les douleurs nocturnes, les exoſtoſes, & les affections cutanées; mais que ces ſymptômes reparaiſſent bientôt. Il parle aſſez mal des dragées de Keyſer. Nous dirons ici, en paſſant, que ce qu'il prend pour un épi de chiendent n'eſt autrechoſe que le *hordeum ſpurium*.

AN ANSWER TO THE LETTER OF M. KEYSER, &c. C'eſt-à-dire : *Réponſe à la Lettre de M. Keyſer, Chirurgien & Chimiſte à Paris; dans laquelle on expoſe plus amplement l'inſuffiſance de ſon remède pour la guériſon des maladies vénériennes : & dans laquelle on rapporte quelques preuves de l'Auteur Anonyme du* Parallèle, *qui de plus ſont confirmées par le témoignage de M. Fabre, &c.* à Londres, chez Revington, 1766. 1766.

M. Wathen n'a point été flatté de la Lettre de M. Keyſer, écrite au ſujet de ſes Obſervations, & je crois qu'il a eu raiſon. En conſéquence, il entreprend de prouver qu'on s'eſt ſervi de mille artifices pour mettre en vogue ſes dragées; qu'on les a fait entrer dans les Hôpitaux militaires par l'autorité supérieure, & contre l'avis de tous les Médecins & Chirurgiens; enfin que les certificats donnés en leur faveur ont été achetés ou extorqués par les menaces les plus fortes, & qu'il y a eu d'autres rapports justement contraires à ce remède. On voit que M. Wathen en parle en Anglais. C'est dans le deuxième volume du Journal Encyclopédique, pour le mois de Février 1766, pag. 143, que nous avons trouvé cette Analyse que nous venons d'extraire.

1747. WEBER. Dissertatio inauguralis *de causâ luis venereæ proximâ....* quam, PAUL. HERMA. JUCH.... subjiciet *Mich. Weber*, Pegau. Misni. Erford, 1747, page 32.

WEDEL (Joan. Adolp.), *Philos. & Med. D. praxeos & Chimiæ P. P. Ord. Serenis. Saxon. Ducum Con. Isenacen. Aul. & Archi. & Acad. Nat. curios. colle. &c.* Voyez THEMELIUS, SLEVOGT.

☞ WEGEHAUSEN (Jo. Conrad.), Alsfeldia-Hasso, *Auctor & respondens...* Dissertatio inauguralis *de convulsionibus, speciatim quatenùs à remediorum saturninorum & mercurialium abusu provocantur...* JO. MELCH. VERDRIES, Præside... D. 4 Septemb. 1732. Giessæ, in-4°. 48 pag.

1732. Cette Dissertation est écrite avec savoir & prudence : M. Wegehausen fait voir le danger de l'abus des préparations de plomb, & les cruels effets du mercure administré inconséquemment. On doit bannir les onctions mercurielles pour les sujets très-faibles. Enfin il raisonne très savamment sur le siége des convulsions; il apporte à l'appui de ses raisons des Observations anatomi-pratiques.

WEIDNER (Gathorf). *Voyez* RULAND.

☞ WEISBACH (Chr.), *D. M.* Arg. *Warhhafte cur aller krankheiten. Marpurg.* 1712. C'est-à-dire : *Véritable traitement pour toutes les maladies.* A Marbourg.

Dans

Dans un Livre qui s'annonce pour parler de
tout, on n'aurait point omis le mal vénérien. On en 1712.
traite effectivement : mais nous ignorons de quelle manière l'Auteur a rempli sa tâche. Nous ne connaissons ce Livre que par citation.

WEISSMANN (Georg. Tob.). *V.* CAMERIER.

WERLHOF. Commercium Litterarium, Norimbergæ. A. 1735. Hebd. XIII, §. IV, V & VI. page 94 & sq.

Cet Auteur fait prendre avec succès dans la ma- 1735.
ladie vénérienne qui n'est point accompagnée de fièvre, un électuaire composé avec le gayac, la salsepareille, le séné, la rhubarbe, le sassafras, l'anis & le miel : mais il convient qu'il n'est point efficace pour les gonorrhées. Quelquefois, si le mal l'exige, il fait prendre, chaque jour, une pilule où il entre un grain & demi de mercure doux : de cette manière, il guérit les maux les plus invétérés sans le secours de la salivation. Cependant s'il rencontre des cas où le ptyalisme paraisse indiqué & nécessaire, il l'excite & le modère de sorte à ne point incommoder le malade, par l'usage des frictions mercurielles, du turbith minéral, ou plutôt encore du mercure doux. Il emploie pour la gale l'onguent suivant, qu'il dit ne causer aucune salivation, ni même aucun avant-coureur de salivation : une dragme de mercure précipité blanc, sur une once d'axonge.

WERNE (Christ. Philipp.). Dissertatio, *de* 1752.
structurâ urethræ, cum nidulante inibi contractâ ex impurâ venere gonorrhæâ. Lug. Bat. in-4°. 1752.

WESTPHAL (Johannes-Gasparus). *Præfecturæ Delitschensis & Bitterfeldensis Physicus, Academicus Curiosus.* Acad. Nat. Cur. Ephem. Cent. I & II. Francofurti & Lipsiæ, 1702, Obs. 137, p. 273. *Inquisitio in salivationem mercurialem, occasione salivationis spontaneæ epidemicè grassantis.*

L'Auteur prétend que les symptômes fâcheux 1712.

que l'on voit arriver dans le temps de la salivation mercurielle, proviennent des sucs acides & âcres qu'on mêle au mercure avant que de l'employer; de la petitesse du calibre des canaux salivaires; de l'inflammation, de la distension des glandes & des fibrilles nerveuses qui tapissent le palais; & des écorchures occasionnées par les particules des sucs âcres dont le mercure est imprégné; enfin de l'impétuosité avec laquelle les liqueurs crasses & visqueuses sont chassées. Ces raisons, ajoute l'Auteur, sont d'autant meilleures que les accidens sont beaucoup plus faibles, lorsqu'on administre le mercure avec précaution & après les préparations convenables. Il remarque encore que les Italiens & les Français éprouvent moins d'accidens fâcheux de la salivation mercurielle, parce que leurs liqueurs sont plus ténues & fluides; & les Allemands au contraire dont les sucs sont visqueux & gélatineux, ont des symptômes plus graves. D'où il conclut que les délayans, les incisifs, les bains & les purgations, sont particulièrement nécessaires à ces derniers.

WHYTT (Robert), *M. D. F. R. S. Professeur de Médecine en l'Université d'Edimbourg.* Voy. GORDON, page 371.

WICHMANN. Dissertatio inauguralis, *de insigni venenorum quorumdam virtute medicâ*... quam, RUD. ANG. VOGEL, præside... subjiciet *Joh. Ernest. Wichmann*, Gottingæ 1762.

1762. M. Wichmann parle en faveur du sublimé-corrosif.

WINKLER (Lud. Heinr.), *M. Pract. Lips. Grünlicher vorschlag, sich von allen venerischen krankheiten zubefreyen. Freyberg*, 1752. C'est-à-dire : *Projet fondamental pour se garantir de la maladie vénérienne.*

1752. Tous les projets conçus dans les différens Pays, pour détruire ou limiter le mal vénérien, ont été vains & inutiles. Pour les faire réussir, il faudrait 1°. abolir le Charlatanisme : mais quel Hercule emportera d'un seul coup les têtes de cet hydre destructeur ? Nous les voyons naître au sein même des Compagnies faites & créées pour le combattre. 2°. Il est besoin de l'autorité supérieure; & jusqu'ici on l'a refusée, parce qu'on a trouvé sans doute les projets insuffisans. Nous ne pouvons cependant qu'inviter les esprits politiques à chercher & tracer des plans qui puissent être un jour adoptés. Cette sorte de travail est digne d'une ame citoyenne, & fait honneur à son Auteur, quand il n'est guidé que par la bienfaisance.

ZANNINI (Gervas. Ernest.) *Phil. & Med. Doct.* Epistola dissert. ad illustr. D. BARONEM GERARDUM VAN-SWIETEN, &c. *Mercurii sublimati vindiciæ.* Romæ, ex Typogr. Komarek, apud Januam parvam S. Marcelli. in-4°. 1761, pag. 28.

M. *Bassani*, Médecin, avait donné le sublimé-corrosif à un homme attaqué de violentes palpitations & de difficulté de respirer, & qui même commençait à enfler, à l'insçu de M. *Bonelli*, autre Médecin, qui le premier avait été chargé de la conduite de ce malade. Cet homme, dix jours après l'usage de ce remède, mourut dans des convulsions. M. *Bonelli* fit l'ouverture du corps seulement, sans toucher à la tête : il trouva l'oreillette droite du cœur plus large que dans l'état naturel, le péricarde plein d'eau, l'œsophage, le ventricule, & les intestins grêles enflammés, corrodés, gangrenés & sphacelés: en conséquence, il composa 1761.

différens écrits dans lesquels il dit : 1°. que le sublimé-corrosif ne convenait point dans cette maladie : 2°. qu'on l'avait employé à trop forte dose : 3°. qu'il avait causé l'érosion, la gangrene & la mort. En conséquence M. Z. fait ses objections. Il faut, dit-il, ou que le mercure ait été employé à trop forte dose, ou que les observations de M. Bonelli ne soient point exactes. Il répond d'une manière douteuse au 1°. de M. *Bonelli* ; il ne décide pas si M. *Bassani* a eu raison de donner ce sel mercuriel dans cette maladie : cependant ce Médecin en ayant fait usage à la manière accoutumée, on ne peut au moins le blâmer de ce côté. A l'égard du 3°. de M. *Bonelli*, savoir que la gangrene avait fait périr le malade, M. Z. y répond victorieusement. Il dit que les apparences de gangrene & de sphacèle viennent ou du sirop de violettes dont le malade faisait tous les jours usage, & qui lui avait teint les intestins, ou plutôt du commencement de corruption, puisqu'il est vrai qu'on n'a ouvert le cadavre que trente heures après la mort, & qu'on était en Eté. En outre le malade ne peut être mort empoisonné, puisqu'il n'a existé pendant la vie aucun signe d'inflammation, que le malade ne s'est plaint d'aucune douleur, & qu'il n'a apparu aucun des symptômes qui caractérisent les ravages du poison. M. Bonelli, devait avant d'attaquer le sublimé-corrosif, poursuit l'Auteur, chercher ailleurs les causes de la mort du sujet, que peut-être il eût pu trouver dans la tête, s'il l'eût ouverte : au surplus la dilatation de l'oreillette droite du cœur, & l'eau épanchée dans le péricarde, sont des causes suffisantes ; le malade étant mort suffoqué par la cessation de la vibration du cœur, ou par une palpitation convulsive de ce viscère.

ZIEGENHAGEN. Observations extraites de

celles qui font suite à l'Histoire du sublimé-corrosif, par M. le Begue, page 52.

M. Ziegenhagen a donné avec le plus grand succès le sublimé - corrosif à une fille grosse, attaquée fortement de la maladie vénérienne, & manquée déjà par d'autres anti-vénériens.

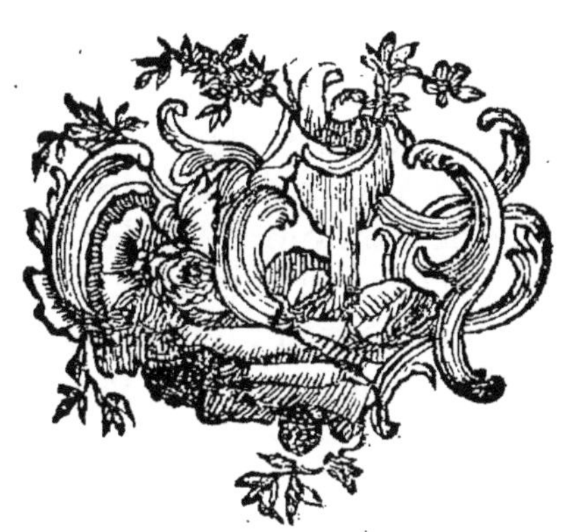

SUPPLÉMENT.

ANONYME FRANÇAIS. Examen Historique sus l'apparition de la maladie vénérienne en Europe, & sur la nature de cette épidémie. A Lisbonne, 1774. in-12. 83 pag.

1774. L'Auteur de cette brochure, auquel on doit l'article de la maladie vénérienne qui se lit dans le Dict. Encyclopédique, nous a priés de ne le pas nommer: nous ignorons la raison qui l'engage à vouloir absolument garder l'anonyme: tous les Gens de Lettres savent que cet ouvrage lui est dû; ouvrage qui ne peut que lui faire le plus grand honneur, puisqu'il met en évidence son savoir & sa vaste érudition.

Il n'est plus de doute a présent sur l'origine de la vérole: le Savant Auteur de ce Mémoire a percé dans les ténèbres de l'antiquité, & les a dissipées; il a plus fait: il a éclairci & mis dans le plus grand jour des erreurs que le crédit d'hommes célèbres, & leurs partisans, avaient mises à la place de la vérité; & l'on sait que les hommes la bannissent volontiers, pour se repaître de chimères.

Cet Opuscule est divisé en 8 Paragraphes. Le premier contient des extraits historiques de *Pierre Pintor*. Ce *Pierre Pintor* est un Auteur duquel M. Astruc n'a eu aucune connoissance; il est né à Valence en Espagne. en 1420; il a été Médecin du Pape Alexandre VI; il est mort à Rome en 1503. Le plus ancien de ses Ouvrages a été imprimé en 1499. En 1500, il publia à Rome un Ouvrage portant pour titre: *de morbo fœdo his temporibus affligenti, &c.* il est de format *petit in-4°.* il contient 22 Chapitres en caractères gothiques; ce livre est terminé par une Péroraison adressée à Alexandre VI. *Pintor* écrivait ce traité l'an 1496. L'unique exemplaire dont on connaisse l'existence, est entre les mains de M. Cotunnio, Professeur d'Anatomie à Naples, qui, dans ſon Ouvrage *de ſedibus variolarum &c. Neapoli*, 1769 *in*-8°. a donné une notice de ce que ce traité contient: il n'a cependant copié que ce qui ſe trouve dans une eſpèce de préface qui commence le livre. L'Auteur de l'Ouvrage que nous analyſons, peu ſatisfait des citations de M. Cotunnio, a deſiré avoir de plus grands éclairciſſemens ſur ce traité; il a écrit à M. Marcello Sanchès ſon frère, Médecin à Naples, qui lui a envoyé dans trois lettres les plus longs détails, & les plus circonſtanciés. Ces extraits font voir que *Pintor* a connu & obſervé la maladie vénérienne en Italie, au mois de Mars de l'an 1493, ſous le caractère & le nom d'une fièvre peſtilentielle. Cette maladie ne commençait pas chez tous les malades aux parties de la génération; mais elle était ſi peſtilentielle dans ſon principe, qu'elle devenait mortelle en très-peu de temps. Elle ſe montrait dans tous les ſujets par des boutons au viſage, avec des ulcères & des croutes par tout le corps. Il cherchait la cauſe de cette épidémie dans l'influence des aſtres. Si la maladie vénérienne eût été apportée par Colomb, dont le premier retour en Eſpagne eſt en 1493, & le ſecond en 1496, il ne l'eût point ignorée en 1496, & n'en eût point été chercher la cauſe ailleurs; en ſuppoſant même que ce ſentiment lui fût particulier, il aurait du moins combattu ou rejeté les opinions différentes de la ſienne, ſur l'origine de la maladie dont il faiſait l'hiſtoire. Voici un onguent qu'il décrit au Chapitre 18, propre à guérir cette maladie, qu'il appelle *aluhumata*. Prenez de litharge, deux gros; de céruſe, un gros; d'encens, de maſtic, de chaque deux gros; de réſine de pin, un gros; de vif-argent(1),

(1) L'Auteur du *Parallèle des différentes méthodes &c.* a-t-il eu raiſon de dire que Berenger de Carpi a été le premier à employer les frictions mercurielles, pour la guériſon de la vérole?

trois gros; d'axonge de porc frais, huit gros; d'huile de roses, deux gros; mêlez & faites un onguent. Il dit dans le chap. 2, avoir traité de la vérole le Cardinal de Ségorbe, & le Chanoine de Centes, de Lérida en Catalogne. Certes, si dans ce temps la maladie vénérienne ne s'était gagnée que par un commerce impur, il n'eût point cité avec publicité des personnes auxquelles leur caractère impose la loi d'être circonspectes. Après avoir donné l'extrait de *Pintor*, nôtre Anonyme rapporte un passage de Sébastien d'Aquila, qui prouve que la vérole était en tout semblable à la peste la plus meurtrière. L'Auteur remarque que dans ces circonstances, on ne pouvait pas observer les symptômes vénériens aux parties de la génération; symptômes qui paraissent ne s'être montrés que quand la maladie est devenue moins mortelle. Il donne ensuite un extrait des épitres de Pierre Delphini, Général de l'Ordre des Camaldules, duquel M. Astruc n'a point fait mention; elles confirment ce que Pintor a dit, que la peste ravageait l'Italie depuis le mois de Mars 1493. Huit jours après le premier retour de Colomb de l'Amérique en Espagne, qui était le 13 Mars 1493: Pierre Pintor, Chap 4, dans son *Aggregator sententiarum*, dit: *talis autem epidemia in Urbe Romanâ contigit anno M.CCCC.XCIII. Mense Martii post introïtum solis in primum minutum arietis.* Notre Auteur conclut de là: est-il croyable que la maladie vénérienne put, dans l'espace de huit jours, être communiquée de la côte d'Espagne à Rome, en cas que l'équipage de Colomb en eût été infecté? Enfin, on appelait cette maladie dans son commencement, *morbus pestilentialis*; depuis que Charles VIII entra en Italie au mois de Décembre 1494, Pintor & les Médecins qui écrivirent après, l'appelèrent *morbus gallicus*, parce qu'ils voyaient qu'elle se répandait en Italie, en France & en Espagne, au même temps que l'armée Françaiſe entrait & traverſait l'Italie juſqu'à Naples.

Dans le ſecond §, l'Auteur traite des *ſymptômes de la maladie appelée aujourd'hui vénérienne, obſervés en Italie au mois de Mars l'an* 1493 *&* 1494. Elie Capreoli, *de rebus Brixianorum, Lib.* 12, dont M. Aſtruc n'a point parlé, ainſi que *Léonicène, Pintor, Delphini & Fracaſtor*, s'accordent à dire que cette maladie ſe montrait d'abord par des boutons purulens au viſage; qu'elle était accompagnée de douleurs par tout le corps; que la peau était parſemée de croûtes, qu'on avait une fièvre continuelle & aiguë; que cette maladie non-ſeulement ſe communiquait par les actes vénériens, mais auſſi qu'elle infectait ceux qui approchaient ces malades; que pluſieurs malades mouraient ſubitement; que la plupart enfin en étaient attaqués ſans avoir eu commerce charnel avec le ſexe. Eſt-il croyable, dit l'Auteur, que Colomb, ſi pareille maladie eût affligé ſon équipage, n'en eût pas parlé dans ſon Journal & dans ſes Lettres, d'après leſquels Chriſtophe ſon fils, Pierre Martyr & Antoine Galli ont écrit leurs Ouvrages ſans en faire mention? Et eſt-il vraiſemblable que Colomb eût pu & oſé entreprendre ſon retour en Eſpagne avec des gens accablés des terribles ſymptômes que nous venons de décrire? Euſſent-ils pu même manœuvrer pendant deux mois.

Dans le §. troiſième, l'Auteur dit qu'*on ne trouve pas dans l'Hiſtoire de la Médecine, la Deſcription d'une maladie épidémique ſemblable en toutes ſes ſuites à celle qui a paru en Italie, en Eſpagne & en France, pendant les années* 1493 *&* 1494. Il combat ici, comme par tout cet Ouvrage, M. Aſtruc, qui prétendait que la vérole n'avait point été connue avant l'année 1494, juſqu'à l'année 1496. En conſéquence il dit que dans l'hiſtoire de Lombardie, on voit que pendant l'année 555, il a paru une peste qui se montrait aussi-tôt aux parties génitales par des glandes tuméfiées; on ressentait des douleurs, on avait la fièvre, &c. En lisant avec attention Fracastor, on reste en doute si la maladie vénérienne existait auparavant : il parle de plusieurs épidémies qui n'ont jamais été observées, ni transportées des autres pays. Il dit que la maladie vénérienne finira, qu'elle reparaîtra, & qu'il y a lieu de croire qu'elle a été observée auparavant : là-dessus il raconte qu'un Chirurgien, au commencement de l'apparition de la maladie vénérienne, conservait un ancien manuscrit qui contenait la composition de plusieurs remèdes ; & qu'on en trouvait un avec ce titre : *Pour guérir la gale avec des croûtes, accompagnées avec des douleurs dans les jointures.* Il consulta les Médecins sur ce remède, pour savoir s'il serait convenable pour la maladie qui régnait alors. Les Médecins ayant vu que c'était une pommade composée de mercure & de soufre (1), le rejetèrent. Pacificus Maximus avoue dans ses Poësies avoir eu la gonorrhée, la jaunisse vénérienne, & plusieurs autres symptômes semblables: il a publié son Ouvrage en 1489, à Florence. Le Roi Alfonse de Naples est mort l'an 1458, d'une gonorrhée invétérée dans le temps que la peste ravageait Naples. On lit dans la Chronique de Cardami, depuis 1410 jusqu'à 1494, que le Roi Lanslao ou Ladislas, mourut l'an 1414, pour avoir été infecté aux parties de la génération, par une fille qu'il entretenait. Mais il y a de la différence, dit notre Auteur érudit, entre des symptômes vénériens & la maladie vénérienne *inflammatoire & chronique*, observée en Europe depuis l'année 1493. Le scorbut, dit-il, n'est pas

(1) C'est le remède de MM. MAUFLATRE & QUERENET ; voyez ces noms.

de plus ancienne date dans les pays du Nord & du Midi, qu'après l'apparition de la maladie vénérienne pestilentielle, vers l'année 1498. Cependant la plupart de ses symptômes se trouvent décrits dans Hippocrate & Pline.

Dans le quatrième §. L'Auteur remarque *que les incidens ou symptômes vénériens observés depuis le temps d'Hippocrate, n'étaient pas les effets de la maladie vénérienne inflammatoire ou chronique, observée depuis l'an* 1493 *&* 1494. On doit observer, dit notre Anonyme, que les gonorrhées, bubons, ulcères, jaunisses & autres symptômes dont on vient de parler, ne se terminaient jamais par des douleurs vives nocturnes, par des maux d'estomac, coliques, maux hypocondriaques, par les maux des reins, l'hydropisie de poitrine, l'apoplexie, &c. ce qu'on a remarqué depuis que la maladie vénérienne s'est montrée sur la fin du quinzième siècle. Les symptômes vénériens, avant ce temps, étaient produits par les humeurs enflammées simples, sans que rien indiquât la présence du poison pestilentiel; au lieu que de nos jours la vérole joue un grand rôle dans la plupart des maladies chroniques.

Le §. cinquième roule *sur quelques passages que M. Astruc a avancés* dans son Livre *de lue venereâ*. L'Auteur reproche à M. Astruc de n'avoir rien dit de vrai sur tout ce qui regarde Colomb & son voyage, & sur un prétendu règlement fait par la Cour d'Espagne. Lui qui cite par-tout ses Auteurs, dit l'Anonyme, pourquoi n'en nomme-t-il aucun dans cette circonstance? Il lui reproche ensuite d'avoir fait dire à Fracastor le contraire de ce qu'il a écrit, & le tout, pour prouver que la vérole était endémique aux Antilles: il rapporte le vrai passage de Fracastor, & celui qu'on lit dans Astruc; il ne reste plus aucun doute au Lecteur.

Le §. sixième a pour titre: *Conséquences des*

passages de Pierre Pintor & de Pierre Delphini, sur la maladie pestilentielle vénérienne en Italie, en France & en Espagne, l'an 1493 & 1494. L'Auteur dit que Pintor ayant observé la vérole à Rome pendant l'équinoxe du Printemps, elle n'a pu infecter l'Espagne, la France & l'Italie, en huit jours, comme nous l'avons déjà dit plus haut; que l'Armée Française était déjà attaquée de la maladie vénérienne quand elle entra en Italie; que les Espagnols ont communiqué cette maladie aux Indiens.

§. VII. *Les premiers Navigateurs qui découvrirent les Ports & les Nations qui les habitaient dans l'Amérique septentrionale & méridionale, ont-ils observé la maladie vénérienne, ou leurs équipages en ont-ils été infectés?* L'Auteur dit que tous les Voyageurs qui ont parcouru depuis l'année 1492 jusques en 1505, les Isles découvertes, qui en ont fait une Description exacte, n'ont pas ouvert la bouche sur la maladie vénérienne, & cependant il était facile de l'appercevoir sur ces gens qui allaient tout nuds. L'Anonyme ensuite prouve évidemment qu'Oviédo, sur lequel M. Astruc s'est principalement fondé, est tombé en contradiction avec lui-même. Enfin, dit il, que répondra-t-on à cette question? Pourquoi la niga, le pian, le beriberii, le tetanos, &c. maladies endémides aux Isles, ne se communiquent-elles pas ainsi qu'on prétend que la vérole s'est disséminée?

§. VIII. *Sur la communication des maladies contagieuses par mer, & sur les quarantaines que l'on fait observer pendant que la peste ravage quelques contrées des bords de la mer méditerranée.* L'Auteur dit que les quarantaines furent mises en usage pendant les onze & douzième siècles par les Vénitiens & les Génois qui commerçaient dans le Levant. La peste la plus féroce, ajoute-t-il, tue, dans les commencemens en six heures, en douze heures, en vingt & en vingt-quatre heures. Quelque temps après, la maladie s'étend au troisième jour, & après deux ou trois jours, elle se prolonge jusqu'au septième & jusqu'au neuvième jour: alors plusieurs en meurent & plusieurs en échappent. Si le vaisseau met à la voile avec des matelots attaqués de cette maladie, ces matelots périront ou guériront sur mer au plus tard dans une semaine; les autres, s'ils sont devenus infectés, auront le même sort : quand le Navire touchera quelque Port de l'Europe trois semaines ou un mois après, la peste sera éteinte, ou elle aura détruit ceux qui en étaient attaqués. Pourquoi donc exige-t-on la quarantaine? On répond que la peste se transporte cachée dans les marchandises, & principalement dans celles de laine & de coton. Mais que fait-on pour purifier ces marchandises? Rien; on les laisse seulement quarante jours dans le Port. D'après cela la peste est-elle plus chassée? M. Alexandre, Anglais, a montré qu'il ne se forme pas la moindre pourriture dans notre corps, avant que les vapeurs putrides qui sortent ou de l'air ou des choses putrides, ayent fermenté avec nos humeurs; que cette fermentation n'est pas causée par les vapeurs contagieuses, mais seulement par les forces vitales de notre corps. D'où l'Auteur conclut que les maladies contagieuses sont locales, & qu'elles se répandent de proche en proche; qu'elles ne sont contagieuses que parce que plusieurs malades ont des communications ensemble dans la même maison, dans la même ville, & dans le même royaume. Par ces communications, les corps vivans se disposent à recevoir l'infection de ceux qui sont déjà attaqués des symptômes de la peste, qui devient plus meurtrière à proportion de l'accroissement des pestiférés, & de la fermentation putride de chaque individu. Enfin l'Auteur dit qu'il a fréquenté plusieurs fois M. Bertrand, qui avait été le Médecin de la Ville de Marseille, pour traiter les malades de la peste en 1720 & 1721, qui lui-même l'avait eue trois fois, & qu'il tient de lui qu'il a été vérifié & démontré que la peste n'avait point été apportée d'Alexandrie dans des ballots, à Marseille, & que des Gardes de la Douane n'étaient pas tombés morts à leur ouverture; mais qu'elle avait pris naissance dans cette Ville, qui en avait été désolée près de vingt à vingt-trois fois différentes.

BUCHOZ, *Docteur en Médecine, Membre du Collége des Médecins de Nancy, Ancien Médecin ordinaire de feu le Roi de Pologne, Médecin Botaniste surnuméraire de Monsieur, ci-devant Médecin de Mgr le Comte d'Artois, de plusieurs Académies &c.*

1770. Lorsque les *Recherches-Pratiques sur la maladie vénérienne, &c.* par M. Gardane parurent, M. Buchoz, auteur d'un Ouvrage périodique intitulé alors: *Lettres Hebdomadaires sur l'utilité des minéraux dans la société civile, pour servir de suite aux Lettres sur les Animaux & les Végétaux*; & qui paraît actuellement avec le titre suivant: *La Nature considérée sous ses différens aspects, &c.* écrivit tout exprès une Lettre sur le sublimé-corrosif duquel M. Gardane est partisan, pour annoncer son Ouvrage; elle est la huitième du Tome premier, Année 1770. Il y parla de l'Auteur avec éloge; il dit qu'au fond son Ouvrage annonçait dans un jeune Praticien une pratique déjà des plus consommées; mais aussi il lui reprocha avec honnêteté & politesse, de trop donner au sublimé-corrosif, qui est & sera toujours un remède dangereux, qui, dans l'administration, demande les mains les plus expertes & les plus prudentes, & qui ne devrait pas être confié à tout le monde : il ajoute cependant qu'il en a *remarqué de bons succès dans différentes occasions ;* il reproche encore à l'Auteur des Recherches, & toujours poliment, d'avoir oublié de faire mention, d'un cas où le sublimé fut funeste à un Particulier de Metz, qui l'avait pris inconsidérément, dans une Lettre qu'il lui avait adressée sur les bons effets du sublimé-corrosif, insérée à la fin des Recherches. M. Gardane prit en très-mauvaise part le compliment de M. Buchoz ; il le devait en effet, quoique le Lecteur s'apperçoive bien que M. B. l'avait fait avec bonhommie ; en conséquence, dans son *Mémoire sur l'insuffisance & le danger des lavemens anti-vénériens*, il tomba à bras raccourci sur M. Buchoz & avec cette vivacité aigre qu'il a coutume de mettre, lorsqu'il régale ceux qu'il n'aime point ; entre autres expressions il se servit des suivantes : *Je croyais avoir dissipé les appréhensions que l'ignorance, l'intérêt ou le préjugé ont fait naître contre l'usage interne du sublimé-corrosif, lorsque l'Auteur de certaines Feuilles Périodiques a essayé de les faire renaître.... Moins empressé de remplir ses Feuilles, & faisant un meilleur choix de ses matériaux, il ne s'en tiendra plus désormais au simple témoignage d'un Apothicaire, & se fera un devoir de ne recueillir que des faits garantis, non par ceux qui vendent les remèdes, ou qui sont étrangers à la Médecine, mais par les Médecins, &c.* Enfin après avoir insulté, comme on le voit, & M. B. & les Apothicaires, il dit que ce fut lui (M. Buchoz) qui voulut absolument lui adresser la Lettre insérée à la fin des Recherches ; qu'il n'en a retranché que des choses inutiles (comme il était convenu entre eux) ; qu'il importe peu au Public de savoir si un Particulier de Metz a pris imprudemment du ſublimé-corroſif ou non; & que pour le punir, s'il réplique encore, il publiera ſa Lettre entière par la voie des Journaux. M. Buchoz craignit peu la menace; & juſtement irrité par une pareille ſortie, il écrivit deux Lettres fulminantes *ſur le danger & l'inſuffiſance du ſublimé-corroſif dans les maladies vénériennes* : elles ſont les quarante-troiſième & quarante-quatrième, du Tome II, Année 1770. Si M. Buchoz dut répondre à M. Gardane, peut-être le châtiment n'eût-il pas dû s'étendre juſqu'aux ſiens: il ne devait point s'élever avec plus de force qu'il n'avait déjà fait contre le ſublimé-corroſif: Mais ici il ſe plaſtronne avec le *Parallèle des différentes méthodes de traiter les maladies vénériennes*, & il ſe ſert des armes de l'Anonyme: il cite enſuite Aſtruc, Cartheuſer, Baron, Hundertmarck, Bromfield, tous ennemis de ce ſel; il répète auſſi leurs raiſons; enfin il porte la rancune contre le ſublimé, juſqu'à dire que l'acide du ſel marin avec lequel il eſt combiné eſt abſolument contraire à la maladie vénérienne: donc le mercure doux, la panacée & le calomelas, (qu'il ne différencie point du mercure doux, quoique cependant ils diffèrent, parce que le calomelas eſt moins ſublimé que la panacée, & l'eſt plus que le mercure doux) ſont dangereux & inſuffiſans comme le ſublimé, étant combinés, comme lui, avec l'acide du ſel marin; & cependant il approuve ces ſels pour la guériſon de la vérole, dans ſa première Lettre ſur le ſublimé, & dans ſes Lettres 46 & 48, même volume, *ſur le mercure & les préparations mercurielles*. Enfin après s'être encore eſcrimé contre une mauvaiſe recette où entre le ſublimé, décrite par Hermann, s'être étendu ſur les mauvais effets qu'elle produirait infailliblement ſi on en faiſait uſage, choſe ſue & accordée par les partiſans les plus partiſans du ſublimé, qui

qui la rejettent eux-mêmes ; & après avoir proscrit ce sel à tout jamais, comme un remède très-pernicieux, il finit par répondre à M. Gardane ; il s'en acquite victorieusement, & il défend avec avantage son Apothicaire, en reprochant à son agresseur d'avoir lui-même cité son Perruquier-Barbier. Il dit aussi qu'on connaît assez M. Gardane, pour savoir que, loin d'accepter des Lettres par force, pour ainsi dire, il va lui-même les solliciter avec chaleur ; il ajoute qu'il l'avait encore prié d'écrire à ses amis de Nancy, pour avoir d'autres Lettres en faveur du sublimé ; que ceux-ci les ont refusées, n'écrivant point contre leur conscience, & qu'il est en état de le prouver par leurs réponses ; qu'en outre un Auteur véridique & de bonne foi ne cache point le moindre fait qui peut être au détriment de ce qu'il loue, sur-tout lorsque l'humanité y est intéressée ; qu'enfin il est le maître de publier sa Lettre. D'après tous ces griefs, il conclud contre le sublimé & contre M. Gardane, en disant qu'il a écrit cette Lettre à ce Médecin en faveur du sel mercuriel, *inconsidérément ; qu'il la désavoue à la face de l'Univers ; qu'il croirait manquer à sa probité, à son état, à sa religion, si un jour, en vertu d'une pareille Lettre, il devenait coupable de quelque homicide, opéré par l'usage interne & médical du sublimé-corrosif, &c...* Qu'*il est de l'Homme de donner dans des erreurs, mais qu'il lui est en même-temps très-honorable de les reconnaître & de s'en désabuser.* Cette rétractation est le fruit d'un *examen mûr sur cette matière.* M. Buchoz avait pourtant eu bien du temps pour réfléchir, sans attendre à se dédire au moment que M. Gardane l'attaque ; nous remarquerons même qu'il improuve ici ce qu'il a vu ; car dans sa première Lettre il dit avoir *remarqué de bons succès du sublimé dans différentes occasions.*

Qu'un Praticien qui journellement exerce & qui fait usage d'un remède, après avoir cru en voir d'heureux effets, ou en avoir vu réellement, les annonce, rien de plus simple; qu'ensuite, lorsqu'il voit nombre de mauvais succès, ou que ceux qui en avaient usé tombent dans des maladies mortelles, il se rétracte, & désavoue les premiers bons succès annoncés, rien de plus juste; la probité, son état, tout l'y oblige: mais que M. B. prenne le parti d'un remède aujourd'hui, & que demain, d'après quelques Auteurs ennemis de ce remède, Auteurs qu'il connaissait long-temps auparavant, il se plaise à prendre le côté le plus faible, & à crier de toutes ses forces contre ses Observations mêmes, cela, je crois, n'est pas très-juste, ni très-bien de la part d'un Médecin, qui ne doit parler que d'après son expérience, & pour le bien du Public. M. Buchoz me dira peut-être: mais vous qui prenez parti *pour*, quelles raisons avez-vous plus que moi qui plaide *contre?* Vous êtes un jeune homme: où avez-vous exercé plus que moi? Où avez-vous examiné plus que moi les bons ou les mauvais effets du sublimé? Je répondrai à M. Buchoz: Monsieur, j'ai reçu le bonnet de Docteur le casque en tête; j'ai milité sous les drapeaux de Mars & j'ai combattu en même-temps avec la massue d'Esculape; un Officier a assez de loisir, pour pouvoir accorder bien du temps à une science qu'il aime: j'étais à portée d'avoir beaucoup de malades, non-seulement dans mon Régiment, mais encore dans ceux de la même garnison. J'ai administré à plus de mille personnes tant hommes que femmes, & sous différens ciels, le sublimé-corrosif; & généralement, je l'ai vu réussir; jamais je n'en ai apperçu de mauvais effets marqués, parce que j'ai toujours eu soin de m'armer, dans son administration, de la plus haute prudence; cependant j'avouerai qu'il est des sujets sur lesquels il a manqué son effet, & auxquels même il serait devenu très-nuisible, si on leur en avait fait continuer l'usage.

Nous ne finirons point l'article de M. Buchoz, sans dire qu'il a pour la vérole un spécifique duquel nous avions cru qu'il faisait un secret; mais il nous a dit l'avoir publié dans le Journal Encyclopédique; il faut qu'il soit échappé à nos recherches, car nous ne l'avons point trouvé dans ce Journal que nous avons feuilleté en entier. Il nous a ajouté qu'il était composé des trois règnes de la Nature, & que pour la partie animale, il y faisait entrer l'alkali volatil. Il le regarde comme supérieur à tous les autres.

CLO CLO

CLOSS (Jean-Fréderic). *Voyez* SYGWART, p. 671.

GAG GAG

GAGELIN & MARCHIVE sont deux Charlatans qui font leur résidence à Bordeaux; ils s'annoncent sans qualité; c'est pourquoi nous croyons effectivement qu'ils n'en ont aucune. Ils distribuent des Affiches volantes, format petit in-4°. qui annoncent leurs Pastilles, qu'ils qualifient de *grand remède*, qu'eux seuls ont pu découvrir; ils les disent bonnes pour les obstructions, les dérangemens d'estomac, les fleurs-blanches, les pâles-couleurs, toutes sortes de maux vénériens, quand même le malade aurait été manqué par les remèdes ordinaires; si quelqu'un est attaqué de cette maladie sans en avoir jamais reconnu aucun symptôme, elles la feront déclarer dans peu de temps; elles sont aussi parfaites pour les dartres, la gale, la gratelle, la manie, l'épian, pour les coliques, les vomissemens de quelque nature qu'ils puissent être; elles donnent de l'appétit, &c., &c. &c. Elles se vendent 24 livres le cent. Cette Affiche ainsi que dix Pastilles, nous ont été données par une personne qui s'en était si bien trouvée que nous l'avons guérie de la vérole, pour laquelle elle prenait depuis long-temps de ces précieuses pastilles qu'elle avait apportées de Bordeaux. Nous avons desiré de savoir avec quoi elles étaient composées, & nous avons bientôt été satisfaits. Elles sont faites avec la panacée mercurielle; (soit panacée proprement dite, ou mercure doux ou calomelas) la mie de pain & l'eau. J'ai trituré ces pilules dans un mortier de verre, j'y ai ajouté de l'eau distillée qui à l'instant est devenue laiteuse, & la préparation de mercure s'est précipitée; j'ai décanté la liqueur, & j'ai versé de l'acide nitreux sur le précipité, qui a totalement été dissous: cette dissolution blanchissait l'or & le cuivre. La liqueur décantée a déposé un sédiment que j'ai reconnu aux yeux & au goût, pour n'être que de la mie de pain.

GOULARD (Thomas), Monspeliensis, *Liberalium Artium Magister.* Tentamen medicum *de lue venereâ.* Monspelii 1774, in-4°. 15 pag.

1774. L'Auteur a divisé sa Thèse en treize paragraphes: après avoir passé en revue l'origine de la vérole, sa nature, sa dissémination, ses symptômes, le prognostic, les différentes méthodes pour la guérir, il conclut par ne donner la préférence à aucune; il dit qu'un Praticien éclairé & prudent fait connaître les circonstances où un traitement mérite la préférence sur les autres.

HOR HOR

HORNE (de), *Docteur en Médecine, ancien premier Médecin de l'Hôpital Militaire de Metz, Médecin des Camps & Armées de Sa Majesté, & de S. A. S. Mgr le Duc d'Orléans.* Exposition raisonnée des différentes méthodes d'administrer le mercure dans les maladies vénériennes, précédée de l'examen des préservatifs. in-8°. à Paris, chez Monory, Libraire, rue de la Comédie Françaife, 1774. 1774.

M. de Horne ayant formé le plan d'examiner les différentes méthodes d'adminiftrer le mercure dans les maladies vénériennes, nous avait déjà communiqué tout ce qu'il eft effentiel de favoir fur les différens moyens d'appliquer le mercure à l'organe de la peau; de-là il avait parcouru toutes les préparations de mercure infoluble, & il avait affigné à chacune fa jufte valeur: il avait également approfondi tout ce qui tient à l'effence, & tout ce qui concerne l'ufage du fublimé-corrofif, & répondu de la manière la plus pofitive & la plus exacte, aux objections que la prévention & la jaloufie ont imaginées contre ce remède. Il eft le premier qui ait bien connu la compofition des pilules de Keyfer, & qui en ait développé toute l'élaboration; la publication qui vient d'être faite de la recette de ces pilules, par ordre du Gouvernement, prouve cette vérité. C'eft à M. de Horne que nous devons auffi l'analyfe exacte du firop mercuriel de M. Bellet; & pour la compléter, il a démontré de la manière la plus inconteftable, qu'on ne peut jamais efpérer de conferver le mercure diffous dans l'efprit de nitre, quand on dulcifie cet efprit, parce qu'alors il abandonne fon diffolvant à mefure que la dulcification fe fait par l'entremife de l'efprit-de-vin. Il eft donc impoffible, dit M. de Horne, d'avoir jamais ces trois fubftances tellement réunies, qu'elles puiffent former un tout, tel qu'il ferait néceffaire pour opérer fans rifque la guérifon des maladies vénériennes, ce qui exclut pour jamais ce remède de la Médecine. C'eft une vérité dure, ajoute-t-il, mais indifpenfable à annoncer; elle eft fondée fur les principes de la Chimie les plus fûrs; elle eft une fuite de la loi invariable des rapports. C'eft pourquoi pour convaincre ceux qui auront encore quelque penchant à la méconnaître, M. de Horne met cette vérité dans tout fon jour, en fuivant le fil des expériences qu'il a faites fur l'efprit de nitre dulcifié, & en prouvant que dans cette opération il fe fait une nouvelle combinaifon : fi des Médecins du plus grand favoir & de la plus grande réputation, ajoute-t-il, n'ont pas été exempts d'erreur à ce fujet; à quelle précaution ne devons-nous pas nous affujettir pour nous en préferver?

En fuivant le plan des recherches qui doivent perfectionner nos connaiffances fur la véritable manière d'opérer des remèdes anti-vénériens, M. de Horne a cru devoir obferver encore plus particulièrement ceux qui pourraient nous empêcher d'y avoir recours : les préfervatifs de la contagion vénérienne ont tant fait de bruit, qu'il eft intéreffant de les bien connaître.

S'il pouvait y avoir un remède vraiment préfervatif de la contagion vénérienne, dit M. de Horne, il faudrait l'accueillir comme un bienfait, & l'adopter avec empreffement; non pour favorifer le libertinage, mais pour garantir de ce fléau deftructeur les triftes & innocentes victimes qui paraiffent y être dévouées dès leur naiffance, ou affujetties par leur état : mais avant de fe livrer à cette efpérance, il faut examiner fi elle a quelque fondement.

Pour qu'un remède puisse préserver une personne saine des risques qu'elle court en habitant avec une personne attaquée de la maladie vénérienne, il faut lui supposer la propriété d'empêcher le virus de se communiquer, ou celle de l'expulser à temps, quand il n'occupe que la superficie des parties génitales, & qu'il n'a pas encore eu le temps de s'y insinuer plus profondément, & de parvenir jusqu'à la circulation générale, ou enfin reconnaître dans ce remède une certaine affinité avec le virus, qui le décompose & le neutralise. Ce sont ces principes qui sont incontestables, que M. de Horne applique à chaque préservatif qu'il examine.

Il juge par-là que l'oxicrat, que la décoction alumineuse, qu'un certain M. Malon préconise & dont il garantit le succès, ne sont rien moins que capables d'opérer cet effet, & que la dernière n'est point sans danger par l'astriction, le frottement des fibres qu'elle occasionne, ce qui peut produire la gale, les dartres, ou autres maladies de la peau : on ne peut disconvenir au moins, dit M. de Horne, que l'interception de la transpiration ne soit une disposition prochaine à ces maladies.

Il reprend avec courage cet Auteur obscur de l'excuse qu'il a l'audace de faire aux gens de l'Art, de ce qu'il publie un secret qui peut être préjudiciable à leur fortune. M. de Horne fait voir que le premier vœu, le premier devoir du Médecin, est de prévenir les maladies, & que la Médecine préservative est trop honorable au Médecin, pour qu'on le soupçonne de ne pas accueillir avec empressement les moyens d'étendre à ce sujet ses connaissances. Mais, ajoute-t-il, cette disposition ne serait en lui qu'une erreur, s'il adoptait légèrement tout ce que la crédulité, l'enthousiasme ou la cupidité proposent tous les jours. Ce n'est pas rejeter la lumière, dit-il encore, que d'examiner le flambeau qui lui sert d'aliment; c'est s'assurer seulement s'il peut produire le phénomène qu'on lui attribue, ou si ce n'est qu'une représentation ingénieuse qui cache le phosphore qui éclaire.

M. de Horne examine ensuite l'effet que doivent produire sur la peau les lotions huileuses qu'on croit pouvoir préserver de la contagion; il fait voir qu'elles sont peu sûres, & que l'onguent mercuriel qu'on leur a substitué avant & après le coït, partage avec elles le même inconvénient; à moins qu'on n'en augmente suffisamment la dose pour les rendre curatives; & alors cet assujettissement indigne d'une personne un peu délicate, a tous les désagrémens du traitement par les frictions, & il entraîne avec lui tous les inconvéniens qu'on reproche avec raison à cette sale méthode. L'eau préservative de M. Guilbert de Préval paraît d'abord exempte de ces défauts; mais elle exige beaucoup de précautions avant & après le coït; ce qui est assez mal-honnête pour la personne qui s'y assujettit, & bien humiliant pour celle qui le nécessite.

Mais la vertu de cette eau merveilleuse l'est-elle autant que quelques-uns affectent de le publier? C'est ce dont il est permis au moins de douter, jusqu'à ce qu'on ait démontré l'analogie qui doit exister entre ses parties constituantes & le virus qu'elle est censée détruire, ou que des faits bien constatés en prouvent authentiquement l'énergie & la vertu.

Mais puisque cette périlleuse expérience est honnêtement impossible, il faut donc soumettre ce remède à l'examen analytique pour juger s'il mérite quelque confiance: en conséquence M. de Horne procède à l'analyse de l'eau fondante préservative; il la distille, il l'évapore, il y mêle des substances alkalines volatiles & fixes, il l'essaie avec l'or; & par tous ces moyens & autres qu'on ne peut guère extraire, il découvre que ce n'est autre chose que l'eau phagédénique filtrée & exactement séparée de son précipité. Pour s'en mieux convaincre encore, il compose lui-même une eau fondante d'après ces principes; il l'examine par l'analyse concurremment avec une bouteille de celle qui se distribue chez M. de Préval, & il en obtient précisément les mêmes résultats, ce qui est une seconde preuve qui équivaut à la démonstration. Le remède que M. de Cezan vient de rendre public pour le même objet, ne diffère guère de celui de M. de Préval : c'est une solution du sublimé-corrosif dans l'eau distillée, mêlée avec pareille quantité d'eau de chaux, & masquée avec une décoction de vulnéraires; il paraît aussi que M. Gardane est dans les mêmes principes que MM. de Préval & Cezan, puisqu'il donne une recette à peu-près pareille dans son Instruction populaire.

M. de Horne fait voir l'inutilité & l'insuffisance de ces trois compositions, dont le Chimiste Meyer a peut-être fourni le modèle à ces Médecins, qui se, livrant probablement tous trois au même genre de recherches ou d'expériences, paraissent s'être rencontrées dans les moyens de garantir le corps & de tranquilliser l'esprit au milieu de la contagion. Que résulte-t-il en effet, dit M. de H. de l'addition de l'eau de chaux à la solution du sublimé-corrosif dans l'eau distillée, sinon que l'acide marin abandonne le mercure, s'unit de préférence à la terre calcaire, pour former avec elle un sel neutre, & que le mercure se précipite? Mais comment cette eau fondante peut-elle alors préserver de la contagion vénérienne? Si c'est par le moyen du sublimé-corrosif, il y est absolument détruit : si l'eau de chaux doit produire cet effet, elle est en partie changée de nature, & la combinaison résultante de la destruction de ces deux corps, ne présente rien qui puisse en remplacer l'action, ni dédommager de leur perte. M. de Horne employe encore d'autres preuves aussi solides prises de la nature même de l'eau de chaux, qu'il serait trop long de rapporter, & il en conclut que les eaux préservatives sont inutiles, mais qu'elles ne peuvent être indifférentes par la sécurité qu'elles impriment, & qui est d'autant plus séduisante & dangereuse, qu'on est plus disposé à recevoir favorablement tout ce qui tend à procurer de la tranquillité à ce sujet. Un autre préservatif annoncé par M. Waren, Médecin d'Edimbourg, pour prévenir la gonorrhée virulente, est beaucoup plus dangereux; c'est l'alkali caustique, employé en lotions & en injections immédiatement après le coït.

Ces injections procureront un écoulement prématuré de la mucosité qui enduit l'urètre, qui se sépare des glandes innombrables dont il est parsemé, des glandes de Cowper & des prostates; mais s'il y a inflammation, s'il y a ulcération, qu'on juge, dit M. de Horne, de l'impression cruelle que doit en ce cas produire un remède aussi caustique. Ces injections peuvent même, contre le vœu de leur Auteur, en irritant trop vivement les vaisseaux excrétoires de l'urètre, empêcher de paraître ou supprimer totalement l'évacuation qu'on a tant d'intérêt d'exciter & d'entretenir, & occasionner par-là le reflus du virus dans le sang: un instant d'erreur peut donc en ce cas faire assez promptement dégénérer la gonorrhée en vérole; & le préservatif qui aurait occasionné cette malheureuse métastase, serait bien éloigné de mériter ce nom.

M. de Horne croit d'ailleurs ce remède dangereux pour les suites, & que celui qui aurait l'imprudence de se livrer à cet exercice, ou de le répéter au gré de sa passion ou de sa confiance, s'il échappait à l'inflammation qu'il doit produire, ne pourrait éviter de tomber dans l'excès opposé, le desséchement & le racornissement de ces parties, & toutes les maladies qui en sont la suite.

Qu'on joigne d'ailleurs à tous ces inconvéniens, qui ne sont point exagérés, l'appareil nécessaire pour tirer quelque fruit de ce préservatif (1), & l'on jugera si cette méthode doit avoir beaucoup de partisans, & si elle est faite pour captiver le suffrage des personnes un peu délicates. Le préservatif de M. Pressavin, Chirurgien de Lyon, n'est autre chose que son eau végéto-mercurielle, dont M. de Horne a aussi fait l'analyse, & dont je parlerai ci-après; il parait fondé sur les mêmes principes qui ont déterminé le Médecin d'Edimbourg à proposer le sien, c'est le desir d'agacer les mamelons nerveux, d'exciter les glandes de l'urètre à exprimer au dehors l'humeur qu'elles contiennent; mais il ajoute ensuite qu'il est bien éloigné de le croire infaillible, & que pour en tirer quelque avantage, il faut se soumettre à une douleur assez vive, quoique de peu de durée. Cette seule remarque, dit M. de Horne, doit suffire pour éloigner de cette pratique les personnes un peu jalouses de conserver leur santé. Après avoir démontré le danger & l'insuffisance des principaux préservatifs, M. de Horne se croirait par décence dispensé de rien dire d'un instrument qui passe pour en tenir lieu, (les condons), mais il croit qu'on ne peut trop parler aux hommes de leurs erreurs, ni leur répéter assez que ce qui semble le plus favoriser leur penchant, n'est souvent qu'un piége adroit, qui n'a que l'apparence de la sécu-

(1) Cet appareil consiste à porter avec soi une fiole d'alkali dissous, une boîte de pommade mercurielle & une seringue

rité. En effet le moindre effort, une fausse position, un rien peut déranger le sac, en rompre le tissu; alors le charme est détruit, & la précaution devenant inutile, n'est plus qu'indécente & criminelle. Qu'on nous présente donc, ajoute M. de Horne, des remèdes plus conséquens, moins contraires à la faiblesse de nos organes, ou que l'on invente des préservatifs plus honnêtes, & moins dangereux pour les mœurs & pour la santé.

Mais jusqu'à ce qu'on soit parvenu à ce point de découverte, il faut bien s'occuper du soin de réparer les ravages que produit le virus, & guérir avec sûreté les hommes imprudens ou malheureux, qui, suivant un penchant séducteur, osent se livrer à des femmes souvent aussi dangereuses par le plan même que par les fruits amers de leur incontinence, qui substituent aux charmes de l'amour qu'elles ne connurent jamais, le langage du vice & l'indécence des situations; comme s'il pouvait y avoir quelque dédommagement dans la volupté, où la délicatesse ne se trouve pas!

M. de Horne a ajouté quelques notes intéressantes & qui ne se trouvent pas dans la première édition de son Ouvrage. En parlant des Charlatans qui se vantent de donner beaucoup de mercure sans produire la salivation ni aucun autre accident, il dit : on a vu de nos jours se renouveler & être accueilli comme par enchantement ce charlatanisme grossier : une espèce de frénésie avait saisi tout-à-coup le Public, & gagné jusqu'aux personnes les plus considérables; les femmes surtout les plus délicates & les plus maniérées s'y soumirent à leur tour; & il était de mode alors à Paris, de se frotter avec la pommade mercurielle de *Gallabert*; cet homme qui n'avait pas même le talent d'expliquer l'action de son spécifique, défaut qui, comme on le sait, n'est pas ordinaire aux Charlatans, semblait y suppléer & le faire encore mieux valoir par un certain jargon, qu'on avait la bonté de croire mystérieux, parce qu'il était inintelligible, & par quelques sentences obscures & confuses qu'il débitait gauchement sur la purification du mercure, comme s'il avait possédé exclusivement ce secret. Il avait l'assurance d'administrer sa pommade pour toutes sortes de maladies, & à toutes sortes de personnes; rien, suivant lui, ne devant résister à ce remède universel. Pour faire une illusion encore plus complette, & ne laisser aucun doute sur l'innocuité de ses frictions, il s'y soumettait habituellement lui-même, si ses malades l'exigeaient. Ce honteux assujettissement, auquel il avait l'adresse de rapporter la force de son tempérament, & la santé dont il jouissait, ne contribua pas peu à augmenter le nombre de ses prosélytes. On sçut bientôt néanmoins que la pommade mystérieuse de ce Chirurgien n'était autre chose que de l'onguent gris à peu-près pareil à celui qu'on prépare chez les Apothicaires; & l'on comprit aisément que, quoiqu'elle fût insuffisante pour la guérison des maladies vénériennes, à raison de l'infiniment petite quantité de mercure qu'elle contenait, elle ne pouvait néanmoins être employée indistinctement sans danger dans toutes les maladies. Enfin le Public ouvrit peu à peu les yeux; on rougit d'avoir été la dupe d'une méthode aussi triviale, & l'on regarda comme très-heureux ceux qui n'eurent à regretter que leur indiscrète confiance. M. de Horne remarque aussi à l'occasion des différentes préparations mercurielles insolubles, que quoique ce soit toujours du mercure uni aux graisses, aux huiles, au sucre, au miel, aux gommes ou aux acides; on nous donne tous les jours ces préparations comme des découvertes, sur-tout si on a eu le talent d'y faire quelque léger changement qui les déguise. C'est ainsi, à ce qu'il paraît, que s'est conduit M. Gardane, en publiant & préconisant dans son Instruction populaire le sublimé adouci. Ce n'est, au sentiment de M. de Horne, qu'une décomposition du sublimé, & il en administre la preuve.

Comment des notions si simples & véritablement élémentaires, dit-il, ont-elles pu échapper à M. Gardane, au point de proposer la dulcification du sublimé par l'eau de chaux, comme une combinaison plus avantageuse? Ce moyen était connu depuis long-temps de tous les Chimistes, mais il l'avaient toujours regardé non comme une dulcification proprement dite, mais comme une véritable décomposition du sublimé plus ou moins complette, relativement à la qualité & à la quantité de l'eau de chaux emploiée; de sorte qu'il doit résulter une précipitation du mercure également relative. Si la précipitation du mercure a été totale, on aura par ce moyen un purgatif très-énergique, qui agira à peu-près comme le turbith minéral; si elle n'a été que partielle, on aura la portion intacte du sublimé qui n'a pas été décomposée, & celle du précipité qui aura subi ce changement; & l'acide du sel marin qui s'est combiné avec la chaux formera, dans l'un & l'autre cas, un sel marin à base terreuse calcaire, de peu d'utilité. Ainsi, pour estimer l'action médicale de ce remède, il faudrait savoir au juste la quantité de chaux emploiée, afin de juger si elle est suffisante pour opérer la précipitation complette du mercure; mais alors ce n'est plus du sublimé-corrosif que l'on donne, ce n'est pas non plus du sublimé-corrosif adouci, comme l'appelle M. Gardane, c'est un précipité mercuriel qui est insoluble & qui a besoin d'être agité avec la liqueur qui lui sert de véhicule pour se confondre avec elle, & l'effet qu'on doit en attendre ne peut se rapporter qu'à cette nouvelle combinaison, qui n'est certainement pas la meilleure. Si cette manière de dissoudre & d'administrer le sublimé avait été annoncée par un homme sans titre & sans caractère, elle est si contraire aux premiers principes de la Chimie, qu'elle ne mériterait pas d'être réfutée; mais comme elle pourrait s'accréditer nonobstant ses défauts, & qu'elle fait partie d'une instruction populaire, M. de H. a cru devoir en montrer l'inconvénient, & prévenir le Public contre cette préparation fautive, appelée improprement dulcification du sublimé, qui n'est véritablement que l'eau phagédénique du *codex*.

Pour opposer aux plaintes vagues & mal articulées de quelques Chirurgiens sur les mauvais effets du sublimé, M. de Horne rapporte le témoignage de M. Bercher, & il s'explique ainsi: M. Bercher, Docteur-Régent & ancien Doyen de la Faculté de Médecine de Paris, ancien premier Médecin de l'Armée, a été chargé par le Ministère de vérifier sur les lieux les prétendus ravages, qu'on disait avoir été produits par le sublimé, dont la première administration s'est faite avec succès à Cologne pendant la dernière guerre: il a conséquemment parcouru les casernes & les différens quartiers des soldats qui avaient pris ce remède; il se les est fait représenter, même long-temps après le traitement; & cette recherche lui a été d'autant plus pénible, qu'il trouvait presque par-tout de l'opposition, malgré les ordres dont il était porteur. Enfin il est parvenu à remplir exactement cette mission difficile; & il a lu à la Faculté de Médecine, en 1764, un Mémoire très-détaillé sur tous ces objets, qui prouve de la manière la plus exacte & la plus positive que presque tous les soldats qui avaient pris le sublimé à l'Hôpital de Cologne, souvent pour les cas les plus compliqués & les plus graves, étaient guéris sans aucun accident; que ce remède n'avait laiſſé aucune trace fâcheuſe après lui; & que ſi quelques-uns étaient reſtés languiſſans ou affectés d'autres maladies, elles étaient abſolument étrangères au ſublimé & dépendantes de la conſtitution primitive des malades ou de qu lques accidens nouveaux. Enfin, pour ne rien laiſſer à deſirer à ce ſujet, comme on donnait aux ſoldats la liberté de ſe faire guérir par le ſublimé ou par les frictions, & que c'était le Chirurgien Major de l'Hôpital de Cologne qui était chargé de ce dernier traitement, M. Bercher fit la comparaiſon relative des ſoldats morts pendant l'uſage des remèdes, par l'une & l'autre de ces méthodes, & il trouva que les frictions en avaient beaucoup perdu, tandis qu'il n'en était mort que quelques-uns de ceux traités par le ſublimé, & que ces derniers accidens, loin de pouvoir être attribués au remède, ne ſeraient même pas arrivés, ſi l'on eût pris plus de précaution ſur le choix des ſujets; ſi le Médecin, moins facile, ou plus libre, eût refuſé d'y admettre des ſoldats qui étaient poitrinaires, ſcorbutiques, & qui étaient déjà preſque détruits par la maladie & la débauche, tandis que le Chirurgien-Major choiſiſſait les malades les mieux conſtitués; mais M. Bercher a vu des ſoldats qu'on croyait dévoués à une mort certaine, par le mauvais état des viſcères, par leur épuiſement, l'ancienneté & la complication de leurs maux, rappelés à la vie par le moyen du ſublimé, comme par une eſpèce de miracle.

M. Bercher peut d'autant moins être contredit ſur tous ces faits, qu'il joint au ſavoir du Médecin le plus profond, l'expérience la plus conſommée, &, ce qui mérite encore plus d'attention, la probité la plus ſcrupuleuſe & le déſintéreſſement le plus rare. Qui mieux que lui eût mérité en ce cas la confiance de la Cour?

M. de Horne, qui avait déjà découvert la manière de procéder à la préparation des pilules de Keyser, & qui en avait fait part au Public en 1769, confirme par de nouvelles observations sur la recette de ce remède, qui vient d'être rendue publique, l'opinion qu'il en a donnée. Il analyse chacun des procédés; il montre l'inutilité de quelques-uns, & il rectifie les autres. Il semble que le sieur Keyser ait affecté un langage inintelligible, & qu'il ait adopté l'enthousiasme des adeptes; il résulte néanmoins de la connaissance de sa recette que ce n'est autre chose que le mercure calciné, dissous dans le vinaigre, desséché & ensuite mêlé avec de la manne & de la farine pour en former des pilules. Si on eût d'abord rendu cette recette publique, dit M. de Horne, on aurait par cette franchise évité bien des débats & les réclamations des gens de l'art; & dans une affaire qui intéresse autant la liberté, la confiance publique n'aurait pas été mise à la plus rude épreuve. Ce n'est donc qu'à l'ombre du mystère, ajoute-t-il, que cette composition a acquis quelque célébrité.

Si Penot, qui en est originairement l'auteur, qui a vécu pauvre & qui est mort à l'Hôpital, avait pu prévoir la réputation de son remède, il aurait pu dire comme tant d'autres: *sic vos non vobis.*

Le huitième chapitre de cet Ouvrage est l'analyse du mercure gommeux de M. Plenck; M. de Horne, pour se convaincre si cette préparation est aussi solide que le dit son Auteur, & si le mercure reste aussi constamment attaché à la gomme arabique, a pris le parti de composer lui-même ce remède; & quoiqu'il ait employé à la trituration six fois plus de temps que son Auteur, il se croit néanmoins autorisé à regarder ce mélange comme imparfait, par la précipitation qui se fait presque sur le champ d'une partie du mucilage, où on peut distinguer, même sans le secours de la loupe, de petits globules mercuriels qui en sont séparés. Il faut donc, dit M. de Horne, rejeter le premier précipité globuleux comme inutile, & n'administrer le remède qu'après que cette première précipitation sera consommée; le surplus du mercure paraît d'ailleurs assez solidement attaché à la gomme, pour qu'on doive en espérer du succès : mais pour avoir le mercure gommeux dans toute la perfection dont il est susceptible, il faudrait adopter la méthode de M. Costel, Maître Apothicaire de Paris, auteur de la bonne analyse des eaux de Pougues, qui pour contenir le mercure divisé par la gomme, & consolider l'intimité du contact des deux corps, n'a rien imaginé de plus propre qu'en les faisant parvenir ensemble, avec beaucoup d'art, à un état de dessication parfaite : par-là, la juxtaposition du mercure & de la gomme devient plus intime & plus complette, & leur désunion est conséquemment plus difficile; au lieu que la préparation telle que la décrit M. Plenck, ne peut être mise au nombre des méthodes sûres, parce que la gomme ayant plus d'affinité avec l'eau qu'avec le mercure, il est disposé à réunir aisément ses globules & à former des aggrégations à la moindre chaleur de l'estomac.

Le mercure gommeux ne peut donc être regardé comme un remède officinal, sur lequel on puisse absolument compter, que quand il sera sous forme concrète, & quand, par une évaporation longue & habilement ménagée, il aura repris une consistance solide, approchante de celle qu'avait primitivement la gomme; & si l'on veut s'en tenir servilement à la formule de M. Plenck, il faut se résoudre à préparer ce remède chaque jour.

Cependant ce remède, dit M. de H. peut être précieux dans quelques maladies vénériennes de l'espèce la plus bénigne, & c'est un moyen de plus pour combattre le virus quand il est accompagné ou qu'il occasionne l'hémopthisie, la phthisie ou d'autres maladies à peu-près de même genre, qui ne permettent que des remèdes doux.

Les lavemens anti-vénériens du sieur Royer paraissent devoir être rangés parmi les méthodes utiles, & on doit savoir un gré infini à cet Auteur d'avoir trouvé ce nouveau moyen de faire parvenir à la circulation le mercure dissous, sans fatiguer les organes de la digestion; & cette ressource, comme le remarque M. de H. dans bien des circonstances, n'est point à mépriser, & encore moins à négliger.

La sûreté & la suffisance du mercure soluble pour la guérison de la vérole, jointes à la connaissance de la structure des vaisseaux absorbans, & des loix mécaniques qui dirigent leur opération, ont fourni sans doute la première idée des lavemens anti-vénériens, & cette première découverte a préparé celle des bains de même genre.

M. de H. prouve d'une manière incontestable la supériorité des préparations mercurielles solubles sur toutes les autres, & il en conclut que pour juger les lavemens anti-vénériens, il suffit de vérifier si la solution mercurielle qui en est la base, est exacte & parfaite; & en conséquence il examine une espèce de précipité spontanée que la liqueur des lavemens laisse échapper; mais ce n'est qu'une partie extractive qui ne contient point absolument de mercure. Les précipités obtenus de cette liqueur par les alkalis fixes & volatils, n'ont pas la couleur qui leur est ordinaire: c'est, dit M. de H. que la partie colorante aromatique les altère & les salit: enfin leurs précipités sont véritablement mercuriels: les épreuves avec l'or & le cuivre en font foi, ce qui prouve que le mercure employé dans cette composition est parfaitement soluble, puisqu'il faut un intermède pour le désunir.

M. de H. loin de mépriser cette manière de guérir la vérole, la croit au contraire d'une très-grande ressource dans bien des circonstances, sur-tout quand l'estomac & les premières voies sont fatigués, & ne peuvent souffrir que difficilement l'impression des remèdes : au lieu de jeter du ridicule sur cette méthode, ajoute-il, ne vaudrait-il pas mieux chercher, par de nouvelles expériences, à la perfectionner & à la compléter, en la dirigeant vers des objets d'une utilité encore plus générale. Le quinquina, l'opium & plusieurs autres remèdes administrés avec avantage sous cette forme, justifient cette opinion, & garantissent d'avance le succès des nouvelles expériences proposées.

Les bains anti-vénériens proposés par M. *Baumé*, de l'Académie des Sciences, & celèbre Apothicaire de Paris, sont, dit M. de H. un supplément précieux à toutes les méthodes qui sont déjà connues, & ils sont très-recommandables dans la mélancolie qui accompagne la vérole, où l'on éprouve le danger & l'insuffisance de tous les moyens d'administrer le mercure, au lieu qu'étant introduit d'une manière presqu'insensible, par un organe aussi étendu que la peau, il s'insinue sans trouble, quoiqu'avec célérité, dans la circulation, & avec d'autant plus d'avantage, que les parties aqueuses qui lui servent de véhicules ne peuvent que calmer la maladie primitive, & concourir insensiblement au rétablissement général. Loin de faire, comme tant d'autres, un mystère de la préparation mercurielle qui lui a paru préférable, M. Baumé l'annonce avec la franchise & l'assurance qui conviennent à son désintéressement & à son savoir : c'est le sublimé-corrosif, dissous d'abord à la dose d'un demi-grain par pinte d'eau, & porté ensuite successivement & suivant le besoin, à une dose plus forte, qui forme toute la composition anti-vénérienne. M. de H. compare cette manière d'administrer le mercure à celle des frictions, & il la croit plus avantageuse; l'introduction du mercure par cette voie, dit-il, loin d'être agitée & tumultueuse, est au contraire douce & paisible, & le sublimé, dissous dans une grande quantité d'eau son plus assuré correctif, s'insinue avec elle, par les vaisseaux lymphatiques, dans les veines, & de-là parvient, suffisamment adouci, au torrent de la circulation, pour suivre avec cet avantage la décroissance presque infinie de nos vaisseaux; son innocuité augmente encore en raison de la facilité qu'il a de pouvoir s'échapper plus aisément par tous les émonctoires connus. Mais loin de pouvoir en dire autant du mercure introduit par les frictions, la disposition qu'il a à réunir ses globules & à former des aggrégations, détermine au contraire & augmente son action mécanique & sa gravité relativement à sa masse, ce qui accélère trop vivement la circulation générale, quand il en suit le torrent, ou tend à former des stagnations plus dangereuses encore, s'il s'en écarte : de sorte que si la quantité introduite, qui ne peut jamais être soumise à une appréciation exacte, devenait accidentellement trop considérable, il en pourrait résulter des maux d'autant plus fâcheux, que le mercure dans ce cas & sous cette forme est souvent incoërcible. Une remarque importante que fait M. de H. à l'occasion de ce remède & des lavemens anti-vénériens, c'est que si le sublimé tant redouté peut être regardé comme un poison mécanique qui détruit l'estomac quand il le reçoit immédiatement sans précaution, mal préparé, ou en trop grande quantiré, il perd cette dangereuse propriété, quand, appliqué à d'autres organes, il parvient à la circulation générale par une autre voie : ainsi la surface de tout notre corps & les gros intestins en reçoivent, dit-il, sans risque la première impression, & l'action secondaire qui en résulte peut s'appliquer ensuite avec sûreté à tous les viscères; que conclure de cela dit M. de H.? C'est que la qualité délétère de certains mixtes n'est point absolue, mais relative; que ce qui est un poison pour un organe est souvent un remède salutaire pour un autre, ou devient tel, quand il est introduit par l'organe le plus éloigné & le moins sensible. Cette observation nous a paru neuve, & rend d'une manière avantageuse l'action qu'on doit attendre des lavemens & des bains anti-vénériens.

Pour mieux connaître l'eau végéto-minérale que M. Pressavin, Chirurgien de Lyon, vient de publier comme un remède nouveau, quoique la solution mercurielle par l'acide végétal soit la base des pilules de Keyser, & que *Penot* l'ait pratiqué long-temps auparavant, M. de H. a pris le parti de la composer lui-même; mais comme la qualité anti-vénérienne de cette eau est due au mercure qu'elle a dissous, ce Médecin a compris qu'il fallait la soumettre à l'analyse pour en faire la juste estimation. En conséquence il a trouvé que chaque once d'eau végéto-minérale ordinaire ne contient qu'un grain de mercure, & que chaque once d'eau végéto-mercurielle économique n'en contient qu'un cinquième de grain, ce qui paraît bien éloigné de l'opinion de l'Auteur, qui, en comparant son remède au sublimé-corrosif, l'estime d'autant plus, qu'il contient, dit-il, une quantité assez considérable de mercure. M. de H. répond aux nouvelles objections faites contre le sublimé, & blâme d'autant plus M. Pressavin de s'y être livré, que son eau végéto-mercurielle, dont il exalte tant la douceur, n'est pas à beaucoup près exempte des défauts qu'il lui reproche. De ce que la crême de tartre est rafraîchissante, de ce qu'elle a la propriété d'adoucir & de mitiger l'action des purgatifs, il ne faut pas en conclure, comme le fait M. Pressavin, que le sel mercuriel formé par l'intermède de son acide soit d'une douceur analogue : ce n'est point l'acide végétal qui est âcre & corrosif; le mercure ne l'est pas non plus : mais il peut se faire que la combinaison qui en résulte le devienne; c'est ainsi que l'acide marin qui, étendu dans l'eau, forme une boisson rafraîchissante & sans inconvénient, devient un remède très-caustique, quand il est uni au mercure qui, par lui-même, est aussi très-doux.

M. de Horne en faisant le parallèle de l'eau végéto-mercurielle avec la solution du sublimé, donne la préférence à la dernière, par la sûreté de la solution; & si le sel mercuriel végétal a sur le sublimé l'avantage d'être un peu moins actif, il est bien contrebalancé, ajoute-t-il, par l'inégalité respective de leur qualité soluble. Car outre que la crême de tartre a la propriété de ne contracter que faiblement des adhérences avec toutes les substances auxquelles elle peut s'unir, le mercure dans l'eau végéto-mercurielle paraît inégalement distribué si on ne consulte que le produit des crystallisations; la première en effet ne contient que six grains de mercure, quoique le sel qui en est le produit, soit d'un poids égal au second, qui en contient quatorze grains, & le sel de la troisième crystallisation n'en contient point du tout, quoiqu'il soit quatre fois plus pesant que les deux autres. Mais si le sublimé contient moins de mercure, l'acide marin en a produit le développement d'une manière si exacte & si précise, qu'il le porte au dernier degré d'activité & de division; ce qui peut multiplier les points de contact du mercure, proportionnellement à l'étendue du virus, quelqu'immense qu'on la suppose; au lieu que ce développement par l'acide végétal étant plus imparfait & proportionné à la faiblesse de cet acide, il faut donner une plus forte dose du sel qui en résulte, afin d'augmenter celle du mercure, & de remplacer par la quantité de ce minéral, ce qui manque à son extensibilité, à son activité, & à son énergie. En faisant l'estimation des deux eaux végéto-mercurielles, M. de Horne estime celle appelée économique, plus acrimonieuse que l'autre, quoiqu'elle ait moins de vertu anti-vénérienne, & qu'elle contienne moins de mercure; il en regarde même la composition comme superflue par la réunion de ces deux défauts. On peut dire en général que l'eau végéto-mercurielle donnée avec prudence doit assez constamment réussir; mais loin de la croire un remède doux, il faut être très-attentif sur les premiers effets qu'elle produit, & conséquemment réservé sur la dose, car elle occasionne assez fréquemment des nausées, des vomissemens, & quelquefois même de la salivation. M. de Horne s'élève ensuite avec force contre une recette d'opiat donnée par M. Pressavin, dans laquelle il fait entrer le sucre de Saturne. On ne peut, ajoute-t-il, répéter trop souvent que le sel de Saturne pris intérieurement est un véritable poison; qu'il occasionne des coliques meurtrières & atroces, & prépare toutes les maladies qui accompagnent ou suivent la résolution des nerfs. Il ferait même à désirer, dit M. de Horne, que ce remède fût totalement ôté du commerce, & que pour la Médecine, la vente n'en fût confiée qu'aux Apothicaires, comme les seuls & véritables compositeurs & gardiens des médicamens importans, & dont il est possible d'abuser. Quant à la partie des Arts, M. de Horne croit qu'il ferait également important que la vente des poisons & des préparations de plomb, fût exclusivement réservée à quelques Marchands choisis, qui se destineraient totalement à cette seule partie de la droguerie, sans aucun mélange de comestible, ni de marchandises quelconques; par-là on éviterait bien des malheurs, ajoute M. de Horne, & les préparations de plomb, sur-tout, destinées à la Médecine & aux Arts, ne seraient pas employées aussi facilement à corriger des boissons aigres & dégénérées, malgré toutes les précautions du Gouvernement pour prévenir cet abus. Nous ne pouvons qu'applaudir à ses vues honnêtes & vraiment patriotiques.

M. de Horne passe ensuite à l'examen de l'alkali volatil, que M. Perilhe, Maître en Chirurgie de Paris, vient de nous présenter comme un nouveau remède des maladies vénériennes, plus assuré & moins dangereux que le mercure. Il y a long-temps, dit M. de Horne, que Sthal a dit qu'on pouvait guérir la maladie vénérienne avec très-peu de mercure, en produisant par art un mouvement intestin approchant de la fièvre: ce grand homme employait le foie de soufre pour procurer cette fièvre bienfaisante; & quand par ce moyen il croyait avoir suffisamment brisé & atténué l'humeur vénérienne, il donnait du mercure doux, ou telle autre préparation mercurielle qu'il jugeait convenable, & qu'elle qu'elle fût, il la croyait capable de procurer la guérison, si la préparation préalable avait été suffisante. L'alkali volatil qui est très-âcre, caustique & brûlant, est bien capable sans doute, de produire l'agitation fébrile que demande Sthal, mais il est très-douteux qu'il soit suffisant pour procurer la guérison. Quelle action peut en effet avoir l'alkali volatil introduit dans notre estomac, & ensuite transmis à la circulation, si son extrême acrimonie ne l'en éloigne?

C'eſt de ſtimuler puiſſamment les fibres, d'irriter les couloirs, d'augmenter conſéquemment les ſécrétions, & d'exciter par une ſuite preſque néceſſaire une tranſpiration plus abondante : mais cette agitation étrangère, ſi elle était inſuffiſante pour détruire le virus, ne pourrait être regardée d'ailleurs comme indifférente à l'économie animale; & pour qu'elle produisît cet effet, il faudrait que ce remède eût avec lui quelque rapport, comme il en a avec le venin de la vipère, & qu'il agît comme ce ſpécifique reconnu de tout le monde, & dont les effets ſont conſtamment les mêmes. On doit, dit M. de Horne, au reſpectable M. de Juſſieu, la confirmation de ce phénomène; & M. Perylhe ſera digne de marcher à côté du célèbre Profeſſeur de Botanique, ſi ſes ſuccès ſont jamais auſſi multipliés & auſſi certains; mais en attendant que ſon ſyſtème ait acquis aſſez de conſiſtance pour pouvoir être comparé aux expériences inconteſtables de M. de Juſſieu, je ne crois pas qu'on doive lui ſacrifier les anciennes méthodes. C'eſt ſur les débris du mercure & du ſublimé, que M. Perylhe cherche à établir la réputation & le triomphe de ſon remède; & toutes les qualifications dont il les gratifie en ſeraient véritablement le tombeau, ſi elles étaient juſtes & méritées. Mais que penſer quand il aſſure que le ſublimé ſe décompoſe dans la machine animale, tandis qu'il eſt prouvé qu'il n'exiſte pas dans les parties animales vivantes, d'intermède capable de précipiter le mercure quand il eſt uni à l'acide marin, à moins toutefois que la putréfaction paſſée au dernier degré, n'ait déjà développé l'alkali volatil, ce qui eſt très-difficile à ſuppoſer d'une part, & ce qui rendrait de l'autre toute application mercurielle inutile; car les ſuites du ſphacèle ſeraient déjà prononcées. M. Perylhe péche également contre les premiers principes de la Chimie, quand il dit que le mercure ſe revifie aux dépens du phlogistique animal & de la terre absorbante de nos organes. Il doit savoit cependant que tant qu'une préparation mercurielle conserve sa forme saline, la revivification du mercure aux dépens de ce phlogistique est une chose impossible; que pour qu'elle s'opérât, il faudrait d'abord concevoir le mercure converti en chaux; que cette chaux métallique fût nécessairement séparée de toute humidité, ce qu'il est impossible de concevoir dans le corps humain vivant, & ce qui serait d'ailleurs inutile, s'il est prouvé que le mercure est une substance métallique qui ne perd jamais son phlogistique, & si les chaux de ce métal peuvent se revivifier sans addition de phlogistique. Quant aux plaies infiniment petites, mais infiniment nombreuses, que M. Perylhe dit que le sublimé opère sur les solides, quand il y est appliqué, épaississement & stagnation dans les fluides, & à la conclusion qu'il en tire, qu'il doit en arriver autant à l'estomac & aux intestins, quand il y est introduit; il me semble que pour s'approprier l'avantage de la comparaison analogique, il faut une exacte parité dans les faits, comme dans les moyens de les produire; mais ils sont ici tous dissemblables, comme le dit M. de Horne, puisque c'est du sublimé appliqué à nud sur une plaie, ou d'une dissolution de ce sel très-rapprochée, qu'on craint ces ulcères, & que les Médecins qui emploient ce remède intérieurement, ne se permettent de le faire passer dans l'estomac, que quand il est délayé dans une suffisante quantité d'eau. Il faudrait donc, ajoute M. de Horne, que la même eau mercurielle qui est d'usage intérieurement, produisît extérieurement l'effet annoncé; mais comment concevoir une action aussi étonnante d'un grain de sublimé dissous dans une pinte de liqueur? On la jugera plus impossible encore, quand on saura qu'on ne parvient que graduellement à cette dose, & qu'on commence ordinairement par un quart de grain dissous dans le même volume de liqueur. C'est donc abuser des termes & des choses, que de vouloir comparer entre eux des effets aussi distincts & aussi contradictoires; & le jugement qu'on en porte n'est pas plus conséquent. Après avoir apprécié la véritable action de l'alkali volatil, M. de Horne le croit très-propre à remplacer avec encore plus de fruit les sudorifiques, & il présume qu'il peut opérer la guérison des maladies vénériennes, à peu-près comme elle arrive dans les pays chauds, où on admire souvent des cures spontanées de cette maladie; mais ces cures, dit-il, sont peu sûres, peu durables, le moindre froid suffit quelquefois pour les faire disparaître; n'y aurait-il pas à craindre le même événement pour celles qui ont avec elles tant de convenance & de rapport. On ne peut donc, ajoute-t-il, que savoir un gré infini à M. Perylhe de ce nouveau moyen, qu'il a développé avec la plus grande intelligence, & qu'il fait valoir avec adresse; & si l'expérience le couronne, loin de lui refuser le tribut de confiance qu'alors il méritera, on sera très-empressé sans doute à suivre ce nouveau plan de guérison, & à reconnaître dans l'alkali volatil une qualité qui ne paraît pas à beaucoup près démontrée; mais en attendant cet événement, au moins douteux, il faut se borner à faire des vœux, pour qu'on découvre un remède qui puisse remplacer au moins dans certains cas le mercure, dont les qualités précieuses sont en effet quelquefois contrebalancées par des inconvéniens très-graves.

Pour démêler la conduite la plus ordinaire des Charlatans, & les moyens qu'ils mettent en usage pour tromper le Public, M. de Horne remonte à l'origine de la vérole; il parcourt les premiers remèdes employés, & il prouve que la mauvaise administration du mercure faite par les Charlatans eux-mêmes, a été le moyen dont ils se sont servi pour prévenir le Public contre ce remède; de-là la foule de compositions végétales de toute espèce qu'ils proposent, & qu'ils cherchent à établir sur la ruine du mercure; mais tandis qu'ils nourrissent l'inquiétude des faibles, ils ont l'habileté de mêler à leurs compositions privilégiées, des préparations de mercure; & si cette pratique rusée leur réussit, ils n'en sont que plus ardens à décrier le remède auquel ils doivent néanmoins quelque succès. Telle est, ajoute M. de Horne, la conduite de la plupart des Charlatans de nos jours; & comme ils se ressemblent presque tous, & qu'ils tiennent tous à peu-près la même conduite, un seul exemple suffit pour tous. Cet exemple est tiré de l'analyse que le sieur Marges a faite des remèdes du sieur Nicole, dans lesquels il a trouvé du mercure, & même du sublimé-corrosif; cependant Nicole avait eu l'impudence de publier sur les toits que non-seulement son remède ne contenait pas de sublimé-corrosif, mais qu'il en était le plus assuré correctif. M. de Horne démontre de la manière la plus claire, l'impossibilité de cette assertion, en détaillant les remèdes qui peuvent remédier aux effets du sublimé, & en prouvant qu'ils sont bien différens de ceux annoncés par le sieur Nicole, qui ne pourraient qu'aigrir le mal au lieu de le calmer. Ce Charlatanisme méprisable, ajoute-t-il, ne mériterait peut-être pas d'être dévoilé, si le Public si souvent abusé, n'avait besoin d'être continuellement prémuni contre les piéges qu'on tend à sa crédulité.

Ce qui enhardit sans doute les Charlatans à nier hautement que leurs remèdes contiennent du mercure, c'est l'adresse qu'ils ont de le déguiser, & de le mêler alternativement dans des préparations différentes, pour pouvoir mieux cacher dans l'occasion celle qui le contient. Tantôt, dit M. de

Horne, il est dissous dans une tisane, quelquefois dans un élixir, dans un sirop; d'autres fois, mais plus imprudemment sans doute, c'est un opiat, un biscuit qui le recèle; les formes varient au gré de leurs inquiétudes; & en trompant le Public, ils croient par-là éluder l'examen des gens de l'Art, ou pouvoir hardiment les contredire, s'ils sont découverts : mais ils n'en imposeront jamais à ceux qui voudront être un peu attentifs, ou plus précautionnés : on peut être un moment étonné d'un tour de gibecière adroit; mais il n'y a qu'à saisir à propos la main de l'escamoteur, se méfier des assistans & des émissaires, & bientôt on découvre tout. M. Marges a dévoilé le sieur Nicole : d'autres nous apprendront peut-être ce qu'on doit penser de ses successeurs, qui ne valent pas la peine d'être nommés : heureux celui qui aura démasqué le dernier! Il aura rendu au Public un service signalé; & s'il ne fallait pour le prouver, que voir s'élever contre lui la foule de ces Guérisseurs subalternes, la preuve serait bientôt complette.

M. de Horne conclut son Ouvrage aussi honnêtement qu'il l'a commencé. Chacune de ces méthodes, dit-il, peut avoir ses avantages, ses exceptions, & même ses cas privilégiés; mais aucune ne mérite une préférence exclusive; les personnes, les circonstances, les tempéramens, la maladie, l'espèce de la maladie, offrent presque toujours des différences si essentielles, qu'il n'est pas possible de satisfaire à toutes par un seul & même moyen : c'est au Médecin instruit à juger quelle est la méthode qui mérite la préférence; c'est à lui à combiner les effets qu'il attend avec les moyens qu'il emploie, pour en faire une juste application.

LAF LAF

LAFONT..... Lettre à M. Roux, *Docteur-Régent & Professeur de Chimie de la Faculté de Médecine en l'Université de Paris.* Par M. D***, *concernant le remède anti-vénérien de M. Lafont, Chirurgien du Roi, d'après les expériences faites par ordre de M. le Lieutenant-Général de Police, sur huit malades de Bicêtre, sous les yeux & aux choix de MM. les Commissaires préposés de la Faculté de Médecine & du Collége de Chirurgie.*

Quid verum atque decens curo & rogo & omnis in hoc sum.

Hor. Ep. lib. I. Ep. I. v. 11.

A Amsterdam, & se trouve à Paris, chez Hérissant, 1774, in-8°. 44 pages.

Je vous présente M. Lafont, mon cher Lecteur, sur le sort duquel je vous ai marqué mon incertitude, aux mots DE CEZAN, MARGES & LAFONT. Nous le connaissons actuellement; il est le même que celui qui a donné *de petits topiques onctueux pour guérir les carnosités de l'urètre*, quoiqu'il ne fasse pas mention de cette Anecdote dans sa vie, qui est clouée à la fin de sa Brochure (1). (Car nos Ecrivains modernes amènent la mode de ne plus écrire ni Mémoires ni Brochures, qu'ils ne fassent part au Public de leurs voyages par terre & par mer, à pied & en voiture). Il est le même que cet autre *Lafont* que vous pouvez voir à son rang dans notre Bibliographie; sur quelle conjecture?

(1) Oui, sa brochure, quoiqu'il paraisse que ce soit M. D*** qui en est l'Auteur. Le Lecteur à présent est au fait de ces astuces de charlatanerie.

Ce Lafont *aux topiques onctueux*, s'annonce pour *fils de maître;* celui-ci p. 36, dit que *son père était Maître en Chirurgie.* Voici un rapport assez frappant, & qui permet d'asseoir un jugement en pareille circonstance. Quoi qu'il en soit, je vais vous entretenir de son remède actuel : *Spécifique supérieur à tous les anti-vénériens connus jusqu'à ce jour*, (page 4.) Il a demandé la permission de tirer des malades de Bicêtre, & de les traiter rue Poissonnière; il en a obtenu huit, quatre hommes & quatre femmes; & il a eu pour Commissaires MM. Belletête, A. Petit, Doulcet, Maloet, Médecins de la Faculté de Paris, & MM. Moreau, Sabatier, Jalet, Chirurgiens de Paris aussi. Le premier procès-verbal est en date du 3 Juillet 1773; le dernier est daté du 10 Décembre de la même année. Les Commissaires disent dans ce dernier procès-verbal, que les malades ont éprouvé les meilleurs effets du remède de M. Lafont; que tous sont guéris, excepté un homme dont cependant la situation est meilleure qu'au commencement du traitement, & deux femmes dont la guérison est incertaine, (trois sur huit), quoiqu'elles aient acquis de l'embonpoint pendant l'usage du remède; qu'aucun accident n'est survenu, qui ait forcé de le discontinuer; que par conséquent le spécifique du sieur Lafont a des avantages qui lui sont propres, & qu'il n'a d'autre inconvénient que la lenteur avec laquelle il produit son effet; qu'au reste, c'est au temps & à une expérience plus étendue à confirmer le jugement qu'ils portent. D'après ce certificat, M. Lafont ne craint point d'avancer que si M. Astruc vivait, il ne lui refuserait point la palme qu'il contestait aux vendeurs de remèdes secrets de son temps; que le sien a subi l'épreuve de la coupelle, & qu'il est supérieur à tous les autres. Je répondrai pour M. Astruc, puisque je continue sa tâche, & je demanderai à M. Lafont : 1°. Votre remède est-il une découverte ?

verte? Il n'y a aucun miracle à guérir en six mois & plus, des malades sans qu'ils éprouvent d'accidens, avec les préparations mercurielles connues, même les plus énergiques, lorsqu'elles seront données à très-petites doses. 2°. Il n'est guère avantageux d'être guéri en six mois, & peu de personnes voudront se soumettre à se médicamenter pendant un temps aussi long. 3°. Le certificat des Commissaires n'est point conçu en termes exprès & tranchans : *il est lent dans son effet; il a des avantages qui lui sont propres; c'est au temps & à l'expérience à confirmer, &c.* 4°. Sur huit malades, un de manqué, deux qui restent douteux : dans six mois de temps, l'effort n'est pas considérable. Peut-être M. de L. appellera-t-il de ma réponse, & voudra-t-il absolument celle de M. Astruc, (car il aime les réponses des morts) : en ce cas, qu'il aille le trouver; & pendant ce temps, revenons à la marche de son Ouvrage. Il ne veut point discuter, dit-il p. 24, tous les remèdes anti-vénériens; il s'arrête simplement aux frictions mercurielles, qui réunissent en leur faveur le plus de voix, & il les met en comparaison avec son remède. Il dit que les frictions détruisent le tempérament, entraînent des désavantages après elles, la mal-propreté, le régime, la retraite, &c. &c. &c. Il paraît que M. Lafont ignore ou feint d'ignorer que l'on a trouvé le moyen d'ôter au traitement par les frictions tous les désagrémens & les incommodités extérieurs, & qu'un Praticien prudent sait les administrer sans que son malade soit exposé à aucun danger : mais il veut faire un parallèle; & il faut bien que son remède en sorte victorieux. Après ces faibles preuves, il annonce que ce spécifique se prend & intérieurement & en lavemens; & il réfute M. Marges, qui avait dit que ses lavemens ne sont composés que d'une dissolution de sublimé-corrosif, dans quelque liqueur acidulée & colorée par un peu de caramel. Mais voyons comment il le réfute. *S'il faut en croire ce Chirurgien*, dit-il, *rien n'est plus dangereux que le sublimé-corrosif pris intérieurement ; or certainement rien n'est moins dangereux que l'anti-vénérien qu'il attaque : donc mes lavemens ne contiennent point de sublimé.* Oh! cet argument est-il en *barbara ?* Il veut encore que Marges y réponde : qu'il s'escrime donc avec lui aux Champs Elysées. Que je me plairais à les voir tous les deux aux prises dans ces plaines d'Eden ! Il tombe enfin sur M. de Cezan : il veut que M. de Cezan ait analysé sa liqueur, & l'ait mal analysée ; cependant il se reprend, & il voit que ce Médecin répète seulement M. Marges ; ne devait-il pas se douter que M. de Cezan n'analyse point des remèdes qui doivent naître & mourir le même jour? Voilà, cher Lecteur, ce que je puis vous apprendre de M. de Lafont, si vous l'allez trouver rue Mauconseil, il vous en dira bien plus long.

MOL MOL

MOLÉNIER. Puisque nous avons promis de faire connaître tout ce que nous jugerons relatif à notre matière, nous ne passerons pas sous silence un certain homme qui s'est fait, pour vivre, marchand & administrateur de remèdes secrets. Il distribue fort souvent & à toutes les portes des affiches, *feuille volante* in-4°. Il dit *guérir toutes les maladies vénériennes, celles même qui ont résisté aux remèdes les plus accrédités, par le moyen d'un dépuratif du sang, qui va déraciner jusques dans la substance la plus compacte des os & dans le corps graisseux de la peau, le vice qui cause les dartres & les démangeaisons, &c.* Il est bon de prévenir que ce *dépuratif* n'est autre chose que le sublimé-corrosif : nous nous en sommes bientôt convaincus, non-seulement par le goût, mais en le précipitant avec l'huile de tartre par défaillance. Nous devons avertir en même temps qu'il le donne à dose bien disproportionnée, car sur une once de dépuratif nous avons trouvé douze grains & plus de sublimé ; il se précipitait même par lui, le véhicule ne pouvant tenir en dissolution une si grande quantité de mercure. Cet homme, sans titres aucuns, réfugié à l'Abbaye Saint Germain, vit aux dépens de la canaille qui le consulte, & se nomme *Médecin du pouls*, parce qu'il dit deviner toutes les maladies par ce thermomètre.

PES PES

PESCHEUX DE LAREAULTÉ (Antonius le). Ex urbe *Hernée*, Diœcesis Cenomanensis apud Cenomanos, *Artium liberalium Magister*. Quæstio Medico-Chirurgica eaque therapeutica sub hac verborum serie : *An exostosi venereæ frictiones mercuriales?* Monspelii 1756, in-4°. 18 pag. 1756.

L'Auteur commence par la définition de l'exostose ; il passe à ses différences, à ses causes, à ses symptômes, au diagnostic, au prognostic, à la curation, & il finit par conclure pour l'affirmative.

VIL VIL

VILLIERS (Jacques-François de), de S. Maixant en Poitou, *Docteur-Regent de la Faculté de Médecine de Paris, ancien Médecin des Armées du Roi de France en Allemagne, & Médecin de l'Ecole*

Royale de Vétérinaire. Manuel secret & Analyse des Remèdes de MM. Sutton, pour l'inoculation de la petite vérole. Paris, Didot le jeune, 1774, in-8°. de 37 pages.

L'Auteur ayant trouvé par ses Analyses que l'étain se trouvait avec le calomel dans la poudre n°. 1. de MM. *Sutton*, en a pris occasion de publier un remede anti-vénérien qu'il appelle *sublimé-jovial*, parce que l'étain s'y trouve avec le mercure sublimé-corrosif, qui en est adouci. Le procédé s'en trouve page 22 & suiv. de son Ouvrage. Comme il n'en a pu parler qu'en passant, dans un Ouvrage que la circonstance l'obligeait d'abréger, & où il n'a même pas voulu nommer la maladie, nous lui en avons demandé un Extrait particulier. Le voici tel qu'il nous l'a donné.

Prenez de mercure sublimé-corrosif, une once. Dissolvez-le dans deux livres d'eau de pluie distillée : mettez-y une ou deux baguettes d'étain d'Angleterre bien ratissées. Vous les y laisserez jusqu'à ce que la liqueur se trouve assez trouble, épaisse, & n'ait plus guère qu'un goût acide douceâtre, tenant peu du goût stiptique cuivreux du sublimé. Epiez bien ce moment pour retirer les baguettes d'étain. Filtrez la liqueur deux fois, si elle conserve encore un petit œil opal après la première.

Cette liqueur est un très-bon anti-vénérien dans les cas où les autres préparations de mercure causent des spasmes & manquent leur effet, en augmentant ceux qu'éprouvaient déjà les malades. On pourrait donner une beaucoup plus grande quantité de ce sublimé-jovial que du sublimé seul ; mais une grande quantité de mercure est inutile à la guérison. Elle y est même nuisible, en ce que le mercure étant un remède épaississant & spasmodique, au bout d'un certain temps, quelques correctifs qu'on lui donne, on guérira d'autant moins qu'on en donnera davantage, & on fera d'autant plus de mal. Un grain par jour, de quelque préparation que ce ſoit, eſt tout ce qu'on peut donner à la longue aux tempéramens ordinaires, malgré tous les correctifs : & encore faut-il le ſuſpendre de temps en temps, en plaçant dans les intervalles au beſoin, une ſaignée, une purgation, des ſudorifiques, du lait coupé, des bains, &c.

Une once de ſublimé dans deux livres d'eau, donne juſte neuf grains par cuillerée ou demi-once d'eau; mais cette quantité ne s'y trouve plus après qu'on en a retiré les baguettes d'étain. Parmi le faux précipité de ce métal, & ſur les baguettes même, on trouve une aſſez bonne quantité de globules de mercure coulant. Mais on peut ſavoir avec préciſion ce qu'il reſte de ſublimé diſſous dans la liqueur, par deux moyens différens. Le premier eſt de s'aſſurer combien la liqueur peut convertir d'étain en faux précipité & en retenir, pour être à ſon point, de diſtiller enſuite à la cornue le mercure qui ſe trouve ſur le filtre avec le précipité, & celui qui ſe trouve avec la raclure des baguettes, après avoir au préalable fondu le tout avec du ſoufre, & y avoir mêlé de la limaille de fer & de la chaux. Le ſecond & le plus ſimple eſt de précipiter le mercure-jovial par un alkali, & de comparer la qualité de ce précipité avec celui d'une ſolution de ſublimé ſeul; car on peut très-bien diſtinguer le moment où, dans la précipitation du ſublimé-jovial, le mercure eſt précipité ſeul, ſans que l'étain le ſoit encore.

Dans le cas où l'on voudrait tranſporter le ſublimé-jovial, on pourrait le concentrer & le réduire à un très-petit volume de liqueur, en le faiſant évaporer ſur des capſules de verre; car il eſt déliqueſcent. Ainſi, non-ſeulement une demi-once d'eau pourrait en contenir neuf grains, mais encore il pourrait y avoir plus d'une demi-once de ſublimé-jovial en ſel réel, ſous ce volume d'une demi-once d'eau.

Pour l'uſage, on met ſur une pinte d'eau diſtillée la quantité de liqueur ou de ſublimé-jovial qu'on deſire; comme, par exemple, deux onces en commençant. Le malade en prend trois ou quatre cuillerées par jour dans une tiſane de ſquine blanchie avec un peu de lait. Mais il ne faut pas perdre de vue que ce traitement doit être accompagné d'un régime convenable, & qu'il exige comme tout autre, les remèdes généraux que la circonſtance peut indiquer.

L'Auteur ayant annoncé l'étain comme ſupérieurement antiſpaſmodique, d'après ſa propre expérience, & jugé contre l'opinion de *Boerhaave* que *Mayerne* pouvait l'adminiſtrer avec fruit à ceux qui ont été mordus d'un chien enragé, a reçu quelques objections contre l'uſage interne de ce métal, qui eſt cependant un vermifuge domeſtique univerſellement connu, & par conſéquent de temps immémorial, dans ſa Province. Il ſe propoſe d'inſérer ſa réponſe à ces objections dans le Journal de M. l'Abbé Rozier.

Fin de la Bibliographie.

DISSERTATION

SUR

LES DIFFÉRENTES MÉTHODES

QUI ONT ÉTÉ EMPLOYÉES

POUR GUÉRIR

LE MAL VÉNÉRIEN;

Traduite du Latin de M. MICHEL-FRÉDÉRIC BOEHM.

PAR M. DE SAINT-ILDEPHONT.

DISSERTATION

DE M. BOEHM.

BOEHM (Michel-Frédéric), de Strasbourg. Dissertation sur les différentes méthodes qui ont été employées pour guérir le mal vénérien (1).

Le mal vénérien, ce mal trompeur, qui chaque jour se répand de plus en plus, met depuis longtemps l'esprit des Médecins à la torture. Peu curieux de discuter des minuties, je ne mettrai point en question si cette maladie est ancienne ou moderne. Je suis volontiers de l'avis d'Astruc : cependant je ne blâme pas ceux qui pensent différemment. Les Médecins ne purent contempler d'un œil serein ce mal cruel, qui, sur-tout à son premier période, parut avec les symptômes les plus affreux & souvent mortels. Par des argumens tirés *à priori*, on proposa une foule de remèdes merveilleux & mal combinés, pour détruire le mal naissant. Les Médecins instruits enfin par l'expérience, en ont

(1) J'ai omis les notes qui sont à la Dissertation Latine de M. Boehm, parce qu'elles ne faisaient qu'indiquer les titres des Ouvrages des Auteurs qu'il cite, & on les trouve plus au long dans notre Table chronologique. J'ai conservé seulement celles des Auteurs desquels M. Astruc ni moi n'avons point parlé, soit parce que je n'ai pu me procurer même le titre de leurs Ouvrages, soit parce que les Auteurs que M. Boehm rapporte n'ont dit qu'un mot dans leurs Ouvrages de la maladie vénérienne, tels que les Auteurs de matières Médicales, de Chimie, & Livres pareils. J'ai conservé aussi les notes qui sont aux Anonymes, parce qu'autrement le Lecteur ne pourrait connaître ces mêmes Anonymes.

trouvé de meilleurs. De-là sont venues les réflexions, les observations qui ont donné carrière aux ouvrages innombrables que nous avons sur cette matière. J'ai voulu jeter les yeux sur la quantité de remèdes que l'on a prescrits depuis que l'on a connaissance de cette maladie, & je me suis étudié à les réduire dans certaines classes. Je ne puis assez marquer ma reconnaissance à Astruc, qui a presque porté ce travail à sa perfection : j'avouerai même avec franchise que je me suis contenté de voir dans cet Auteur l'analyse des Livres que je n'ai pu me procurer, & que c'est là que j'ai pris ce qui regarde la curation. La collection d'*Aloysius Luisinus* m'a aussi beaucoup fourni d'Auteurs. Pour les autres, ou je les ai, ou ils me sont connus par les Ouvrages Périodiques. Les bornes d'un Essai Académique m'empêcheront de parcourir les théories des Auteurs ; ce que j'aurais desiré faire : mais je réserve cet Ouvrage à un autre temps.

§. I.

Depuis près de trois siècles que la vérole exerce ses rigueurs en Europe, les Médecins ont tenté des moyens très-différens pour la guérir. Premièrement ils se sont efforcés de corriger le vice porté dans les humeurs par les miasmes véroliques; en second lieu ils ont cherché à le chasser hors le corps. Ils voulurent arriver au premier but de différentes manières, & chacun se fit à sa guise une idée de la nature du mal qu'il voulait combattre. Pour l'autre but auquel ils voulaient atteindre, ils essayèrent de toutes les espèces d'évacuans. Plusieurs voulurent en même-temps satisfaire à ces deux indications. Il y en eut qui cherchèrent à corriger les humeurs viciées par les médicamens aromatiques, balsamiques, anti-septiques, & à empêcher par leur secours que la corruption ne fît des progrès. D'autres qui virent leurs malades sujets à des écoulemens contre nature, & très-affaiblis par la maladie, conseillèrent les astringens. D'autres qui regardaient toute espèce de contagion comme poison, mettaient en usage, suivant la coutume du siècle, les remèdes qu'ils croyaient lui résister. D'autres, pour dissiper l'âcreté des humeurs, employaient les adoucissans. Quelques-uns crurent devoir employer contre cette maladie inconnue des remèdes spécifiques : mais on ne connut bien la manière d'agir de la plupart de ces médicamens, qu'après que la théorie de l'Art, plus réfléchie, eut répandu une plus grande lumière sur le caractère des maladies en général, & de la vérole en particulier. Certains substituèrent à des spécifiques exotiques des plantes indigènes qui leur parurent en quelque façon approcher des premières : mais en les vantant, ils s'appuyaient bien plus sur des hypothèses que sur la vérité. Ceux enfin qui n'ont été les Prôneurs que de leurs secrets, n'ont point place ici. De tous les remèdes spécifiques, aucuns n'ont plus occupé les ministres de la santé que le mercure; en conséquence ils l'ont prescrit sous différentes formes; & comme, par les symptômes, il paraissait clair que le mal procédait de l'épaississement des humeurs, il y en eut qui voulurent le dompter par les remèdes résolutifs. Pour remplir la seconde indication, ils employèrent les sudorifiques, les sialogogues, les émétiques, les cathartiques: mais pour l'ordinaire ils choisirent de préférence ceux qui répondaient en même-temps à la première indication.

§. II.

Plater recommande l'*agallochum L.* *; *Massa*,

---

* *L.* signifie *Linnæus*.

Ferrier, *Petronio*, l'abſinthe *L.*; *Ferrier*, les racines d'ariſtoloche, le calament; le même & *Jer. Monteu*, *Plater*, *Sinapius*, l'*acorus*. Ce dernier, à l'exemple des Tartares, approuve ſon uſage, & il aſſure que ces Peuples n'emploient point d'autre remède. *Ferrier*, *Sinapius* recommandent la centaurée bénite *L.*; *Ferrier*, le *geum verbaſcum L.*, le *caſſia lignea*; le même encore avec *Plater* & *Muſitan*, le pin, le cèdre *L.*; *Ferrier*, *Sinapius*, la petite centaurée; *Ferrier*, la *centaurea centaurium L.*, la germandrée; *Veſal* aſſure que les Génois la priſent très-gratuitement; *Ferrier*, la raclure de citronnier, le coſtus arabique; *Ferrier* & *Plater*, le dictame blanc; *Diaz de Iſla*, les racines de *cactus-opuntia L.*; en effet il déſigne par ce nom le figuier Indien, racine très-amère, bien que la racine de *cactus* cultivée chez nous, laiſſe à peine ſur la langue une ſenſation d'amertume. *Ferrier*, le *maranta-galanga L.*, la gentiane bleue; *Rangon*, le bois d'*ettalche* ou d'*hetechen*, qui, d'après *Leon* (1), ſemble provenir d'un genevrier Africain; *Tomitani*, *Fracantiani*, *Cannevarius*, en parlent auſſi : *Ferrier* loue encore la millepertuis-perforée L., l'hyſope des boutiques L.; *Colle*, le pin *larix L.*, le laurier; *Claudini*, *Chriſtien*, le maſtic; *Colle* préconiſe fortement comme un remède nouveau, la décoction de ſarment de houblon; *Claudini* & *Plater* ſoupçonnent qu'on peut tirer avantage de la racine de tamaris *L.*; *Rudius* nie ſa propriété. *Ferrier* recommande la cataire; *Plater*, *de le Boë Sylvius*, les racines de petaſite; *Petronio*, *Colle*, *Hirschel*, le bois de pin ſauvage; *Braſſavole* ne lui attribue aucun effet: *Ferrier*, le pouliot; *Plater*, *Mayerne*, le bois de Rhodes; *Muſitan*, la racine de *rhodia*; *Petronio*, le

(1) Joh. Leonis Afr. *Deſcr. Afr.* Antw. 1556.

romarin; *Plater*, la sabine; *Ferrier*, *Plater*, le chamairas; *Ferrier*, le chamæpytis, l'*andropogon-schænantum*, le serpolet, la lavande; le même & *Plater*, la térébenthine de Cypre; *Ferrier*, le thym ordinaire; *Massa*, l'huile de sapin; *Lobera*, celle des autres espèces de pin, de succin & de pétrole; *E. Sthal* & *Thebesius*, le succin en nature; *Hasselquist* (1), son infusion résineuse; *Quincy* (2), le camphre avec les aromates; cette méthode est contrariée par *Turner*, ainsi que par *Fr. Hoffmann*, *Ludolf* & *Ritter*. *Mathiole* vante beaucoup l'esprit de soufre par la cloche, ainsi que *Poterius* (3); mais *Ant. le Cocq* a très-bien observé qu'il ne produisait aucun effet. *Stahl* & *Thebesius*, *Ludolf* & *Ritter* assurent qu'il est nuisible. *Petronio* dit qu'on se trouve très-bien de prendre tous les matins une demi-drachme de sel commun dans une livre & demie d'eau. *Fernel* loue un opiat antidote alexipharmaque, composé avec plusieurs aromates, auquel il ajoute toujours l'usage du bois de gayac. Une décoction de divers aromates faite avec le vin & le miel, est prescrite par *Rondelet* & par *Paulmier*, qui fait l'éloge & la description de l'opiate majeur & mineur de *Rondelet*; l'un & l'autre est composé de tout ce qu'il y a d'aromates dans la classe des végétaux: & il en propose une nouvelle aussi mal digérée que les autres, laquelle cependant est recommandée par *Quiquebeuf* & P.

---

(1) J. Fr. Hasselquist, Ostrogoth. *Eller resa tilheliga landet*, 1751. Rostoch. 1762.

(2) J. Quincy, Med. London. voyez à son sujet Turner c) c) dan. Turner, Med. Lond. *Syphilis a practical Dissert. &c.* Lond. 1717.

(3) P. Poterius, Reg. Gal. Med. *opera practica & chemica* imprimés par les soins de Fr. Hoffmann à Francfort sur le Mein en 1698, auparavant à Lyon en 1645.

Paulmier. *Mathiole* loue & décrit l'eau philosophique, qu'il prépare en exprimant le suc de plusieurs végétaux, dont les moins instruits en Chimie savent que quelques-uns sont aromatiques, mais que de beaucoup d'autres on ne peut en extraire aucune eau; cependant *Ferdinand* fait cas de cette eau philosophique. L'eau merveilleuse de *Fernel* n'est pas plus digne de louanges, malgré les aromates nombreux qui sont mêlés aux autres ingrédiens. *Torella*, *Fallope*, *Petronio*, *Crato*, qui est sur-tout le partisan de la gomme animé, *Zecchius*, *Cœsalpin*, *Pacius*, *Varandal*, *Cortilio*, *Colle* emploient les aromates & les résines non-seulement à l'extérieur, mais encore en forme de fumigation. *Brassavole*, *Botal*, *Fracantiani*, *Minadous*, *Septalio*, *Sennert* assurent que les fumigations ont un effet fort incertain, si la nature du virus vénérien n'est point d'espèce à pouvoir être corrigé par les balsamiques. On voit assez que ces remèdes sont prescrits sans observation; & si jamais ils ont procuré quelque adoucissement, je crois qu'il est dû à la vertu générale qu'ils ont d'atténuer tout épaississement, & de provoquer des excrétions aqueuses; mais je crains que, par leur qualité échauffante, ils ne fassent ensuite plus de mal que leurs prôneurs n'en attendront de bien. Puisque le virus vérolique n'est point de nature alkaline, je ne vois pas à quoi servent les acides: & certainement dans une maladie qui provient d'épaississement, on ne peut attendre de leur vertu coagulante, que l'accroissement des symptômes: mais dans une maladie ou l'âcreté prédomine; qui osera tenter de détremper les humeurs par des remèdes âcres?

§. III.

Minadous & *Ferdinand* louent la confection antidote cyphi, que *Galien de Antid. L. II*, nous a conservée de *Démocrite*. *Ferrier* & *S. Pauli* louent le mors du diable; *Brant*, *Vella*, *J. Benedicti*, *Brocard*, *Phrisius*, *Montan*, *Frizimelica*, *Borgarutius*, *Cæsalpin*, *Pardoux* font très-grand cas du Mithridate; presque tous ceux qui louent cet antidote, recommandent la thériaque, excepté cependant *Grunpeek*, *Romerus*, *Hock*, *Fontanonus*, *Minadous*, *Varandal*, *Ferdinand*, *Wynel*, qui insistent sur la première confection : *Cæsalpin* & *Plater*, dans le mal récent, l'élèvent au-dessus du bain de vapeur. Je ne recherche point ici avec soin les Auteurs qui ont ajouté la thériaque à d'autres substances plus efficaces, pour parvenir plus sûrement au but qu'ils se proposaient. Reste encore à parcourir ceux qui ont conseillé l'eau thériacale; nous compterons *J. Benedicti*, *Almenar*, *Rondelet*, *Plater*, *Varandal*, *Ferdinand*. *Matthiole*, en faisant distiller la thériaque avec l'eau, ajoute un mélange mal assorti de Médicamens de toute espèce. Puisque ces médicamens, si l'on en excepte la succise, qui certainement est bien ici sans vertu, agissent évidemment en échauffant le sang; qu'ils sont absolument incapables de détruire le virus vénérien; que ce virus peut être chassé par les pores de la peau avec plus de sécurité; que les opiats dans cette maladie doivent être entièrement bannis: il est évident que cette manière de guérir n'a jamais été suivie d'aucun succès. *Vochs*, au commencement du seizième siècle, s'est élevé avec véhémence contre la thériaque. *Le Coq*, *Brassavole*, *Petronio*, *Guyon* méprisent les eaux thériacales.

§. IV.

J. Benedicti. *Eugubius* prisent infiniment le sirop de pommes de *Mésué*, qu'on croyait être confortatif, non-feulement à caufe de fa bonne odeur, mais en vertu du fuc de *coccorum*, (1) qui entre dans fa compofition. *Sinapius* recommande la *betula alnus L.*; *Plater*, le ceterac, l'herniole herbacée L.; *Colle*, l'*onicera periclimenum L.*; *Jonfton*, le chêne; *De le Boë Sylvius*, *Loffius* & *Rebenftroft Dolée* font du même avis; mais *Mathiole*, *Vidus Vidius*, *Fracantiani*, le regardent fans vertu pour ces maladies. *Claudini* approuve le fantal L.; *Vefal*, *Ferrier*, *Plater*, la tormentille. Tout le monde fait que la faibleffe des malades vénériens eft purement fymptomatique; les Médecins rationels favent combien la cure palliative diffère de la radicale; par conféquent, il n'eft pas befoin de prouver que les confortatifs ont trompé l'efpoir de ceux qui les ont employés.

§. V.

Un *Anonyme Français* prétend que le lait de femme, celui de chèvre & d'âneffe, eft un remède excellent contre le mal fyphilitique; *Roncalle* recommande particulièrement celui d'âneffe; il y en a certains, tels que *Garnier*, *Rofeinftein*, *Daumond*, qui font boire à leurs malades le lait d'animaux qu'ils ont auparavant fait frotter avec l'onguent mercuriel; & c'eft moins à caufe du lait qu'ils le font prendre, qu'à caufe des parties mercurielles qui font mêlées dans fa fubftance;

(1) *Coccorum* eft le génitif pluriel de *coccus*, & le *coccus* dont il s'agit ici eft le *coccus baphica* (le kermès) dont on fe fervait pour teindre en écarlate avant la découverte de la cochenille. M. Boehm n'eut pas dû mettre le pluriel, parce qu'il rend prefque la chofe inintelligible.

ſubſtance ; mais cette méthode n'eſt pas du goût de *Ludwig. Mich. J. Paſchal* regarde comme un fort bon remède l'huile d'olive, à laquelle on ajoute la quatrième partie de ſucre. Un *Anonyme* (1) aſſure avoir vu dans des rélations, que les habitans du Mexique guériſſent la maladie dont il s'agit ici, avec du pain de froment trempé dans du miel vierge, ou cuit dans l'eau. *Alcazar* aſſure que le ſirop de grémil, qu'on appelle ſirop d'*Ambroſius*, eſt incomparable pour guérir le mal quand il eſt récent. *Seb. Aquilano*, *Cataneus*, *J. Benedicti*, *Mayerne* font cas de la chair de vipère. *Cæſalpin* conſeille auſſi les troſchiques preſcrits par Galien, & l'eau de vipères à laquelle il ajoute des aromates. *Sartorius* joint aux diurétiques la décoction de vipères ; *Dolee*, dit avoir guéri pluſieurs perſonnes avec l'axonge de vipères, enveloppée dans une conſerve quelconque. Je paſſe ſous ſilence les Auteurs qui ont ajouté à des médicamens plus efficaces, la poudre de vipères en qualité d'adjuvant. *J. Benedicti* penſe auſſi qu'on ne doit point rejeter les anguilles. *Aſtruc* rapporte que beaucoup de voyageurs ont conſtaté les bons effets de la chair des grandes tortues marines, que l'on trouve fréquemment ſur les Côtes & dans les Iſles d'Amérique. On ne peut attendre aucun ſuccès de ces ſortes de remèdes pour la guériſon de la vérole ; ils ne peuvent que rémédier aux ſymptômes, & ils n'attaquent nullement la cauſe du mal : je ne veux cependant point nier tout à fait que les vipères ayent une qualité dépurative. *Maſſa* & *Dordono* avertiſſent que leur uſage n'a peu ou point de ſuccès ; & des obſervations ſans nombre

(1) Certain Anonyme philoſophe renommé. Voy. le *Commerce Littéraire de Nuremberg*, A 1736. Hebd. XVII. Obſ. II. p. 131.

réfutent *Lobera*, qui prétend avoir vu de mauvais effets de l'usage des vipères & des serpens.

§. VI.

Junker & *Fr. Hoffmann* font grand cas de la teinture acide d'antimoine, à laquelle *Ludolf* & *Ritter* accordent aussi des qualités; un *Anonyme Allemand* (1) la prépare avec l'or. *Von Lindern*, mon respectable ayeul & mon père, ont pu éprouver par des observations bien des fois réitérées, pendant seize lustres & plus, les bonnes qualités de cette teinture des métaux. En général en Allemagne, ils leur est fort ordinaire de combattre l'épaississement vénérien avec des teintures alkalines. Ces teintures font la base de tous les remèdes anti-vénériens dont différens Particuliers font des secrets. *De le Boë Sylvius* prône par un systême à lui, les sels lixiviels & volatils. *Dibon* loue l'huile de cire distillée avec le soufre; *Gauckes*, *Stahl* & *Thebesius*, les cantharides: je ne parle point des autres Auteurs qui préconisent ces mouches, pour la cure de la gonorrhée. *Ferrier* recommande la racine d'asphodole; *Formi*, (*obs 4*, *dans Rivière obs. commun.*) dit que la racine de bardane a réussi sur plusieurs personnes attaquées du mal Français, & que c'est avec cette plante même, que le Roi Henri III fut guéri; *Ferrier*, *Montan*, *S. Pauli* en font un cas particulier; & *Sinapius* atteste que son usage est très-fréquent en Pologne: *Baglivi*, *Pitcarn*, *Storck*, *Locher* sont encore ses partisans: mais *Vidus Vidius* ne s'en promet pas grand succès. *Sinapius*, *Stahl* & *Thebesius* ordonnent la

(1) Anonyme Allemand, voyez le *Magasin d'Hambourg*, vol. XV, part. II, n°. 1, p. 115.

pimprenelle ſauvage; *Juncker* le polychreſte réſolvant des Stahliens, l'eſſence de pimprenelle, mais pour un mal léger. *Botalle* recommande le chardon-roland; *Haſchard*, le bois de genêt; *Ferrier*, la patience de marais; *Pitcarn*, la patience ſauvage; *Sinapius*, l'impératoire; *Ferrier*, *Plater*, l'aulnée; celui-ci l'eau de perſicaire ſur l'autorité de *Paracelſe*, qui a écrit tout exprès un traité ſur cette plante qu'il s'efforce de préconiſer. *Ferrier*, *Plater* prônent encore l'iris d'Allemagne; *Cortilio*, les contredit avec raiſon. *Veſale*, *Ferrier* recommandent le raponthic; *Rudius*, la ſaponaire, qu'il dit être fort bonne dans les cas déſeſpérés; *Claudini*, *Septalius*, *Sennert*, *Colle*, *Thom. Bartholin*, *W. Wedel* & *Low*, *Stahl* & *Thebeſius* ſont du même avis. *Kalſtchimdt* & *Alberti* recommandent les antimoniaux en général; *Blancard*, l'antimoine crud; *Dibon* le preſcrit fondu avec le ſel & le nitre; *Kramer*, le joint à la pierre calaminaire; *Mayerne*, *Gockel* (1) & *Fr. Hoffmann* conſeillent l'antimoine diaphorétique; *Loſſ* & *Rebentroſt*, l'huile douce d'antimoine; *Gockel*, *Johrenius* & *Eiſener*, le ſoufre doré d'antimoine; *Klaunig*, *Fr. Hoffmann*, *Büchner* & *Tellgmann* le recommandent auſſi, & y ajoutent une poudre abſorbante. *Storck*, *Quarin*, *Locher*, *Hartmann* & *Hademann* atteſtent que la ciguë a guéri très-heureuſement les maladies vénériennes; *Lange* & *Muller*, ſont, pour ainſi dire, forcés malgré eux, d'avouer la vertu de cette plante; *Collin*, *Roſenſtein*, *Nolanus* (2), *Coſte* lui rendent la même juſtice. *Kramer* recommande la décoction des racines de plantin & d'ortie, &

(1) Eberh. Gockel, M. D. Ulmens. *Conſilior. & obſerv. Medic. Decad. VI.* Aug. Vind. 1683.

(2) Joh. Vivent. Nolanus, Med. Neapol. *de cicutâ.* Neapoli 1767.

Trew (1), y applaudit. *Boissier* (2) préfère presque la morelle à tous les autres remèdes. Si on en croit *Chaw* (3), le coris de Montpellier L. est fort en usage en Barbarie. Je conviens que les remèdes résolutifs procurent du soulagement dans les maladies causées par l'épaississement des humeurs; mais puisque c'est un genre d'épaississement particulier qui constitue la maladie vénérienne, par conséquent les remèdes qui ne développent leur efficacité qu'à l'égard de l'épaississement muqueux, n'y conviennent nullement, & les savonneux ne paroissent point suffire. Pour les préparations de régule d'antimoine & de ciguë, qui, par des expériences innombrables, sont reconnues pour être souveraines dans les espèces particulières d'épaississement, elles doivent être prescrites dans les maladies dont nous parlons ici. Il est aussi démontré que le mercure jouit de la vertu de dissoudre l'épaississement vérolique; & tous les Auteurs conviennent que la ciguë égale le mercure en efficacité.

§. VII.

Les médicamens spéciques sont de deux sortes, 1°. Ceux qui ont été recommandés par tel ou tel Auteur, & dont on ne peut reconnaître *à priori*, la manière d'agir; mais comme bientôt ils furent abandonnés, nous devons peu nous en occuper. 2°.

---

(1) Chr. Jac. Trew, Med. Norimb Voyez le *Commerce Littéraire de Nuremberg*, An. 1741, Semaine L Obs II.

(2) Boissier a ajouté au Traité de Calvi *a*) *Epist.* script. *ad Comitem Roncullum* 1762, *a*) J. Calvi, Prof Med Pisan, *de medicamentis pro nosocomiorum levamine moderandis.* Pisis. 1763.

(3) Thom. Chaw, Pr. Ling. Gr. Oxon. *Travels or observat, of barbary and. the Levant.* Lond. 1754, imprimé d'abord en 1738.

Les médicamens qui ayant été une fois mis en usage, ont eu des succès confirmés par beaucoup d'expériences; succès qui, depuis, ne se sont jamais démentis. Parmi les premiers, se trouvent la chair de perdrix que *Varandal* nous rapporte avoir été prisée par *Cardan*; l'arsenic dissous dans l'esprit-de-vin, & appliqué aux paulmes des mains & aux plantes des pieds, topique recommandé par *Planis Campy*; l'or réduit en poudre impalpable, dont *Loss* & *Rebentrost* font cas; le safran d'or avec lequel *Weisbach* prétend faire les plus grands miracles; *l'anthirinum-cymbalaria L.*, de *Wedel* & *Low*; *l'anthirinum-asarina* L., de *Plater*; la langue de serpent de *Lanzon*; le *Lycopodium selago*, estimé par *Linnæus* (1). Parmi les spécifiques d'une vertu confirmée, je placerai les bois de gayac, de sassafras, les racines de salsepareille, d'esquine, & la *Lobelia*, à laquelle des expériences récentes assignent une place parmi les anti-syphilitiques, & le mercure enfin, qui mérite le premier rang parmi ceux que je viens de nommer. On pourrait rendre quelque raison de la manière d'agir de ces médicamens; mais comme il est certain qu'ils agissent spécialement en atténuant les humeurs épaissies par le virus vérolique, & que leur action ne peut pas s'expliquer bien nettement, nous leurs laisserons le titre de spécifiques, qu'ils méritent. Dans l'administration des bois & des racines, on règle le régime & la méthode d'en faire usage, de manière à procurer des sueurs abondantes; mais nous pensons qu'on doit bien distinguer leur effet sudorifique de leur vertu anti-vénérienne, nous en parlerons plus bas.

§. VIII.

Poll & *Hutten* ont les premiers fait mention

(1) Carolus Linnæus, Arch. Reg. & M. Pr. Upsal. *Amænit. Acad.* sive *Dissertatiunculæ varii argumenti*, 1749.

du gayac, & ils ont commencé à en faire usage l'année 1517; *Delgado* assure qu'on le connut en Espagne en 1508 & si l'on en croit Brassavole, il était en réputation en Italie en 1525. Il est préféré à presque tous les autres remèdes, par *Poll*, *Schmaus*, *Hutten*, *Manardus*, *Delgado*, *Fernandez*, *Ferro*, *Lecoq*, *Remacl. Fuchsius*, *Leon. Fuchsius*, *Lobera*, *Vesale*, *Montano*, *Maggius*, *Vidus Vidius*, *Victorius*, *Ferrier*, *Bonacossus*, *Haschard*, qui, le premier, remarque mal-à-propos trois especes de ce bois. *Mathellus*, *Fallope*, *Joh. Sylvius*, *Renner*, *Leon*, *Tomitano*, *Fracantiani*, *Borgarutius*, *Planerius*, *du Laurens*, *Rosellus*, *Quiquebeuf* & *Paulmier*, *Massarias*, *Canevarius*, *Rudius*, *Pardoux*, *Claudini*, *Varandal*, *Guarguantus*, *Sennert*, *Juncker*, *Ferquet*, *Janson*, *de Craanen*, *Herrera*, *Boerhaave*, *Alex. Camerier* & *Breyer*, *de la Mettrie*, *Fabbri*, *Tozzoti*, *Mooney*, *Fordyce*; d'autres Auteurs se louent encore de ce bois; mais il ne croient pas qu'il soit seul à posséder la vertu anti-vénérienne: tels sont *Fracastor*, *Massa*, *Rangoni*, *Rinius*, *Cardani*, *Brunel* & *des Champs*, *Brassavole*, *de Hery*, *Trincavel*, *Amatus*, *Bayrus*, *Frizimelica*, *Monteu*, *Rondelet*, *Botale*, *Petronio*, *Dordonus*, *Brucœus* & *Battus*, *Rigault* & *Riolan*, *Fraxinola* (1), *Alcazar*, *Parée*, *Paulmier*, *Bruele*, *Wierius*, *Crato*, *Zecchius*, *Mercurialis*, *Ghini*, *Betera*, *Forestus*, *Saxonia*, *Bastellus*, *de Torres*, *Silvaticus*, *Pacius*, *Mercato*, *de Leon*, *Cortillo*, *Guillaumet*, *Hartmann*, *Charles*, *Septalius*, *de Planis Campy*, *Sartorius*, *Gockel*, *Overcamp*, *Pitcarn*, *Gohl*, *Roncal*, *Locher*. La méthode la plus ordinaire de se servir de ce bois, selon *Poll*,

---

(1) Arcæ. Fraxinola, Hisp. *de rectâ curandi vulnerum ratione*, d'abord *Antwerpiæ* 1574, ensuite *Amstelod.* 1658.

était d'en faire une décoction très-chargée, d'en donner chaque jour six dragmes matin & soir au malade, de le coucher dans un lit bien chaud, de le bien couvrir & de le laisser suer pendant quelques heures; pour boisson ordinaire, on usait d'une seconde décoction plus faible que la première, & l'on observait la diete la plus rigide; on ne devait prendre d'alimens, que la quantité nécessaire à la vie. *Severinus* conseille de ragoûter les malades en variant les mets; *Mathiole*, *Ferro*, *Rangoni*, *Ryff*, *Lobera*, *Cardani*, *Brassavole*, *Ferrier*, *Haschard*, *Macchellus*, *M. J. Paschal*, *Bayrus*, *Rondelet*, *Chalmet*, *Tomitano*, *Botale*, *Dordono*, disent de faire cette décoction avec le vin, ou d'y en mêler pour l'usage. *Lecoq*, *Montano*, *Victorius*, *Fallope*, *Fracantiani*, *Petronius*, *Planerius*, *Plater*, *Varandal*, *Sartorius* défendent l'usage de tous les vins en général, & paraissent le rejeter avec justice dans un médicament déjà échauffant de sa nature, & dans une maladie qui consiste dans l'épaississement des humeurs. *Machellus* ajoute le petit lait au gayac; *Plater*, l'eau distillée de persicaire. *Claudini*, *Sennert*, *Dolée*, *Overcamp*, le recommandent en extrait; *Schmaus*, *Macchellus*, *Rudius*, en poudre; *Ferro*, *Lobera*, *Rondelet*, *Sennert*, blâment avec raison cette dernière pratique. *Delgado*, *Mathiole*, *Lobera*, proposent un électuaire que *Ferro*, *Sennert* désapprouvent avec justice. *Mathiole*, *Maggius* le recommandent en fermentation avec du moût; *Sennert*, *Severinus* approuvent son eau distillée; *Gauckes*, sa teinture spiritueuse. Il fut plusieurs Médecins qui ajoutèrent différentes drogues au bois saint, soit pour augmenter sa vertu, soit pour corriger sa qualité échauffante: je ne prétends point ici parler de ceux qui unirent différens remèdes à cet anti-vénérien, lorsque la vérole se trouva compliquée avec d'autres maladies; mais simplement de ceux qui n'eurent en vue que la guérison de ce premier mal; & qui croyaient que le gayac avait une force expulsive pous chasser le virus hors le corps. C'est d'après ce principe, que plusieurs lui unirent des purgatifs : tels furent *Lobera*, *Ferrier*, *M. J. Paschal*, *Rondelet*, *Sartorius* : mais *Montano*, *Victorius*, *Chalmet*, *Fracantiani*, *Sennert*, *Sparr* eurent très soin de les éloigner d'un remède dont on attendait des sueurs abondantes. *Botale*, *Jansonius* joignirent les aromates à ce sudorifique en qualité d'adjuvants; *Brassavole* l'allie avec les aromates & les purgatifs; *Ferro*, *Lobera*, *Montano*, *Maggius*, *Leonus*, *Tomitanus* lui ajoutèrent différens remèdes rafraîchissans. *De Hery* recommande l'eau distillée de gayac, à laquelle il joint d'autres plantes; *Ferrier* lui unit les aromates; *Chalmet* y fait entrer la thériaque; ils donnèrent à ces différentes eaux de gayac, le nom pompeux de philosophiques. Le vin de *Maître Louis*, qui, selon *Pigray*, s'est acquis une si grande réputation dans la cure de la maladie Espagnole, était préparé, si l'on en croit le témoignage du même Auteur, avec le vin, le gayac & différentes herbes hepatiques. Plus la méthode rationnelle de guérir sera portée à un haut degré de perfection, plus on s'écartera de la méthode de *Ferro*, de *Rinius*, d'*Haschard*, qui prétendent que le gayac allié à d'autres médicamens, tend mieux à la fin qu'on se propose; & nous souscrivons volontiers aux avis de *Hutten*, de *Le Coq*, de *Vesale*, de *Brunel & des Champs*, de *Victorius*, de *Fallope* & de *Borgarutius*, qui pensent que ce bois perd de ses forces lorsqu'on le mêle avec d'autres médicamens, & qu'il vaut mieux, par cette raison, le préparer d'une manière simple & unie. Le gayac que tant d'Auteurs ont prôné, a aussi eu ses détracteurs; *M. J. Paschal*, *Chalmet*, *Ant. Saporta*, *Pereda*, *Calvi*, *Quercetan*, *Horstius* ne le croient ſpécifique que dans les maladies légères & récentes. *Blond*, *Paré* & *A Brunn* diſent l'avoir employé ſans ſuccès. Je ne connais point de remèdes qui quelquefois n'ayent trompé notre eſpoir, & cependant eſt-il permis de faire l'argument ſuivant? Ce remède a fait preuve d'efficacité en mille circonſtances; dix fois il n'a pas réuſſi: donc, on doit le proſcrire. *J. Paſchal* rapporte les vertus qu'on attribue au gayac, ſeulement à la diète & aux ſueurs. *Bourru* diſpute aux bois exotiques en général, leur vertu ſpécifique; & pourvu que la maſſe des humeurs ſoit parfaitement dépurée & renouvelée, tout remède peut parfaire la cure. Je ne vois pas de quelle manière la diète & la ſueur ſont ſuffiſantes pour dompter un épaiſſiſſement opiniâtre: & *Mathiole* oppoſe les expériences qu'on a tentées avec le bois de chêne à *J. Paſchal* qui prétend qu'on peut guérir avec toutes ſortes de bois, pourvu qu'on obſerve un régime analogue à celui qu'on preſcrit pendant l'uſage du gayac. *Paracelſe*, *Fernel*, *Lowe*, *Muſitan*, *Schlichting*, *Hundertmarck*, *Heuermann* aſſurent qu'il eſt nuiſible, ou au moins inſuffiſant, pour guérir la vérole. J'avoue que l'autorité de ces Auteurs ne me fait point aſſez d'impreſſion, pour affaiblir la confiance que m'inſpirent les témoignages nombreux qui atteſtent le contraire. *A Bethencourt* avertit prudemment que les perſonnes d'un tempérament faible, délicat, bilieux, doivent s'abſtenir de l'uſage du gayac; mais cet axiome de pratique n'a-t-il lieu qu'à l'égard du bois ſaint? Tous les remèdes n'ont d'efficacité que lorſqu'ils ſont adminiſtrés avec circonſpection, & appropriés au tempérament du ſujet.

§. IX.

Nous voyons par *Fracaſtor*, que la racine d'eſquine fut mise en usage quelques années avant la salsepareille; *Amatus*, *Dordonus*, *Rinius* la préfèrent en décoction à tous les autres remèdes; *Massa* la préfère à la salsepareille. Elle a été louée entre les plantes spécifiques par *Fracastor*, *Rangoni*, *Leonh. Fuchsius*, *Lobera*, *Cornicius*, *Ferrier*, *Trincavel*, *Montueu*, *Rondelet*, *Bruceus* & *Battus*, *Rigault* & *Rioland*, *Alcazar*, *Bruele*, *Crato*, *Zecchius*, *Mercurialis*, *Betera*, *Forestus*, *Saxonia*, *Bastellus*, *de Torrès*, *Cannevarius*, *Pacius*, *Mercatus*, *de Leon*, *Claudini*, *Cortilio*, *Hartmann*, *Charles*, *Septalius*, *Roncale*. *Furstenau* & *Paxmann* assurent que les Indiens s'en servent avec avantage, réduite en poudre. *Rangoni* & *Rondelet* proposent de mêler du vin à la décoction d'esquine; mais *Petronius* blâme cette méthode. *Severinus* prescrit de faire fermenter cette racine avec les raisins; il enseigne ensuite la manière de préparer l'eau simple ou vineuse distillée, &, qui plus est, il regarde ces eaux comme un breuvage fort agréable. Un *Anonyme Français* (1) plaisante sur cette dernière méthode, rajeunie de nos jours; *Vesal* & *Cardani* recommandent de n'y rien ajouter. *M. J. Paschal*, *Chalmet*, *Tomitano*, *Botal*, *Petronio*, *Ant. Saporta*, *Pereda*, *Ghini*, *Calvi*, *Rudius* ne la croient propre que dans les cas légers; *Vesal*, *Vidus Vidius*, *du Laurens* la disent inférieure au gayac; & *Pardoux*, *Varandal*, *Sennert* lui préfèrent même la salsepareille. *Brassavole*, *Fernel*, *Massarias*, *Guarguantus*, *Sartorius*, *Musitan*, *Fallope* & *Fracantiani* la regardent sans vertu, d'après leur expérience.

§. X.

La racine de salsepareille fut apportée en Eu-

(1) Anonyme Français, *Parallèle des différentes méthodes de traiter la maladie vénérienne.* A Amst. 1764.

rope vers l'an 1530; & plusieurs Auteurs la mirent au nombre des spécifiques anti-vénériens confirmés : tels furent *Rangoni*, *Leonh. Fuchsius*, *Lobera*, *Ferrier*, *Amatus*, *Rondelet*, *Tomitano*, *Botal*, *Petronius*, *Dordono*, *Brucœus* & *Battus*, *Rigault* & *Rioland*, *Fraxinola*, *Alcazar*, *Bruele*, *Wierus*, *Zecchius*, *Mercurialis*, *Betera*, *Rosellus*, *Forestus*, *Saxonius*, *Bastellus*, *de Torrès*, *Canevarius*, *Pacius*, *Mercato*, *Pardoux*, *Claudini*, *Cortilio*, *Charles*, *Septalius*, *Sartorius*, *Pitcarn*, *Roncallus*. Parmi les Auteurs modernes, on lui trouve aussi des Partisans, *Lapi*, *Storck*, *Dossié*, *Fordyce*; *Ceston* assure qu'en continuant son usage pendant trois mois, non-seulement elle guérit les maladies récentes, mais encore celles qui sont invétérées, & même avec plus de succès que le mercure. Elle est aussi préférée aux autres anti-vénériens par *Cardani*, *Trincavel*, *de Leon* & *Massarias*. On lit dans *l'histoire générale des voyages*, que les Africains n'emploient que cette racine pour combattre & guérir la vérole. *Cortilio* & *Ceston* s'en sont servi réduite en poudre; ce dernier l'a donnée sous forme d'extrait. *Severinus* l'a mêlée avec des alimens; *Borel* l'a fait cuire avec l'antimoine & des coquilles de noix; *Montano* ordonne une potion qu'il donne distillée aux gens de considération, la salsepareille en fait la base: il prétend que son remède est supérieur à tous les autres; mais il se trompe grossièrement : car à peine les ingrédiens qui le composent ont-ils quelqu'efficacité. *Baglivi* recommande la même décoction aux personnes affaiblies & exténuées, ainsi que la salsepareille cuite dans le petit lait avec les vipères; *Geach* prend le lait même pour menstrue; *Morgagni* fait l'éloge de l'eau stibiée de *Corsi*, qui est décrite sous le nom de décoction de pomponace, dans le dispensaire de Bologne, & qui est faite avec la salsepareille, le gui de chêne, l'antimoine crud, la pierre ponce & l'eau; *Valſalva* atteſte que cette décoction a très-bien guéri quelqu'un, qui dans l'eſpace de trois jours, en prenait juſqu'à dix livres par jour. *M. J. Paſchal*, *Ant. Saporta*, *Pereda*, *Rudius*, ne regardent cette racine propre ſeulement que pour guérir les accidens légers. *Maſſa*, *Du Laurens*, *Varandal*, *Sennert*, *Vidus Vidius* lui préfèrent le bois de gayac; ce dernier même donne la primauté à l'eſquine : elle eſt regardée comme impuiſſante, à moins qu'on ne lui joigne les autres ſpécifiques par *Rinius*, *Montueu*, *Fracantiani*, *Guarguantus*, *Muſitan*, *Johrenius* & *Eiſner*; ils remarquent en même temps que l'antimoine & les coquilles de noix n'augmentent en rien ſon efficacité: *Bromfield*, enfin, eſt du même avis.

§. XI.

Il paraît que le ſaſſafras fut connu par *Wierus* vers la fin du ſeizième ſiècle: cet Auteur eſt le premier qui en a fait l'éloge. *Monavius*, *Claudini*, *Varendal* en ont auſſi fait cas. *Sennert* le croit moins efficace que les autres bois & racines. *Neander* le préconiſe en poudre, en bol, en extrait, en ſirop; il priſe ſon huile diſtillée, & bien plus, il dit de mêler du vin à ſa décoction. Pour *Guarguantus* & *Sartorius* ils dépriſent ce bois. *Rudius* croit qu'il augmente l'âcreté corroſive du vice vérolique. Je n'ai nulle confiance dans un médicament évidemment échauffant, & dont l'efficacité n'eſt conſtatée par aucune obſervation.

§. XII.

Il y en eut pluſieurs qui eſpérèrent plus d'effet des végétaux, dont nous avons parlé aux Paragraphes huit & onze, en les mêlant enſemble. *Platter* fut un des premiers à faire uſage de cette ſorte de décoction qu'il nomma tisane des bois, & on crut que ces bois ainsi mêlés, ou seulement entre eux, ou ajoutés à d'autres plantes, seraient plus puissans pour dompter le venin vérolique. *Venustus*, *Capivaccius*, *Minadous*, *Joh. Saporta*, *Cæsalpin*, *Plater*, *Sennert*, *Colle*, *Weickard*, *Zacutus*, *Wynell*, *de le Boe Sylvius*, *de Blegny*, *Major* & *Schippel*, *Decker*, *Jansoni*, *Sparr*, *Jonston*, *Christinus*, *W. Wedel* & *Low*, *Loss* & *Rebenstrost*, *Blancard*, *E. Stahl* & *Thebesius*, *Hirschel* les recommandent seulement combinés entre eux sans addition de plantes étrangères. *Mayerne* donne plusieurs recettes où les bois sont confondus avec nombre d'autres drogues purgatives, résolutives, &c. *Zwinger* y ajoute différens purgatifs & sudorifiques qui ne conviennent nullement. *Nieser* compose avec ces bois une panacée tartareuse qui n'a pas le sens commun. *Dibon* prescrit une décoction aussi mal inventée & digérée. *Poterius*, *Sparr* y mêlent les aromates. *Dolée* y joint l'eau thériacale. *Ettmuller*, *Weisbach*, *Vercelloni*, l'antimoine; *Fr. Hoffmann*, *un Anonyme Allemand* (1), *Schorschmidt*, différens résolutifs. *Lowe* & *Everhaers* se louent beaucoup de la décoction d'esquine & de salsepareille. *Dibon* les emploie aussi, mais avec des ingrédiens très-mal choisis. *Blancard* recommande la décoction de salsepareille, d'esquine & de sassafras. *Boerhaave* la recommande aussi dans les maladies non invétérées; il y ajoute divers autres végétaux résolutifs. *Blancard* prescrit encore la décoction de salsepareille & de sassafras, celle d'esquine ou de salsepareille avec les résolutifs; le gayac, l'esquine & la salsepareille entrent dans une troisième décoction de *Dibon* composée avec aussi peu de

---

(1) Anonyme Allemand, *Neve anweisung zu der gründlichen erkenntniss und glücklichen curirung derer innerlichen menschlichen krankheiten. Leipz.* 1744.

justesse & de savoir que les deux autres de sa façon. *Lowe* leur unit les purgatifs & le vin; *Sartorius*, *Buchner* & *Franck*, les fossiles résolutifs. *Guldenklee* dit qu'eux seuls bouillis dans l'eau ont parfait une guérison. *Roncal* les mêle avec différens adoucissans : ou il en tire une eau, ou il donne ces sudorifiques seuls. *Pardoux* prescrit le gayac & la salsepareille unis aux cathartiques; *Gockel* aux aromatiques. *Quercetan* conseille la décoction de gayac, de salsepareille & de sassafras qu'il aiguise avec des aromates. Pour *Gauckes*, il les joint aux fossiles résolutifs, auxquels, selon sa coutume, *Dibon* ajoute d'autres médicamens qui composent un mauvais salmi. *Grashuis* fait l'éloge de la décoction de gayac, de sassafras & de salsepareille avec les minéraux résolutifs. *Guldenklee* prépare un breuvage avec les quatre exotiques mis en fermentation dans la biere. *Plater* en fait un électuaire avec les purgatifs & les aromates. *Welthoff* en fait un autre avec le sassafras, le gayac, la salsepareille & les légers laxatifs. *Renchin*, *Ferdinand*, *Guldenklee* & *Fr. Hoffmann* affirment que cette méthode n'a d'efficacité que pour les maladies légères. *Hildan*, *Ucay*, *Ovelgün* prétendent qu'ils sont insuffisans, & leur sentiment est appuyé par ceux d'un *Anonyme Allemand* (1), *de Ludwig*, *de Fabre*, *de Bassius* & *de Platner*. Plus les Médecins ont connu la manière d'administrer le mercure avec prudence, plus le crédit de ces spécifiques est tombé; de sorte qu'on ne les emploie plus aujourd'hui qu'en qualité d'adjudans; nous ne nous en servons point seuls à cause de la lenteur avec laquelle ils agissent, & des ravages considérables qu'ils font, lorsqu'on les emploie comme il con-

(1) Anonyme Allemand, *der geschickte Franzosen-Doctor*. Frf. & Lips. 1752.

vient, quand eux seuls doivent perfectionner la cure.

§. XIII.

Plusieurs, pour différentes raisons dont jusqu'ici nous avons rendu compte, ont substitué les plantes indigènes aux spécifiques. *Amatus*, *Rondelet*, *Petronius*, *Cæsalpin*, *Plater*, *Colle*, *Weickard*, *Jonston*, *Mayerne*, *Christinus*, *Dolée*, *Sinapius* assurent qu'on peut substituer le bois de buis à celui de gayac. *Musitan* rapporte avoir guéri plusieurs personnes avec la décoction de ce bois : mais *Rinius*, *Vidus Vidius*, *Haschard*, *Francantiani*, *Ucay* disent qu'on l'emploirait inutilement. *Ferrier*, *Montueu*, *Cæsalpin*, *Claudini*, *Plater*, *Christinus*, déterminés uniquement par la figure, ont dit par une erreur à peine pardonnable, que la racine de roseau égalait l'esquine en vertu. *Rinius*, *Ferrier*, *Plater*, *Musitan* ont ordonné le bois de cyprès. *Ferrier* que *Francantiani* a réfuté, paraît avoir proposé le bois d'ébène. *Cæsalpin* recommande le bois *ermelinus* qui paraît être le *diospyros virginiana*, qui est la première espèce du guajacana. *Ferrier*, *Frizimelica*, *Claudini*, *Lobera* prescrivent le fresne qui l'est encore une fois par *Ferrier*, *Fallope*, *Frizimelica*, *Pacius*, *Claudini*, *Plater*, *Colle*, *Weickard*, *Jonston*, *de le Boe Sylvius*, *Christinus*, *Loss* & *Rebentrost*, *Dolée*, *Sinapius*. *Petronius* & *Rondelet*, trompés par le témoignage de *Dioscoride*, proposent le genièvre : mais ils ne prescrivent que ses feuilles & ses baies ; ils croient que son bois est un poison. *Plater*, *de le Boë Sylvius* & *Jonston* font aussi l'éloge de ces baies. Mais *Vidus Vidius*, *Brassavole*, *Fracantiani*, *Sennert* assurent que le genevrier est ici sans vertu. *Colle* fait cas du bois d'olivier d'Europe. *Sennert* est avec raison d'un avis opposé. *Amatus*, *Ghini*, *Cæsalpin*, *Colle*, *Mayerne* substituent à la salsepareille la racine du *smilax aspera. De le Boe Sylvius, Christinus, Fallope* & *Musitan* la préfèrent à la salsepareille, & assurent l'avoir vu réussir en plusieurs occasions. *Vidus Vidius, Tomitano, Guarguantus* la regardent sans vertu. *Cæsalpin, Claudini, Christinus, Musitan* disent inconsidérément que le gui blanc de chesne peut remplacer le bois de gayac. Puisqu'aujourd'hui on prise peu les bois exotiques, nous ne nous inquiéterons point de ceux qu'on leur substitue, sur-tout n'étant nullement du sentiment de ces gens qui, dans l'idée que la divinité a créée tout l'univers pour notre usage, s'imaginent par je ne sais qu'elle apparence de piété, que chaque contrée fournit à ceux qui l'habitent, des remèdes propres à les guérir.

§. XIV.

Je passe sous silence les spécifiques que différens Auteurs disent se trouver chez les Nations étrangères & dont il nous ont seulement donné les noms sous lesquels ils sont désignés chez elles. La *lobelia siphillitica* est fort préconisée par *Kalm*: sa dissertation est insérée dans le *spec. Canad.* 1756 de Linnæus, réimprimée dans ses *Aman. Acad.* T. IV. C'est-là qu'on voit que *Bertram* la recommande sur la foi de *Kalm*; *Heivermann* est de son sentiment. *Colden* dans Linnæus L. C. juge l'*aralia nudicolis* plus efficace que la salsepareille. *Kalm* dit que lorsque la *lobelia* ne suffit pas, on peut y joindre les racines de *ranunculus abortivus* L. & celles du *ceanothus americanus* L. & du *rubuscæsius* L. J'avoue que je suis trop timide pour oser hasarder dans nos climats un remède qui agit avec violence sur des estomacs Canadiens.

§. XV.

§. XV.

Mais venons au mercure que l'on doit à juste titre préférer à tous les autres spécifiques ; il les surpasse en effet & en action & en efficacité. Ces raisons puissantes déterminèrent les Médecins à apprendre la manière de l'employer. Ils suivirent différentes méthodes dans l'administration de ce remède héroïque, & bien des années s'écoulèrent avant qu'ils découvrissent celle qui convenait davantage. Plusieurs ont été persuadés qu'on ne pouvait absolument guérir le vice syphillitique sans mercure ; certains pensèrent qu'on ne devait l'employer que lorsque les autres médicamens avaient manqué leur effet. Les uns l'employèrent extérieurement, les autres à l'intérieur. Ceux-ci cherchèrent à procurer le flux de bouche, ceux-là lui opposèrent tous leurs efforts. Tel Auteur enfin pensa que son usage devait être suivi de celui des sudorifiques ; tel autre, qu'on devait les unir.

§. XVI.

Cardani, *Maggius*, *Lusson* & *Mombel*, *Canevarius*, *de Leon*, *Pigray*, *Plater*, *Mayerne*, *Vigier*, *Mattot* & *Guerin*, *Von Hammen*, *Sydenham*, *Calmette*, *Ucay*, *Lister*, *R. J. Cammerier* & *Weissmann*, *Pitcarn*, *Henninger* & *Thilemann*, *Vercelloni*, *Goris*, *Turner*, *Alliot* & *Leaulté*, *Dibon*, *J. C. Schrommius*, *Bauy* & *Frémont*, *Von Lindern*, *Baumler*, *Brest*, *Astruc*, *N. Robinson*, *Pujatus*, *Herrenschwandt*, *mon Père*, *Yvo Stahl* & *Feinler*, *Rabours* & *de la Cloy* attestent que le mercure est le meilleur antidote du vice vénérien, & qu'il est préférable à tout autre remède. Viennent à leur appui *Alberti* & *Schrimpff*, *Midy* & *des Bois*, *Dionis* & *Gévigland*, *Schlichting*, *Stenzel* & *Klipsch*,

Juch & Weber, W. C. Hoffmann, Büchner & Franck Marteau & Chesneau, Brendel, Mead (1), *Lapi Chevalier* & *le Thieullier, B. Robinson* (2), *Gynongyossius* (3); *Missa* & *Despatureaux*, *Gmelin* & *Gartner* (4), *Owen*, *Kaltschmid* & *Alberti*, *Lot*, *Le Roi*, *Stoll*, *Spielmann* & *Ehrmann*; *Langhans*, *Bassius*, *Pomme*, *Agustini*, *un Anonyme Français*, *Lieutaud*, *Platner*, *Royer*, *Plenck*; *Jauberthou*, *Heuermann*, *Canestrini*, *Thirion*, *Munniks*; *de Horne*, *Gardane*, *Bourru*: *Querçetan*; *Guyon*, *Morphæus*, *de Rotundis*, *Kramer* ont jugé qu'il était convenable quand la maladie était invétérée. Il y en eut plusieurs qui craignant la virulence du mercure, ne l'employaient qu'après que les autres secours devenaient inutiles: tels furent *Fallope*, *Petronio*, *Borgarutius*, *Brucæus* & *Battus*; *Capivaccius*, *Joh. Saporta*, *Silvaticus*, *Rudius*, *Pardoux*, *Varandal*, *Ranchin*, *Sennert*, *Knobloch*, *Colle*, *Zacuto*, *Jonston*, *Sartorius*, *de le Boë Sylvius*, *Major* & *Schippel*, *Sparr*, *W. Vedel* & *Low*, *Loss* & *Rebentrost*, *Gokel*, *Weisbach*, *A. Wedel* & *Slevogt*, *Fr. Hoffmann*, *Scharschmidt*, *Hirschel*. Plusieurs observèrent qu'après avoir employé le mercure pendant long-temps, il ne faisait qu'exaspérer les symptômes; & se rapelant que les anciens l'avaient mis au nombre des poisons, ils ne balancèrent point à le proscrire: tels furent *Vochs*,

(1) Richard Mead, Med. du Roi d'Angl. 1) *Mechanical account of poisons* Lond. 1702. 2) *Monita & præcepta Medica.* Lond. 1751.

(2) Bryan Robinson, *Observations on the vertue and operations of Medicine*. Dublin, 1752.

(3) Paulus Gynongyossius, Diss. *de empiricis remediis*. Hardervici, 1753.

(4) Phil. Frid. Gmelin, Pr. Med. & Achat. Gærtner, Diss. sistens *Specificum methodum recentiorem cancrum sanandi.* Tubingæ 1757.

Hutten, *Montano*, *J. Langius*, *Haschard*, *Fernel*, *Leon*, *Tomitan*, *Paulmier*, *Quiquebeuf* & *Paulmier*, *Minadous*, *Leo*, *Claudini*, *Renaud* & *Arbaud*, *Massarias*, *Guarguantus*, *Bigorre*, *Everhaers*, *Dekker*, *Janson*, *de Craanen*, *Heinsius*, *Ceston*, *Sintelaer*, *de Knoerr*, *Sigogne*, *Fabbri*, *Winckler*, *Grashuis*, *de Velnos*. *Boerhaave*, par qui jurent *Camerier* & *Breyer*, croit que le mercure ne peut dompter le vice vénérien, lorsqu'il reste dans les endroits où s'étend à peine l'action du cœur & des artères. J'avoue que j'ignore quels sont ces endroits : je m'en rapporte plutôt aux observations sans nombre qui prouvent que ce métal est exempt de toute qualité délétaire, qu'à l'autorité des pères de notre art : & en applaudissant à la sage prudence des Grands-Maîtres, je suis sûr que les ennemis du mercure changeraient de façon de penser, s'il savaient sur quoi est fondé le sentiment des Médecins rationels qui l'emploient aujourd'hui. Il y en eut plusieurs qui joignirent l'usage des sudorifiques au mercure, en qualité d'adjudans, pour chasser ou corriger le virus; pour diminuer le ptyalisme naissant; pour faire sortir hors le corps les restes de ce métal. Plusieurs ont donné les spécifiques confirmés (§. VII) en faisant observer le régime convenable pour exciter des sueurs abondantes; certains ont employé d'autres sudorifiques; d'autres enfin se sont servi & des uns & des autres. Il s'est aussi trouvé des Praticiens qui ont conseillé les sudorifiques comme préparatoires; d'autres les ont continués pendant tout le temps de la cure; mais il serait trop ennuyeux de les nommer tous séparément. En conséquence voici l'énumération de ceux qui faisaient précéder les sudorifiques ou qui les continuaient pendant le traitement, savoir: *Victorius*, *Ferrier*, *Borgarutius*, *Bruceus* & *Battus*, *Lowe*, *Quercetan*, *Varandal*, *Cortilio*, *Guyon*, *Sennert*,

Juncker, *Vigier*, *Major* & *Schippel*, *Ettmuller*, *Ucay*, *Purmann*, *Jackson*, *Gohl*, *Weisbach*, *Alberti* & *Havighorst*, *Schrommius*, *A. Wedel* & *Slevogt*, *Baumler*, *Feuerlin*, *Yvo Stahl* & *Feinler*, *Kniphof*, *Hilscher*, *Stenzel* & *Klipsch*, *Büchner* & *Franck*, *Ludolff* & *Graff*, *Hundertmarck*, *Büchner* & *Tellgmann*, *Bourru*. Voici maintenant ceux qui recommandent l'usage des bains : *Mattot* & *Guerin*, *un Anonyme Français* (1), *Calmette*, *Garnier*, *Vercelloni*, *Alliot* & *Leaulté*, *Bailly* & *Fremont*, *Desault*, *Haguenot*, *Astruc*, *mon Père*, *Guisard*, *Alberti* & *Schrimpff*, *de Pellerin*, *un Anonyme Allemand* (2), *Fabre* d'après *Petit*, *le Nicolaïs du Saulsay*, *Goulard*, *Coste*, *Bromfeild*, *Pomme*, *Platner*, *Royer*, *Rondelet* qui propose le bain de vapeurs. Arrivent ensuite ceux qui ont recommandé les différens sudorifiques & les bains joints ensemble, savoir : *Mayerne*, *Zwinger*, *Von Lindern*, *Fr. Hoffmann*, *Voisin*, *Barry*, *W. C. Hoffmann*, *Scharschmidt*, *Boerhaave*, *Behr*, *Ludwig*, *Langhans* ; ceux qui firent l'éloge des sudorifiques & des bains de vapeur, savoir : *Gynongyössius* & *Bassius* ; ceux qui recommandèrent les bains & les boissons délayantes, tels que *Marteau* & *Chesneau*, *Lieutaud*, *Jauberthou*, qui prescrit les bains tantôt chauds & tantôt froids & la boisson d'eau refroidie à la neige, *Roseinstein*, & *Clerc* enfin qui célèbre les sudorifiques, les bains ordinaires & ceux de vapeurs. *Lowe*, *Claudini*, *Varandal*, *Mayerne*, *Wisemann*, *Ettmuller*, *Ucay*, *Overcamp*, *Lister*, *R. Camerier* & *Caspar*, *Jackson*, *Gohl*, *Alberti* & *Schrimpff*, *Grainger*, *Lieutaud*, *Platner*, *Bourru* ont uni au mercure différens sudorifiques dont les

---

(1) Anonyme Français, *les opérations de Chirurgie, avec un traité des maux vénériens*. Paris 1688.

(2) Voyez ci-dessus §. XII, p. 783.

uns sont doux & les autres actifs ; *Turner*, *mon Ayeul* & *mon Père*, *Behr* y joignaient seulement les bains. *Maynard*, *Brocard*, *Pardoux*, *Plater*, *Sennert*, *A Guldenklee*, *Turner* y joignaient les bains de vapeurs, mais seulement pour les gens robustes. *Brassavole*, *Verceloni*, *Scharschmidt*, *Ludwig*, *Biomfeild* recommandent différens sudorifiques & l'usage des bains. *Zwinger* enfin recommande indistinctement les sudorifiques, les bains de vapeurs ou ordinaires. J'applaudis volontiers aux bains tièdes prudemment combinés avec le mercure ; mais je frémis, quand je lis qu'on soumet de pauvres malades à une salivation horrible au sortir de sueurs accablantes. Je ne suis point étonné que la plupart de ceux qui ont subi ces traitemens mercuriels, s'en ressentent toute leur vie ; mais je le suis vraiment de ce qu'il y a des gens qui peuvent réchapper de ces tortures ; & c'est avec bien de la prudence que *Pigray*, *Septalius*, *Sydenham*, *Calmette*, *Valisneri*, *Fr. Hoffmann* & *Van den Velde*, *Garnier*, *Astruc*, *Alberti* & *Schrimpff*, *Borel* & *Sibecker* ont banni ces médicamens faits pour procurer des sueurs forcées.

§. XVII.

Quoique *E. Stahl* & *Isaac*, *Vercelloni*, *Camerier* & *Breyer*, *Mead*, *Büchner* & *Franck* ayent desapprouvé l'usage externe du mercure, cependant on s'en est très-fréquemment servi de diverses manières. On inventa les fumigations, afin que le remède réduit en vapeurs pénétrât davantage. *Mayerne* prétend avoir guéri par cette méthode, des personnes dont le mal avait résisté aux sudorifiques & à la salivation : il paraît que les fumigations furent mises en usage par *Bologninus*, sur la fin du seizième siècle ; il y en eut qui proposèrent en général le mercure sous forme de vapeurs : tels furent *de Hery*, *H. Montueu*, *Fracantiani*, *Brucaus* & *Battus*, *Ant. Saporta*, *Fraxinola*, *Paré*, *Clowes*, *Bruele*, *Wierus*, *Mercurialis*, *Ghini*, *Capivaccius*, *Saxonia*, *Maſſarias*, *Baſtellus*, *J. Saporta*, *de Torrez*, *Guillaumet*, *Hartmann*, *Charles*, *Knobloch*, *Colle*, *Ferdinandus*, *Weickhard*, *Horſtius*, *Zacuto*, *Sartorius*, *Major* & *Schippel*, *Sparr*, *Frieſſ* & *Ortlob*, *M. B. Valentinus*, *Herrenſchwandt*, *Dionis* & *Gevigland*, *Chevalier*, *Lieutaud*, *Thiron*, *Gardane*. *Heuerman* ſe perſuade que la vérole peut être guérie par les ſimples atômes du mercure répandus dans l'athmoſphère de la chambre où reſpire le malade, ou même en habitant avec des perſonnes qu'on frotte journellement avec ce métal. *Mayerne* a amalgamé le mercure avec le plomb ; *Rangon*, *Jac. Sylvius*, *Lobera*, *Chalmet*, *Betera*, *Lowe*, *Rudius*, *Plater*, *Cortilio*, *Juncker*, *Mayerne*, *Turner*, *Fürſtenau* & *Paxmann*, *Chevalier* & *le Thieullier*, *Heuermann* l'amalgamèrent avec le ſoufre ; on joignit auſſi au mercure différentes ſubſtances, dont les vapeurs âcres puſſent augmenter ſa force pénétrante. *Alcazar* ajoute le précipité au cinnabre ; *Chalmet*, *Sennert* le mercure ſublimé ; *Sartorius*, *Gockel*, l'antimoine. Les vapeurs délétaires que répandent l'orpiment ou l'arſenic rouge n'ont point empêché quelques Médecins d'en faire uſage : *Matthiole*, *Lobera*, *Fallope*, *Rondelet*, *Chalmet*, *Baſtellus* les ont ajoutés au cinnabre : *Ferrier*, *Petronius*, *Septalius* y ajoutèrent l'antimoine, & la marcaſſite ; *Zecchius* le précipité rouge ; *Plater*, le précipité & le ſublimé ; *Ferrier*, *Machellus*, *M. J. Paſchal*, *Fallope*, *Rondelet*, *Botallus*, *Petronius*, *Baſtellus*, *Pardoux*, *Septalius*, *de le Boë Sylvius*, *Dolée*, *Ucay*, *Muſitan*, *Garnier* les réſines & les aromates : mais pluſieurs d'entre eux n'eurent récours à la méthode d'adminiſtrer le mercure en fumigations que dans les cas déſeſpérés, & encore n'y procédaient-ils qu'avec crainte, à cause des symptômes affreux qui l'accompagnent & qui la suivent. Personne, ou du moins de ma connoissance, excepté *Musitan*, *Marteau* & *Chesneau*, *Chevalier* & *le Thieullier*, n'a préféré cette méthode de guérir à toutes les autres. Ce n'est point ici le lieu d'expliquer combien cette méthode est dangereuse : on sait que le mercure est porté avec bien plus de force & en bien plus grande abondance à la tête & à la poitrine que par les autres méthodes; que ses vapeurs âcres offensent les viscères les plus utiles, & que des globules de mercure peuvent s'arrêter entre les membranes des viscères, des vaisseaux & des nerfs; nous dirons seulement que bien des Auteurs ont fait connaître les dangers auxquels elle expose, & l'ont justement proscrite, savoir : *Cataneus*, *J. Benedicti*, *Fracastor*, *Lobera*, *Vidus Vidius*, *Victor*, *Brassavole*, *Dordonus*, *Frizimelica*, *Tomitan*, *Pereda*, *Pigray*, *du Laurens*, *Calvi*, *Cæsalpin*, *Pacius*, *Mercato*, *Varandal*, *Guarguantus*, *Ranchin*, *Wynel*, *W. Wedel* & *Low*, *Loss* & *Rebentrost*, *Albini* & *de Horne*, *Vesti* & *Eckmann*, *Alliot* & *Leaulté*, *Chr. Joh. Langius*, *Boschetti*, *Dibon*, *Astruc*, *Deidier*, *Von Lindern*, *Peaget* & *Dionis*, *Fr. Hoffmann*, *A Brunn*. *Petronius*, *Sennert*, *Zacuto* rapportent avoir vu cette méthode causer la mort. *Stisser* (1) cite des exemples du danger où elle expose. *Blancard* & *Ettmuller* disent que de leur temps elle était dans le plus grand discrédit. *Guisard* se plaint de la voir renaître. *Astruc* atteste qu'on lui a vu tuer plusieurs malades & en guérir très-peu, par nombre d'expériences répétées à Paris. Enfin elle est encore rejetée de nos jours par *W. C. Hoffmann*, *Büchner* & *Franck*, *Key*, *Boerhaave*, *un Anonyme Allemand* (2), *Borel*

(1) Joh. Andr. Stisser, Pr. Med. Helmest. *Acta laboratorii chemici*. Helmest. 1690, 1693 & 1698.

(2) §. XII, p. 782.

& *Sibecker*, *Grainger*, *Hundertmark* & *Bergmann*, *Missa* & *Despatureaux*, *un Anonyme Français* (1), *Rroseinstein*, *de Horne*.

§. XVIII.

Plusieurs ont éteint le mercure dans des substances visqueuses, dans la salive, dans le blanc d'œuf, &c. & l'ont ensuite mêlé avec une masse graisseuse pour le rendre plus propre à être absorbé par les pores de la peau. (*Quercetan*, *Vigier*, *Musitan* l'éteignirent dans le suc de limons). *Mayerne* (2) rapporte que Berald dit qu'on avait coutume de l'employer en forme de cataplasmes, & qu'on appliquait ces cataplasmes sous la plante des pieds des Espagnols de considération : *Borel* & *Sibecker* en plaisantent. *Sennert*, *Albini*, *de Horne* & *Dibon* disent qu'on peut l'appliquer aux poignets & aux tarses; *de le Boë Sylvius*, *Sennert*, *Gokel*, *Blancard*, *Albini* & *de Horne*, aux lombes en forme de ceinture. Cette méthode est improuvée par *Hildan*, *Bartholin*, *Angelus Sala*, *Jalon*, *Vesti* & *Eckmann*, *Boschetti*, *Rauch*, *Von Lindern*, qui rapporte que les symptômes les plus horribles en ont été la suite, *W. C. Hoffmann*, *Borel* & *Sibecker*, *Bassius*. Plusieurs couvraient différens endroits du corps, & quelquefois le corps entier, avec le mercure, sous la forme d'emplâtres ou de cérats : tels furent *Vella*, *J. Benedicti*, *de Vigo*, *Massa*, *Rangon*, *Fontanonus*, *Lobera*, *Vidus Vidius*, *de Hery*, *Rondelet*, *Chalmet*, *Saporta*, *Paré*, *Wierus*, *de Leon*, *Pardoux*, *Cortilio*, qui faisait revêtir à ses malades des chaussettes enduites de cérat, *Guillaumet*, *Charles*, *Guyon*,

(1) §. IX, p. 778.

(2) Beraldus, Chirurgien, cité par Mayerne.

Ranchin, *Sennert*, *Ferdinand*, *Weickard*, *Mayerne*, *Sparr*, *Christien*, *Blancard*, *Albini* & *de Horne*: *Garnier*, *Rauch*. *Braſſavole* & *Varandal* ajoutèrent le camphre à ces cérats ou emplâtres; *Mathiole* & *Ferrier*, le mercure ſublimé : la conſiſtance d'un emplâtre fait que le mercure eſt abſorbé plus difficilement, comme l'ont remarqué *Sennert* & *Ferdinand*; c'eſt pourquoi *Chalmet* & *Sparr* penſent qu'on peut, malgré leur uſage, donner de temps à autre des onctions : *Garnier* veut que ce ſoit les fumigations. L'uſage des emplâtres eſt totalement banni par *Petronius*, *Lowe*, *Quercetan*, *Pigray*, *Plater*, *Guarguantus*, *Sartorius*, *Aſtruc*, qui décrit très-bien les inconvéniens qui réſultent de cette méthode, à cauſe de leur effet tardif & incertain.

§. XIX.

Le mercure éteint, étant plus propre à pénétrer avec facilité les pores de la peau, a été mis ſous forme d'onguent par pluſieurs Auteurs; & pour avancer ſon introduction, ils l'ont employé en frictions. *Thieri* qui écrivit au treizième ſiècle, propoſa cette manière de guérir, que *Berenger de Carpi*, comme le prétend *Fallope*, fit plutôt revivre, qu'il n'en fut l'inventeur. J'omets ici ceux qui ſe ſervirent des onguens mercuriels en forme de topiques pour guérir les ulcères. Parmi eux, j'en trouve pluſieurs qui traitèrent ainſi très-anciennement les ulcères vénériens : il eſt probable que cette méthode a donné lieu à celle dont il eſt ici queſtion. Les frictions ont donc été miſes en uſage ou vantées par *Hock*, *Cataneus*, *Bologninus*, *Vella*, *J. Benedicti*, *Almenar*, *Vigo*, *Brocardus*, *Maynard*, *A. Bethencourt*, *Fracaſtor*, *Maſſa*, *J. Paſchal*, *Matthiole*, *Ferret*, *Rangon*, *Jac. Sylvius*, *le Cocq*, *de Hery*, *Rinius*, *Brunel* & *Deſchamps*, *Vidus Vidius*, *Victor*, *Braſſavole*, *Ferrier*, *Trincavel*, *Amato*, *M. J.*

Paſchal, *Fallope*, *Bayro*, *Montueu*, *Rondelet*, *Chalmet*, *Botal*, *Francantianus*, *Petronius*, *Borgarutius*, *Dordonus*, *Brucæus* & *Battus*, *Ant. Saporta*, *Rigaud* & *Rioland*, *Fraxinola*, *Alcazar*, *Paré*, *Clowes*, *Pereda*, *Bruele*, *Wierus*, *Zecchius*, *Mercurialis*, *du Laurens*, *Ghini*, *Capivaccius*, *Betera*, *Calvi*, *Foreſtus*, *Lowe*, *Saxonia*, *Maſſarias*, *Seguyn* & *Rahault*, *Baſtellus*, *Joh. Saporta*, *de Torrez*, *Cæſalpin*, *Quercetan*, *Rudius*, *Mercazo*, *de Leon*, *Pardoux*, *P[illegible]ray*, *Hildan*, *Plater*, *Varandal*, *Cortilio*, *J. Hartmann*, *Charles*, *Septalius*, *Guyon*, *Ranchin*, *Unzer*, *Knobloch*, *Colle*, *Ferdinand*, *Juncker*, *Weickard*, *Horſtius*, *Zacuto*, *Jonſton*, *Wiſemann*, *Sartorius*, *Boujonnier* & *Patin*, *Mayerne*, *Guldenklee*, *Vigier*, *Trumphius* & *Capelle*, *de le Boë Sylvius*, *Major* & *Schipper*, *Sparr*, *Chriſtinus*, *Sennert*, *Sydenham*, *W. Wedel* & *Low*, *Loſſ* & *Rebentroſt*, *Gokel*, *Baglivi*, *Blancard*, *Frieſſ* & *Ortlob*, *Dolée*, *Ettmuller*, *un Anonyme Français* (1), *Le Monnier*, *Calmette*, *Valliſneri*, *Muſitan*, *Garnier*, *Purmann*, *Lanſon*, *Jackſon*, *Johrenius* & *Eiſener*, *Helvetius*, *Zwinger*, *M. B. Valentin*, *Gohl*, *Weisbach*, *Harvy* dans Turner, *Turner*, *Alliot* & *Leaulté*, *Chicoyneau* & *Peliſſery*, *Willoughby*, *Dibon*, *Deidier*, *Freind* (2), *Rauch*, *Heiſter* & *Schmid*, *A. Wedel* & *Slevogt*, *Baumler*, *Raiberti*, *Von Lindern*, *Deſault*, *Haguenot*, *Aſtruc*, *Douglas*, *un Anonyme Anglais* (3), *de Rotundis*, *Guiſard*, *Kniphof*,

---

(1) §. XVI. p. 788.

(2) Jean Freind, Med. des Camps en Eſpagne, enſuite premier Med. d'un Prince d'Angleterre, *Hiſtory of phiſick from the time of galen to the beginning of the ſixteenth century.* Part. I. Lond. 1725. Part. II. 1726. J'ai tous ſes Ouvrages traduits en Latin. Paris. 1735.

(3) Anonymé Anglais, *Letter from a phiſician abroad to a gentlemann in London*, 1738. Lond.

Voisin, *Hilscher*, *Rabours* & *Cantwell*, *Midy* & *Desbois*, *Stenzel* & *Klipsch*, *Key*, *W. C. Hoffmann*, *Büchner* & *Franck*, *Schlichting*, *La Mure*, *Scharschmidt*, *Stock* & *Becker*, *Connalius ô Connel*, *un Anonyme Allemand* (1), *Borel & Sibecker*, *Chevalier*, *Cairnoan*, *Grainger*, *Missa* & *Despatureaux*, *Raisin*, *Cordet*, *Tilloloy*, *Ludwig*, *Fabre* d'après Petit, *Esteve*, *le Nicolais du Saulsay*, *Goulard*, *Coste*, *Fichet de Flechy*, *Bromfeild*, *Dossié*, *Mauran*, *Leautaud* (2), *Langhans*, *Bassius*, *Pomme*, *Fordyce*, *Sauvages*, *un Anonyme Français*, *Broklesby*, *Hirschel*, *Lieutaud*, *Platner*, *Wathen*, *Robin du Saugey*, *Jamberthou*, *Clerc*, *Heürmann*, *Rosenstein*, *Thirion*, *Houstet*, *Munnicks*, *Gardane*, *Pouppé des Portes*. Il y en eut qui en ajoutant différentes drogues au mercure, cherchèrent à rendre le liniment plus efficace. *Rinius*, *M. J. Paschal*, *Fallope*, *Bayro*, *Rondelet*, *Chalmet*, *Botal*, *Borgarutius*, *Brucæus & Battus*, *Paré*, *Bastellus*, *Quercetan*, *Rudius*, *Pardoux*, *Hildan*, *Plater*, *Varandal*, *Sennert*, *Mayerne*, *A. Guldenklee*, *Vigier*, *de le Boë Sylvius*, *Sparr*, *Christinus*, *W. Wedel* & *Low*, *Blancard*, *Zwinger*, *Rauch*, *Alberti* & *Schrimpff*, *Voysin*, *Büchner* & *Franck*, *Borel* & *Sibecker*, *Langhans*, lui joignirent les aromates & les résines. *Matthiole*, *Chalmet*, *Cortilio*, *Blancard*, *Lanzon*, *Jackson* le mêlèrent avec le mercure sublimé, ce que *Guarguantus* désapprouve très-formellement ; *Matthiole*, *Brassavole*, *Missa*, *Despatureaux*, *Raisin*, *Cordet*, *Tilloloy*, *un Anonyme Français* (3), *Clerc* unissent le camphre à l'onguent mercuriel, (ce dernier Auteur attend beaucoup du beurre de Cacao). Cette mé-

(1) Voy. §. XII. p. 782.

(2) Leautaud, Chir. à Arles, *Jour. de Med.*

(3) §. IX. p. 778.

thode est désapprouvée par *Fracantiani*, qui attribue au camphre une qualité réfrigérante. Je ne ferai point ici la nomenclature de ceux qui ont ajouté à la pommade mercurielle des drogues ou superflues ou inertes, tels que sont différens onguents, & diverses chaux de cinnabre & de plomb; & je ne parlerai point des différens endroits du corps que l'on doit frotter de préférence. Le nombre de ceux qui proscrivirent & condamnèrent les frictions mercurielles n'est pas médiocre. Elles sont tolérées dans les cas absolument désespérés, & lorsqu'on a vainement employé tous les autres moyens par *Ferro*, *Amato*, *Paschali*, *Pereda*, *Wierus*, *Capivaccius*, *Massarias*, *Bastellus*, *Sennert*, *Major* & *Schippel*, *Wisemann*, *Guldenklee*, *W. Wedel* & *Low*, *Baglivi*, *Musitan*, *Turner*. *Brant*, *Torella* rejettent absolument cette méthode, qui paraît infidelle à *Aquilan*; délétaire à *Vochs*; exaspérante à *Hutten*, à *Phrisius*, *L. Fuchsius*, *Frizimelica*, *Tomitan*, *Crato*; peu sûre à *Paccius*; diabolique à *Guarguantus*; dangereuse à *Wynell*. *Sorbait*, *Thuillier*, *Ucay* & *Overcamp*, se plaignent de la quantité indéterminée de mercure que l'on emploie. *Gauckes*, *Chr. Jea. Langius*, *Vesti* & *Eckmann*, *Stussius* & *Gemeinhardt*, *Boschetti*, *Sigogne*, *du Bois*, *Pointet*, *Belloste*, *Waldschmidt*, *Fourneau* & *Barsecnecht*, *Lametrie* déprisent enfin les frictions mercurielles. *Mead* observe que les globules de mercure peuvent facilement s'arrêter dans l'interstice des fibres, & dans les cellules des os, & qu'il faut davantage de mercure pour l'administrer en frictions; que, lorsqu'on le prend intérieurement, aiguisé par des sels. *Robinson* est opposé à ce sentiment. *Herrenschwandt* dit qu'un scrupule de mercure doux pris intérieurement, fait plus d'effet qu'une dragme de mercure en frictions. Mon père a vu résulter de la méthode par les frictions, les symptômes les plus fâcheux. *A Bruun, Marteau* & *Chesneau, Boerhaave, Chevalier* & *le Thieullier, Hundertmarck* & *Bergmann, Bernhardt, Venel* & *Drilhon, Plenck, de Horne* penſent de même, & j'avoue que les raiſons de *Mead* me paraiſſent ſi prépondérantes, quoiqu'Aſtruc ſe ſoit efforcé de les combattre, que je n'oſerais conſeiller que très-rarement l'uſage des frictions. A quels dangers n'ont point été expoſés les malades de ces Praticiens ineptes, qui nullement au fait des loix de la circulation, ont cru qu'on devait oindre tout le corps, ou du moins en grande partie, pour faire pénétrer le mercure, & qui ont frotté des endroits très-nerveux, ou qui couvraient les viſcères les plus importans !

§. XX.

Il y eut des Auteurs qui recommandèrent le mercure diſſous dans l'acide du ſel & noyé dans l'eau, certains l'employèrent ſur des ulcères: tels furent *Torella, Hock, Ferro, Lobera, Rinius, Braſſavole, Renner:* d'autres s'étudièrent à préparer les voies au mercure pris intérieurement, en lavant tout le corps avec cette ſolution, & ils penſèrent qu'on pouvait combattre le mal de cette manière; je nommerai ici *Matthiole, Ferrier, Plater, Weickard, Blancard, Dibon, Gatacker, un Anonyme* dans Horſtius, qui marie l'arſenic & l'euphorbe au ſublimé. Lorſque *Mayerne* ordonne de diſſoudre le mercure doux dans l'eau, il preſcrit des choſes impraticables. Pour moi, ſi l'on me permet de porter mon jugement ſur cette méthode, j'avouerai qu'elle ne me plaît nullement. Pour l'inſtant, je laiſſe de côté l'opinion haſardée à l'égard de la qualité vénéneuſe du ſublimé-corroſif; je paſſe de même ſur les reproches qu'on fait à ce ſel mercuriel appliqué à l'extérieur. Je connais depuis long-temps l'efficacité de ſon uſage externe pour les maladies cutanées;

mais j'attends peu de sa vertu à l'intérieur. La dissolution de mercure trop forte, blesse la peau : si elle est trop faible, elle a peu de vertu. L'onguent qui contient seulement du sublimé, n'est point du goût de *Sartorius*, & je me range de votre sentiment, vous qui le condamnez, *Petroni*, *Albin* & *de Horn*, *Waldschmidt*, *W. C. Hoffmann*, *Borel* & *Sibecker*, *Bassius*, *Pibrac*, *de Horne*, *Gardane*.

§. XXI.

Plusieurs Auteurs que j'ai cités, ainsi que *Freind*, *Garnier*, *Deidier*, quoiqu'ils préférassent l'usage externe du mercure à l'interne, ont cependant assuré que cette dernière méthode était plus certaine ; *Astruc* a rassemblé tous ses efforts pour prouver que la première était bien préférable : cependant il y en a beaucoup qui sont fort éloignés de son sentiment ; & tout homme doué de la faculté de raisonner, réfutera aisément ses argumens, que mille observations improuvent évidemment. Il y en eut qui firent prendre le mercure crud sans mélange d'aucuns sels, & qui n'employèrent que certaines substances dans lesquelles il peut être assez divisé pour être introduit dans le sang : tels furent *Mayerne*, *Riviere*, *Stahl* & *Feinler*, *Ranchin*, *Colle*, *Weickard*, *Albini* & *de Horn*, *Braun* (1), que *Monteu* a fortement repris, & qui ont été désapprouvés par *Fracastor*, *Sartorius*, *Ucay*, *Guisard*, *Alberti* & *Schrimpff*, *Grainger*. Je ferai mention ici de la poudre de mercure triturée avec le sucre, que recommandent *Albini* & *de Horn*, *Hundertmarck* & *Bergmann* ; & le mercure trituré avec l'eau & réduit en

---

(1) J. Chr. Braun, Diss. *Observationes quasdam anatomicas & Chirurgico-Medicas* exhibens 1760.

poudre noire que proposent *Key* & *Jacobi*, à laquelle ce dernier joint une espèce d'éthiops. W. C. *Hoffmann*, pour prévenir la salivation, prescrit le mercure bouilli dans le lait. *Plenck* l'éteint dans la gomme arabique sous différentes formes ; il assure que cette méthode a été employée avec succès par *Menghinus* & *Canestrini*. *Kœmpf* (1) dit s'en être servi avec satisfaction. *Hirschel*, *Munniks* l'improuvent. *Gardane* la juge à peine efficace pour une maladie légère. *Bourru* n'acquiesce à son usage que dans le cas de la phthisie vénérienne. D'autres ajoutèrent au mercure différentes espèces de purgatifs : de-là viennent les diverses sortes de pilules mercurielles sans nombre, dont les Auteurs fourmillent. Les plus anciennes portent le nom de *Barberousse*. *Jac. Sylvius*, *Blond*, *Ferrier*, *Bayro*, *Rondelet*, *Chalmet*, *Wierus*, *Lowe*, *Jea. Saporta*, *Pardoux*, *Plater*, *Knobloch* prescrivent ces espèces de pilules ; ce dernier éteint le mercure dans le suc de limons. *Mayerne*, *Albini* & *de Horn*, *Harvy* dans Turner, suivent l'exemple de *Knobloch*, ainsi que *Bates* (2), dans le même Auteur ; *Dibon* y ajoute le camphre de même que *Belloste*, *un Anonyme Allemand* (3), *Goulard*, *Spielmann* & *Ehrmann*. *Sennert* ne les donne que dans les cas désespérés. Le mercure trop promptement chassé hors du corps par les cathartiques, est sans force dans les secondes voyes, & les purgatifs âcres qu'on y mêle nuisent plus qu'ils n'ont d'effet. C'est avec raison qu'ils ont été proscrits par *Varandal*, *Corti-*

(1) Kœmpf, Arch. Landgr. Hass. Homb. *Actis Philos. Med. Societ. Ac. Scient. Prim. Hassiaca.* Francof. & Lips. 1771. p 156.

(2) Bates est cité dans Turner ; voyez ci-dessus §. II, note 2, p. 765.

(3) Anonyme Allemand, voyez le *Magasin de Hambourg*, vol. XV, p. 4, n°. 4.

lio, *Ucay*, *Von Lindern*, *Pomme*, *Plenck*, *Gardane* & *Bourru*. Je ne sais de quelles pilules de Belloste *Kramer* parle, lorsqu'il dit qu'elles ont produit la paralysie & la mort. C'est avec raison qu'on attribue des inconvéniens au mercure crud, qui n'est point divisé par des sels; accidens que nous lui reprochons avec Mead, même lorsqu'il est appliqué extérieurement.

§. XXII.

Mayerne, *Harris*, *Fr. Hoffmann* & *Van denvelde*, *Gauckes*, *Henninger* & *Thilemann*, *Turner*, *Dibon*, *Schrommius*, *Kramer* vantent l'éthiops minéral; *Stief* le mêle avec l'antimoine diaphorétique; *Büchner* & *Tellgmann*, avec un absorbant & le soufre doré d'antimoine; *Langhans* avec un absorbant & l'antimoine; *Bassius*, avec l'antimoine diaphorétique & le cinnabre. *Dolée* pense que toutes les préparations de cinnabre jouissent d'une grande vertu anti-vénérienne, puisqu'il est plus que probable que le mercure ne peut être séparé du soufre, par les forces naturelles du corps. Je souscris volontiers au sentiment de *Musitan*, *de mon Ayeul*, de *Herrenschwand*, de *Guisard*, de *Quelmatz*, de *Boerhaave*, d'*Hundertmark* & *Bergmann*, de *Plenck*, d'*Heuermann* & de *Gardane*, qui préviennent de l'inertie de ces remèdes.

§. XXIII.

Fr. Hoffmann & *Rauch* recommandent le mercure précipité par lui-même; *Ucay* le mêle avec des purgatifs & l'or. *Poterius* vante fort une semblable préparation d'or, d'antimoine & de mercure. *Turner* prétend qu'il ne peut réaliser ses promesses. *Clowes*, *Monavius*, *Quercetan*, *Hartmann*, *Sennert*, *Horstius*, *Severinus*, *Jonston*, *Sartorius*,

Loss

Loss & *Rebentrost*, *Gokel*, *Friess* & *Ortlob*, *Albini* & *de Horn*, *M. B. Valentin*, *Turner*, *Baumler*, *Herrenschwandt*, *A Brunn* ont donné le mercure dissous dans l'acide vitriolique : *Blancard* lui ajoute la thériaque ; *Loss* & *Rebentrost* , l'antimoine ; *Zwinger* le mercure doux ; *Koehler* (1) la poudre & le sel volatil de vipère, avec la poudre de racine de contrayerva, & l'antimoine diaphorétique. *Key* le camphre & les pilules de duobus de la Pharmacopée d'Edimbourg ; *du Monchau* le camphre aussi & le bezoard minéral. *Ettmüller*, *Vesti* & *Eckmann*, *Stussius* & *Gemeinhart*, *Boschetti*, *Rauch*, *Von Lindern*, *Alberti* & *Schrimpff*, *Borel* & *Sibecker* rejettent avec raison tout médicament drastique. *Musitan* rapporte qu'avec un tel traitement on est sujet aux rechûtes. *Matthiole*, *Rangon*, *Blondus*, *Alcazar*, *Cæsalpin*, *Plater*, *Sennert*, *Weickard*, *Zacuto*, *Loss* & *Rebentrost*, *M. B. Valentin*, *Harvy* dans Turner, *Storck* ont uni le mercure à l'acide nitreux sous forme de précipité rouge ; *Hartmann*, *Knobloch*, *Helmont*, *Sartorius*, *de le Boë Sylvius*, *Sorbait*, *Gokel*, *Frauendorfer*, *Gauckes*, *Dibon*, *Rauch*, sous forme d'arcane corallin. Ce genre de médicament qui irrite & corrode les premières voies, est justement improuvé par *Fracastor*, *Brassavole*, *Ferrier*, *M. J. Paschal*, *Fallope*, *Tomitano*, *Petronius*, *Borgarutius*, *Pereda*, *Wierus*, *Zecchius*, *Varandal*, *Cortilio*, *Guarguantus*, *Ranchin*, *Musitan*, *Turner*, *Boschetti*, *Heister* & *Schmid*, *Baumler*, *Von Lindern*, *Alberti* & *Schrimpff*, & ils l'ont peu corrigé en y ajoutant même les chaux de métaux, comme *Rauch* en avertit très-à-propos. *Lecocq* a ajouté au mercure l'or, ainsi que *Eschenreiter* dans Craton, *Saxonia*,

(1) Joh. Petr. Franc. Koehler, Med. Philippob. *Commerc. Litter. Norimb.* 1742. Hebd. X, Obs. 1, p. 73.

un *Anonyme Français*, dans Horstius (1), *Chesneus*, *Bassius*. *De Plans Campy*, y a ajouté l'or & le regule d'antimoine; *Fr. Hoffmann* & *Vander Velde*, *Œrius*, l'étain; *Dibon*, le fer. *Dibon* encore fait grand cas du mercure dissous dans l'esprit de nitre & noyé dans beaucoup d'eau, remède qui a joui autrefois d'une grande réputation, sous le nom d'*Essence mercurielle*, & qui paraît avoir une grande affinité avec celui que *Jauberthou* propose. Je crois que les medicamens nauséabonds, tels que le précipité *per se*, le précipité rouge, l'arcane corallin & le turbith, remèdes dont on se sert rarement aujourd'hui, ont été abandonnés avec raison.

§. XXIV.

Le mercure uni à l'acide du sel marin, & tellement uni qu'il forme avec lui un sel très-âcre, est appelé mercure sublimé corrosif. *Basile Valentin* (2) approuve qu'on le donne dans la thériaque; *Hermann* & *Boecler* (3) l'ordonnent sous forme de pilules dans le jus de reglisse; *Fabre* le prescrit avec le mercure doux & les chaux antimoniales diaphorétiques. *Wisemann* assure qu'on l'a donné dissous dans l'eau vers 1640. *Goris* rapporte que Blancard l'employait. *Zwelfer* (4) en fait mention. *Kramer* atteste que plusieurs Chirurgiens s'en sont servi. *Astruc* dit aussi qu'on s'en est servi à Paris il y a fort long-tems. On doit compter ici le remède

(1) Certain Médecin Français célèbre, cité par Horstius.

(2) Basilius Valentinus, Alchim. Allemand du quinzième siècle, *Chymische schriften*.

(3) Paul. Hermann, Prof. Lugd. Bat. *Cynosura materiæ Med.* Ouvrage imprimé d'abord par les soins de Jean Henninger, 1710, & ensuite par ceux de Jean Boecler, Arg. 1726.

(4) Joh. Zwelfer, D. M. Vindob. *Mantissa spagyrica* est joint à la *Pharmacopæa Regia*. Norimb. 1668.

que *Dibon* propose, préparé avec le sublimé & le sel ammoniac fixe. *Turner* rapporte qu'on s'en est servi à Londres. *Gmelin* & *Clerc* disent qu'on l'emploie depuis long-temps en Sibérie: *Medicus* (1) dit qu'on le donnait dans le Palatinat dès le siècle précédent. *Van-swieten*, d'après son illustre Maître, a donné à ce remède la plus grande vogue en Europe. Jamais remède n'a été proposé & accueilli avec plus de faveur & d'applaudissemens. Il a eu des Prôneurs célèbres; il n'a pas eu des ennemis moins recommandables. Les troubles ne sont point encore cessés; les esprits ne sont point d'accord. Le prix plus que médiocre de ce remède, la petite dose que l'on est obligé d'en prendre, le régime commode que l'on observe pendant qu'on en fait usage, les cures brillantes qu'il a opérées, sont des droits qui plaident en sa faveur: le danger auquel il expose, s'il arrive d'en prendre une trop forte dose; les cures tirées en longueur & souvent infidelles, le jugement que l'on en porte, par comparaison avec un remède plus doux & aussi efficace, sont des considérations qui retiennent des mains prudentes. Quoique ce ne soit point à moi à m'ériger en conciliateur dans des débats aussi importans, je ne puis cependant me commander assez, & passer légèrement sur ce remède. J'ai connu de grands hommes tant en Médecine qu'en Chirurgie, qui n'ont pas rougi de chanter la palinodie sur le compte du sublimé; l'expérience consommée de mon respectable père, sur-tout dans les maladies vénériennes, ne lui a pas confirmé les prodiges qu'il attendait de ce spécifique; & mes observations journalières m'assurent qu'il ne mérite point les louanges outrées qui l'ont

(1) Frid. Casim. Medicus, Med. Palatin, *Sammlung von beobachtungen aus der arzneywissenschaft*, 2 ter band. Zurich. 1766.

célèbre; je ne condamne cependant point cette méthode en dernier ressort, mais je désirerais qu'on fût plus modéré sur son exaltation. Entre ceux qui en font cas, nous compterons de *Haen*, *Blaschke*, *Gmelin* & *Gesner*, *Sanchez* chez ceux que nous venons de nommer (1), *Ludwig*, *Bona*, *Büchner* & *Stockhausen*, *Le Roi*, [illegible] qui le dissout dans la teinture d'antimoine; *Aurivillius* & *Grafberg*, *Storck*, *Richard de Hautesierck*, *Spielmann* & *Ehrmann*, *Vogel* & *Wichmann*, *Calvi*, *Boissier*, *Locher*, *Creen*, *Knolle*, *Hartmann* & *Hademann*, *les Médecins Anglais*, *le Begue de Presle*, *Brocklesby*, *Lieutaud*, *Royer*, *Collin*, *Medicus*, *Plenck*, *J. M. Hoffmann*, *Clerc*, *Heumann*, *Rosenstein*, *Christianopulos*, *Canestrini*, *Thirion*, *Buchoz* (2), *Raymond* (3), *Munniks*, *de Horne*, *Gardane*, qui le mêle avec le sel ammoniac, *Bucholz*, *un Anonyme Français* (4), *Bourru*. L'argent que *Mayerne* ajoute au sublimé-corrosif, ainsi que le fer que *Dibon* propose, ne font aucun effet; la simple addition de mercure vif dont *Le Roi* fait mention, pourrait avoir plus de vertu. Parmi les Anciens qui d'un commun accord regardèrent le sublimé comme le plus terrible des poisons, nous compterons *de le Boe Sylvius* qui ne croyait pas qu'il y eût jamais quelqu'un assez

---

(1) Sanchez, Médecin Portugais, aujourd'hui demeurant à Paris, a écrit des Lettres à Gmelin; voy. la Diss. ci dessus, §. XVI, note 45 elles y sont insérées.

(2) Buchoz, Med. de Nancy, *Lettre à M. Gardane*, 1768; elle est insérée dans ses *Recherches-Pratiques*, &c. voyez ci-dessus §. XVI.

(3) Raymond, Med. de Marseille, *Lettre à M. Gardane*, insérée dans le livre ci-dessus.

(4) Anonyme Français, *Dissertation sur la nature de l'esprit de nitre dulcifié, relativement à la dissolution du mercure*, &c. à Londres & Paris. 1770.

téméraire pour oser en faire usage intérieurement. *Ucay* pense qu'on ne peut en prendre sans danger. *Deidier*, *Turner* le rejettent absolument; il ne plaît pas davantage à *Hundertmarck*. *Astruc* le combat de toutes ses forces, & cherche à détourner de son usage. *Esteve*, *Bromfeild*, *Dossié*, *Pomme*, *un Anonyme Français* (1), *Venel* & *Drilhon* ne croient point à son efficacité; à peine *Gatacker* le donne-t-il pour une maladie très-légère. *Hirschel*, *Wathen*, *Pibrac*, sur l'autorité de Duplessis, de Louis, & de presque tous les Chirurgiens de l'Armée, *Bellet*, *un Anonyme Français* (2), l'improuvent & le condamnent.

§. XXV.

Plusieurs Auteurs ont recommandé le mercure saoulé de l'acide du sel marin, mais seulement à un degré auquel il fut exempt de toute qualité corrosive : tels furent *Hartmann*, *Knoblock*, *Juncker*, *Jonston*, *Loss* & *Rebentrost*, *Gokel*, *Abercrombyus*, *Albrecht*, *Albini* & *de Horn*, *Weisbach*; *Lister*, *Vierzigmann*, *W. Wedel* & *Stoll*, *Vesti* & *Eckmann*, *M. B. Valentin*, *Heinrici*, *Boschetti*, *Dibon*, *Rauch*, *Heister* & *Schmid*, *Baumler*, *mon Ayeul*, *Kramer*, *Werlhof*, *Herrenschwand*, mon Père qui éprouve déjà depuis long-temps, avec succès & satisfaction, l'efficacité d'un remède préparé avec prudence, *Yvo Stahl* & *Feinler*, *de Rotundis*, *Alberti* & *Schrimpff*, *Fick*, *Kniphof*, *Hilscher*, *Stenzel* & *Klipsch*, *Barry*, *W. C. Hoff-*

(1) Voy. ci-dessus §. IX, note 1.

(2) Anonyme Français, *Réflexions sur une Brochure intitulée : Examen des nouvelles Méthodes d'administrer le mercure pour la guérison des maladies vénériennes, &c. insérées dans la nouvelle édition des effets du sirop mercuriel de M. Bellet.* Paris 1770.

mann, *Scharſchmidt*, *Boerhaave*, *Stock* & *Becker*, *un Anonyme Allemand*, *Borel* & *Sibcker*, *Gynongyoſſius*, *Bernhardt*, *Ludwig*, *Fabre*, *Spielmann* & *Ehrmann*, *Hirſchel*, *Platner*, *Gardane*. *Sartorius*, *Frieſſ* & *Ortlob*, *Ettmuller*, *Ucay*, *Muſitan*, *Chr. J. Langius*, *Vercelloni*, *Guiſard*, *Ludolf* & *Graſſ*, *Roſenſtein*, *Caneſtrini* prétendent que le mercure doux eſt inefficace & qu'il convient tout ou plus dans une maladie récente & légère. C'eſt pour cette raiſon que pluſieurs ont eſſayé de le rendre plus efficace en le ſublimant pluſieurs fois; & ils le recommandèrent ſous les noms de panacée & autres titres auſſi ſpécieux : tels furent *de Mayerne*, *Blancard*, *Albini* & *de Horn*, *Rivière*, *Rudolph*, *Jac. Camerier* & *Caſpar*, *Zwinger*, *Turner*, *Dibon*, *Kramer*, *Behr*, *Hundertmarck* & *Bergmann*, *Venel* & *Drilhon*, *Lieutaud*, *Platner*, *Heuermann*. Cette méthode eſt repriſe par *Guiſard*, *Grainger*, *Roſenſtein*. *Colle* chercha à corriger le ſublimé-doux par un moyen aſſez abſurde ; *Blancard* le joignit à la thériaque ; *Ucay*, *Guldenklee*, *Jackſon*, *Gohl*, *Heiſter*, *Riviere* chez Boſchetti, *Trew*, *Baſſius* le mêlèrent avec les purgatifs ; *Gohl*, *Alberti* & *Havighorſt*, *Delboel*, *Büchner* & *Richter*, *Hundertmarck*, *Büchner* & *Tellgmann*, lui unirent les abſorbans. *Feuerlin*, *A Bruun*, *Kochler*, *Delboel*, *Borel* & *Sibecker* ont penſé que le mercure doux combiné avec les cloportes était d'une grande efficacité; *Jackſon* l'a joint au cinnabre d'antimoine & au baume du Pérou ; *Plummer*, *Key*, *Büchner* & *Richter*, *Hundertmarck*, *Büchner* & *Tellgmann*, *Denniſton*, *Broklesby* le marient avec le ſoufre doré d'antimoine ; *Dolée*, avec le mercure de vie ; *Schreiber* (1), *Hundertmarck*, *Langhans*

(1) J. Frid. Schreiber, Med. Petrop. *Obſervationes & cogitata. de peſte*, prius Petrop. 1740, enſuite Berol. 1744.

avec le camphre; *Kramer* l'a mis en décoction avec la pierre calaminaire ou l'alun de roche & la salse-pareille; *le même*, *Delboel*, *Croppius*, *Fabre*, *Langhans* l'ont joint aux décoctions sudorifiques; *Storck* à l'eau de fumeterre. *Mayerne*, *de le Boe Sylvius*, *Friess* & *Ortlob*, *Overcamp*, *Harvy* dans Turner, *Rauch*, *Herrenschwandt*, *Boerhaave*, *Hundertmarck* & *Bergmann*, *Gardane* proposent le mercure précipité blanc; qui par les opérations chimiques paraît à peine différer du mercure doux. Cependant *Ucay*, *Gauckes*, *Boschetti*, *Baumler* les contredisent. Les fleurs de mercure recommandées par *Vigier* sont à peine différentes du précipité blanc, mais il lui a plu de nommer ainsi son mercure blanc solutif, pour paraître davantage avoir le mérite de l'invention. *Stenzel* & *Klipsck*, ainsi que le grand *Boerhaave*, à l'avis duquel je souscris très-volontiers, ont révoqué en doute que la sublimation répétée plusieurs fois pût rendre le mercure doux plus efficace.

§. XXVI.

Ludolf & *Grass* proposent le mercure dissous dans un alkali fixe, & l'adoptent pour l'usage de la Médecine; mais ils s'appuient d'une raison pitoyable. *Quercetan* & *Severinus* préconisent beaucoup la liqueur extraite du sel ammoniac par le mercure; mais je passe sous silence & cette liqueur & les différens esprits diaphorétiques du mercure, tels que ceux proposés par *Hartmann*, *Jonston*, *Johrenius* & *Eisener*, & je ne permets qu'à ceux qui y sont intéressés, de vanter de tels remèdes. Je passe à la seconde indication, que plusieurs cherchent à remplir en s'efforçant de chasser le virus vénérien hors le corps. Plusieurs Auteurs dont nous venons de parler ici, ont déjà été nommés, savoir presque tuos ceux qui ont recommandé les décoctions des bois, & plusieurs de ceux que nous avons dit avoir employé les mercuriaux. Il ne nous reste donc plus qu'à dénombrer ceux qui jugèrent la première espèce d'évacuation nécessaire en cette circonstance, & ceux qui cherchèrent à l'emporter encore sur cette méthode par les évacuations universelles.

§. XXVII.

Parce qu'on observa que le mercure, de la manière dont on l'employait, avait coutume d'exciter la salivation, plusieurs auteurs crurent que cette excrétion l'emportait sur toutes les autres pour entraîner le levain vérolique, & reconnurent que la grande vertu du mercure, pour la guérison de la vérole, dépendait de la salivation. Ils en furent si persuadés qu'ils employaient toujours ce métal de manière à l'exciter. Nombre d'Auteurs furent de ce sentiment, savoir : *Alex. Benedicti*, *Cataneus*, *Bologninus*, *Vigo*, *Fracastor*, *Massa*, *Matthiole*, *Lobera*, *Rinius*, *Victorius*, *de Hery*, *Ferrier*, *M. J. Paschal*, *Fallope*, *Montueu*, *Chalmet*, *Fracantianus*, *Petronius*, *Alcazar*, *Capivaccius*, *Quercetan*, *Pardoux*, *Plater*, *Varandal*, *Septalius*, *Sennert*, *Juncker*, *Zacuto*, *Jonston*, *Sartorius*, *Vigier*, *Guldenklee*, *Trumphius* & *Capelle*, *Mattot* & *Guérin*, *de le Boe Sylvius*, *Sparr*, *Wisemann*, *Sydenham*, *de Sorbait*, *W. Wedel* & *Low*, *Loss* & *Rebentrost*, *Gockel*, *Abercrombyus*, *Blancard*, *Friess* & *Orllob*, *un Anonyme Français* (1), *Dolée*, *Ettmuller*, *Albini* & *de Horn*, *Calmette*, *Ucay*, *Valisneri*, *Overcamp*, *Musitan*, *Garnier*, *Camerier* & *Caspar*, *Purmann*, *Lanzon*, *Vesli* & *Eckmann*, *Jackson*, *Harris*, *E. Stahl* & *Thebesius*, *Johrenius* & *Eisesener*, *Helvetius*, *Zwinger*, *E. Camerier* & *Wisse-*

(1) §. XVI, note 1, p. 788.

mann, *M. B. Valentini*, *E. Stahl* & *Isaac*, *Boulton*, *Henninger* & *Thilemann*, *Gohl*, *Weisbach*, *Stussius* & *Gemeinhardt*, *Goris*, *Harvy* dans Turner, *Turner*, *Alliot* & *Leaulté*, *Heister*, *Boschetti*, *Alberti* & *Havighorst*, *J.... C....*, *Freind*, *Bailly* & *Fremont*, *Rauch*, *Heister* & *Schmid*, *Palmer* (1), *Astruc*, *Von Lindern*, *la Mettrie*, *Furstenau* & *Paxmann*, *Werlhof*, *Feuerlin*, *Herrenschwandt*, *mon Père* qui en faisait aussi cas autrefois, *Fr. Hoffmann*, *Alberti* & *Schrimpff*, *Koehler*, *Fick*, *Ovelgün*, *Hilscher*, *Schlichting*, *Stenzel* & *Klipsch*, *Juch* & *Weber*, *W. C. Hoffmann*, *Büchner* & *Franck*, *Key*, *Scharschmidt*, *Boerhaave*, *Mead*, *Behr*, *Stock* & *Becker*, *un Anonyme Allemand* (2), *Borel* & *Sibecker*, *Grainger*, *Gynongyossius*, *Bernhardt*, *Croppius*, *Ludwig*, *Lot*, *Agustini*, *Venel* & *Drilhon*, *Brocklesby*, *Hirschel*, *Platner*, *Heuerman*, *Bourru*. Quoique parmi ceux que nous venons de nommer, il y en ait eu qui ayent reconnu qu'on pouvait guérir la maladie vénérienne sans salivation, cependant tous ont assuré que cette excrétion était salutaire. Les symptômes terribles qui ne peuvent manquer d'accompagner & de suivre une foule d'humeurs aussi violentes qui s'échappent par les glandes salivaires, ont été la cause que cette méthode a été rejetée par beaucoup de Praticiens : tels sont tous ceux qui en général ont rejeté l'usage du mercure, tels sont les ennemis des frictions, qui n'en furent éloignés qu'à cause du danger que l'on court dans le temps du ptyalisme. Il n'est pas nécessaire ici de rappeler les Auteurs qui cherchèrent à ôter au mercure sa faculté salivante, par les purgatifs, par la suspension des remèdes mercuriels,

(1) Sam. Palmer, *Lettre au Docteur Turner* insérée dans l'ouvrage duquel il est parlé plus haut, §. II, note 2, pag. 765.

(2) §. XII, note 1, p. 782.

par les autres substances qu'ils ajoutèrent à ce métal, & dont il sera encore fait mention par la suite. On sait que les partisans du sublimé sont contraires à la salivation, quoique souvent elle arrive malgré eux. Il nous en reste quelques-uns à nommer, qui n'attendent aucune sputation de remèdes particuliers, & que nous n'avons pu faire entrer dans les classes précédentes, à cause des bornes que nous nous étions prescrites : tels sont, *Vesti* & *Jacobi*, *Robinson*, *Kniphof*, *Ludolf* & *Grass*, *Profily*, *Owen*, *Gatacker*, *Plenck*.

§. XXVIII.

Puisqu'on sait aujourd'hui que la salivation n'est que l'effet du mercure donné en trop grande quantité, il est de la prudence du Médécin de n'en administrer que la quantité suffisante, propre à résoudre l'épaississement causé par le vice vénérien; & il ne doit jamais le porter à une dose assez forte, pour occasionner une fonte générale d'humeurs : par conséquent, de quelque manière que l'on donne le mercure, chaque fois que le flux de bouche ou ses avant-coureurs se manifesteront, on doit rassembler tous ses efforts pour le prévenir. Plusieurs se sont persuadés qu'ils pouvaient infirmer la vertu sialagogue du mercure, en lui ajoutant diverses substances. *Mayerne*, *Hoffmann* & *Van den Velde*, *Turner*, *Schrommius*, *mon Ayeul* & *mon père* lui unirent le soufre; que *Heuermann* pense n'être d'aucune efficacité; *Le Coq*, *Hoffmann* & *Van den Velde*, l'or, que *Hirschel* observe avoir lui seul accasionné le ptyalisme, donné sous forme de *crocus*; ces derniers ont aussi recommandé l'étain. D'autres ont prescrit d'ajouter le camphre à l'onguent, ou d'en mâcher : savoir, *Missa* & *Despatureaux*, *Raisin*, *Cordet*, *Tilloloy*,

Le Roi, *Langhans*, *un Anonyme Français* (1), *Canestrini*; mais *Schreiber*, *Astruc*, *Royer*, *Heuermann*, qui recommande la poudre de vers de terre, le disent insuffisant. *Jakson* & *Turner* prescrivent l'alcali fixe. Est ce que le cinnabre ou l'éthiops peuvent se sublimer dans le corps humain? Est-ce que des métaux qui ne sont unis à aucuns sels, pourront passer dans les secondes voies? Que doit-on donc attendre des alkalis? D'où viennent au camphre les vertus qu'on lui attribue? *A Bethencourt*, *Brassavole*, *Septalius*, *Blancard*, *Fr. Hoffmann* & *Van den Velde*, *Jakson*, *Zwinger*, *Turner*, *mon ayeul* & *mon père*, *Pouppé des Portes* ont conseillé de chasser par les purgatifs le superflu du mercure, & de modérer, par eux, le trop grand flux de bouche; *Hock*, *Vella*, *J. Benedicti*, *Almenar*, *Amato*, *Rondelet*, *Botal*, *Dordonus*, *Paulmier*, *Monavius*, *Ghini*, *Mayerne*, *Sorbait*, *Dolée*, *Valisneri*, *J. C. Langius*, *Moyle*, *Heinrici*, *Pitcarn*, *Vercelloni*, *Dibon*, *Schrommius*, *A. Wedel* & *Slevogt*, *Desault*, *Kramer*, *Douglass*, *Pujatus*, *Yvo Stahl* & *Teinler*, *de Rotondis*, *Voysin*, *Marteau* & *Chesneau*, *Baïer*, *Delboel*, *Büchner* & *Tellgmann*, *le Nicolais du Saulsay*, *Coste*, *Langhans*, *Wathen* ont cru aussi que l'on devait absolument s'opposer au ptyalisme par les purgatifs. Je ne nierai point qu'il y en eut parmi ceux que je viens de nommer qui crurent qu'on pouvait aussi guérir par la salivation, & qui donnèrent toujours la palme à cette méthode. Ceux qui jugeaient le ptyalisme nécessaire pour parvenir à la cure de la maladie vénérienne, s'élevèrent contre l'usage des purgatifs; premièrement, parce qu'ils interrompent cette évacuation salivaire; & secondement, parce que le corps déjà beaucoup affaibli par cette excrétion, ne peut en soutenir

(1) §. IX, note 1, p. 778.

une autre, sans des suites fâcheuses; mais ces raisons ne furent pas prépondérantes auprès de ceux qui croyaient qu'on peut guérir cette maladie sans aucune excrétion sensible; sentiment adopté par *de Hery*, *Fracantiani*, *Petronius*, *Alcazar*, *Sartorius*, *Sydenham*, *Garnier* & *Eckmann*, *Weisbach*, *Stussius* & *Geminhardt*, *Deidier*, *Astruc*, *la Mettrie*, *Herrenschwandt*, *Rabours* & *Cantwell*, *Midy* & *des Bois*, *Behr*, *Borel* & *Sibecker*, *Fabre* d'après *Petit*, *Bromfeild*, *Venel* & *Drilhon*, *Gatacker*, *Lieutaud*, *Plenck*, *Jauberthou*, *Clerc*, *Roseinstein*, *Bellet*. Les Auteurs suivans ont prescrit de donner le mercure de distance en distance pour modérer la salivation; savoir, *Hock*, *Almenar*, *Maynard*, *A Bethencourt*, *Lobera*, *de Hery*, *Borgarutius*, *Paulmier*, *Zecchius*, *Mercurialis*, *de Torrès*, *Pigray*, *Vigier*, *Trumphius* & *Capelle*, *Major* & *Schippel*, *Albrecht*, *Gauckes*, *Pitcarn*, *Vercelloni*, *Chicoÿneau*, (sur l'autorité de qui cette méthode a été adoptée à Montpellier, & qui depuis, a retenu le nom de cette Ville) & *Pellissery*, *Willoughby*, *Deidier*, *Raiberti*, *Haguenot*, *un Anoyme Anglais* (1), *Rabours* & *de la Cloy*, *A Brunn*, *Kramer*, *Guisard*, *Voysin*, *Hilscher*, *Rabours* & *Cantwell*, *Midy* & *Desbois*, *Delboel*, *Connalius ô Connel*, *Chevalier* & *le Thieuillier*, *Cairnoan*, *Missa* & *Despatareaux*, *Goulard*, (qui nomme cette méthode *par extinction*), *Coste*, *Fichet de Flechy*, *Bromfeild*, *Langhans*, *Pomme*, *un Anonyme Français* (2), *Sauvages*, *Lieutaud*, *Royer*, *Jauberthou*, *Clerc*, *Roseinstein*, *Houstet*, *Bellet*, *Bourru*. Enfin, tous les fauteurs du sublimé éloignent ce remède à la moindre apparence du ptyalisme; & par un léger cathartique, ils déterminent son action par les selles.

(1) §. XIX, note 3.

(2) §. IX, note 1, p. 778.

Plusieurs ont osé combattre cette méthode de guérir dictée par la nature: tels sont *Septalius*, *Friess & Ortbob*, *Ettmüller*, *J... C...* , *Freind*, *Palmer*, *Mooney*, *Fäbre*, *Gatacker*, *Platner*, *Wathen*, *Plenck*, *de Horne*, *Gardane*. Nous devons absolument remarquer ici, que plusieurs des Auteurs que nous venons de nommer, n'ont point blâmé la méthode de l'extinction; bien plus, ils ont voulu établir qu'elle guérissait la maladie sans évacuation sensible. Quel est le Médecin prudent qui donnera les résolutifs & les incisifs, au degré de dissoudre les humeurs & d'occasionner la diabete, la diarrhée, & les sueurs colliquatives? Qui, lorsqu'il y a condensation d'humeurs, les fixera davantage encore dans les vaisseaux, pour occasionner des obstructions de tout genre? Ne doit-on pas blâmer d'une voix unanime, ceux qui donnent & en quantité des médicamens d'une espèce à plonger le souffrant dans une maladie opposée au bien-être qu'on doit attendre, si l'on avait gardé la juste route qui tendait à la curation? Si l'on administre le mercure de la manière que je viens de l'expliquer, on peut employer comme adjudants, les décoctions des bois que nous avons dit être spécifiques pour le mal vénérien: la victoire sera plus complette; mais par les raisons que nous avons alléguées à leur place, on ne doit point les donner comme sudorifiques. De même que la salivation n'est point un effet nécessaire du mercure, de même les sueurs ne décident pas l'efficacité des tisannes des bois. J'avoue que peu m'importe de quelle manière l'on administre le mercure: ce métal restera toujours destructeur du vice syphilitique: la forme du traitement m'est indifférente; à l'intérieur, à l'extérieur, le mercure sera toujours efficace; le traitement mixte de *Gardane* me plaît assez; il consiste à donner le mercure intérieurement & extérieurement. Lorsqu'une méthode ne me reussit point, j'ai recours à une autre: quand un remède est démontré n'avoir aucune qualité nuisible, & qu'il n'est point dans le cas de traîner la cure en longueur, je l'adopte; il remplit l'indication: je ne demande au Médecin que la prudence, l'habileté, & un œil observateur & judicieux; qu'il soit en garde contre la témérité, qu'il bannisse tout préjugé; &, avec de la modération, il aura le succès qu'il desire. N'aurait-on pu ajouter aux décoctions des bois l'extrait de ciguë si vanté? Je ne sais qui en empêche: que l'expérience soit juge; que l'on voye si cette méthode ne pourrait point plus facilement terrasser un ennemi puissant.

§. XXIX.

Puisque les Auteurs ont toujours cherché à repousser le vice vénérien par les médicamens; puisqu'on administra toujours les décoctions des bois, de manière à exciter des sueurs abondantes; puisque les différentes préparations de mercure qui ont paru propres à combattre cette maladie, ont toujours nettoyé puissamment les premières voies; puisqu'enfin les frictions mercurielles, quelquefois sans exciter la salivation, augmentent les excrétions de la peau & du ventre, comme l'ont observé des premiers, *Bologninus*, *Vigo*, *Lobera*, *Vinius*, *Paschal*, *Petronius*, &c. on s'est trouvé fondé à croire que de quelque façon que la sueur fût excitée, que le ventre fût rendu libre, la maladie était détruite, ou du moins que ces excrétions servaient beaucoup à l'action des spécifiques. Enfin, il y a eu des Auteurs qui ont cru pouvoir chasser le levain hors le corps, en établissant des cautères pour servir de couloirs.

§. XXX.

Presque tous les Médecins des siècles précédens ont recommandé la méthode des sudorifiques, croyant que toute contagion était vénéneuse, & que tout venin devait être expulsé par les sudorifiques. *Leon*, qui, dans son voyage en Numidie & au pays des Nègres, rapporta que les Habitans de ces Contrées n'emploient point d'autres remèdes pour se guérir de la vérole, ne contribua pas peu à affermir dans cette idée; & *Fallope* en déduit qu'on doit se procurer des sueurs abondantes par le grand exercice, & par l'habitation dans un climat très-chaud. Outre ceux que j'ai nommés au paragraphe sept & suivant, les sudorifiques en général, furent vantés par *Clowes*, *Knoblock*, *Juncker*, *Zacuto*, *Allain* & *Guerin*, *Brayer* & *Puylon*, *Waldschmidt*, *Vesli* & *Jacobi*, *Overcamp*, *Vierzigmann*, *Lanzon*, *Zwinger*, *Boulton*, *Stussius* & *Gemeinhardt*, *Harvy* dans Turner, *Heister*, *A. Wedel* & *Slevogt*, *Fourneau* & *Barsecnecht*, *Fursteneau* & *Paxmann*, *Juch* & *Weber*, qui prisèrent les sudorifiques amers & nauséabonds à cause de leur vertu anthelmintique, *Stock* & *Becker*, *Kaltschmidt* & *Alberti*. Cette méthode fut condamnée & regardée comme insuffisante par *Reynaud*, *Calmette*, *Heinsius*, *Garnier*, *Fr. Hoffmann* & *Van-den Velde*, *Chr. J. Langius*, *Harris*, *Camerier* & *Weissmann*, *Vercelloni*, *Goris*, *Alliot* & *Leaulté*, *Bailly* & *Fremont*, *Heister* & *Schmid*, *Baumler*, *Astruc*, *mon ayeul* & *mon père*, *Rabours* & *Cantwell*, *Cairnoan*, *Missa* & *Despatureaux*, *Langhans*, *Gatacker*, *Gardane*. J'avoue que je ne puis assez admirer des Médecins, qui, pour une maladie qui provient évidemment d'épaississement, donnent des remèdes qui privent le corps de ses parties les plus fluides; ce qui doit nécessairement produire une nouvelle espèce d'épaississement; & alors ces humeurs épaissies, agitées, & non atténuées, doivent former des obstructions considérables, & donner lieu à des solutions de continuité. On doit parler ici du soufre, que *Massa* & *Blancard* donnèrent intérieurement pour exciter la sueur: *Lecoq* n'en fait aucun cas. Ils administrèrent aussi les bains secs & humides, non-seulement les naturels ou ceux d'eaux minérales chaudes, mais encore les bains préparés artificiellement auxquels ils ajoutèrent souvent différentes substances.

§. XXXI.

Hock, *M. J. Paschal*, *Sennert*, *Mathieu* & *Bourdelot*, *Mayerne*, *Baglivi*, *Fourneau* & *Barfecnecht*, *Boerhaave* proposent simplement les bains; *Gilini*, *J. Benedicti*, *Almenar*, *Phrisius*, les bains dans lesquels on fait entrer les herbes emollientes; *Torella* ceux où l'on met les plantes astringentes & les détersives; *Romerus*, *Borgarutius*, ceux qui sont faits avec les aromates; *Rondelet* propose les eaux Thermales; *Caryophillus*, les bains du Bourg Avinio, dans le territoire de Sienne, ou les eaux Thermales d'Abula, & les ferrugineuses de Naples; *Bordeu*, les eaux de Barèges. *Massa*, *Victorius*, *Trincavel*, *Frizimelica*, *Petronius*, *Silvaticus*, *Plater*, *Varandal* ont regardé l'usage des bains comme insuffisant pour parfaire la cure; ils ont même cru qu'ils faisaient plus de mal que l'on n'en attendait de bien. Les bains tempérés ont pu aider à la transpiration, en favorisant l'action des spécifiques. Les chauds, au contraire, occasionnent l'effet que nous venons d'attribuer aux sudorifiques. Les bains d'étuves, autrement appelés les bains de vapeurs, sont spécifiques au sentiment de *Torella*, de *Hock*, de *Cataneus*, de *J. Benedicti* qui vante beaucoup l'étuve naturelle de S. Germain; d'*Almenar*, de *Vigo*, de *Phrisius*,

sius, de *J. Paschal*, de *L. Fuchsius*, de *Fernel*, de *Rondelet*, de *Petronius* qui rapporte une observation, il s'y agit d'un Mendiant qui fut mis dans le fumier jusqu'au col, & qui fut guéri par cette méthode. *Sinapius* dit qu'elle est très-ordinaire en Pologne, *Bruele*, *Minadous*, *Pardoux*, *Plater*, *Varandal*, *Guldenklee*, *Sennert*, *Waldschmidt*, *Blancard*, *Baglivi*, *Zwinger*, *Gohl*, *Weisbach*, *Boerhaave*, *Camerier* & *Breyer*. Cette méthode est improuvée par *Brassavole*, *Calvo*, *Musitan*, *Vercelloni*, *A. Wedel* & *Slevogt* qui prétendent qu'elle exaspère le mal; ce qui paraît assez vrai, d'après ce que j'ai dit au paragraphe précédent. On peut blâmer de même ceux qui ont prescrit les exercices violens pour exciter la sueur; savoir *Vella*, *Fracastor*, *Matthiole*, *Lobera*, *Brassavole*, *M. J. Paschal*, *Fracantiani*, *Petronius*, *Borgarutius*, *Alcazar*, *Sinapius*, *Boerhaave*; ils le furent justement par *Montagnana*, *Almenar*, *Lecoq*, *Fallope*, *Tomitan*, *Pardoux*, *Sennert*, *Wedel* & *Low*, *Dolée*, *E. Stahl* & *Thebesius*.

§. XXXII.

Ceux qui attribuèrent le vice vénérien à une humeur mélancolique, & ceux qui crurent que la guérison consistait seulement à la chasser hors le corps, employèrent les purgatifs. De ce nombre furent *Marcellus* de Cumes, Médecin dans l'Armée qui combattit les Troupes de Charles VIII, parmi lesquelles il est certain que la maladie vénérienne régnait pour la première fois. (*WELSCH*, *Sylloge curat. & Observ. pag.* 30 & 68) *Leoniceus*, *Gilini*, *Torella*, *Montesauro*, *Aquilano*, *Romerus*, (au rapport de *Welsch L. C.* 34) *Montagnana*, *Circellus*, (Ibid. p. 35), *Benivenii*, *de Vigo*, *Maynard*, *Phrisius*, *Dordonus*, *Alcazar*, *Cæsalpin*, *W. Wedel* & *Low*, *Overcamp*, *Chr. J. Langius*, *Zwinger*, *Vercelloni*, *Harvy* dans Turner, *Dibon*. On doit parler ici du Méchoacan, vanté par *Minadous*; du mercure de vie & des autres préparations émétiques antimoniales, préconisées par *Quercetan*, *Claudini*, *Hartmann*, *Sennert*, *Zacuto*, *de le Boë Sylvius*, *Christini*; *Lentilius*, *Harvy* dans Turner & *Dibon*. Viennent ici les semences d'*Euphorbia lathirus L.*, recommandées par *Zucuto*; la pulpe de coloquinte L., proposée par *de le Boë Sylvius*; sa teinture estimée par *Fabre* & dont *Bourru* fait aussi cas; le remède préparé avec le fer, que *Gerlach* prescrit; la racine admirable de Jalap L., que *Guldenklee* regarde comme spécifique; la gratiole des boutiques L., dont *Kramer* fait l'éloge; la racine d'Assarum d'Europe L., que *Ferrier* recommande; la racine de pain de Pourceau d'Europe L., proposée par *Plater*; & l'écorce de sureau noir L., adoptée par *Ferrier*. J'ai déjà parlé de ceux qui ont ordonné les purgatifs mercuriels; mais je dois ici passer sous silence ceux qui ont employé les purgatifs comme remèdes généraux. *Cataneus*, *Vochs*, *Fernel*, *Frizimelica*, *Capivaccius*, *Rudius*, *Varandal*, *Heinsius*, *Musitan*, *Vercelloni*, *Turner*, *Heister* & *Schmid*, *Bailly* & *Fremont*, *Astruc*, *Rabours* & *Cantwell*, *Bayer*, *Scharschmidt*, *Cairnoan*, *Missa* & *Despatureaux*, *Hirschel*, *Jauberthou* ont regardé avec justesse la méthode de guérir par les cathartiques, comme insuffisante & même très-préjudiciable. C'est fort inconsidérément que les Médecins ont cherché à chasser hors le corps les miasmes véroliques, qui se dissipent par les évacuations naturelles, pourvu qu'on ait détruit les effets qu'ils produisaient dans les humeurs. Ils se retranchent gravement sur les loix de l'Art, qui prescrivent d'attaquer par les évacuans toute matière non-préparée, & ils croient que l'effet produit par une cause essentielle doit céder, lorsqu'elle vient à cesser : si on ajoute que les purgatifs évacuent les parties les plus fluides ; qu'ils causent de violentes secousses dans les entrailles, & qu'ils produisent des spasmes ; on verra clairement combien c'est mal-à-propos qu'on emploie ces médicamens dans une maladie où les humeurs sont extrêmement épaissies.

§. XXXIII.

Gilini, *Torella*, *Victorius*, *Rudius*, *Zacuto*, *W. Wedel* & *Low*, *Loss* & *Rebentrost* recommandent les cautères très-mal-à-propos ; quand le virus pourrait être éconduit par cette voie, nous devons moins nous inquiéter de l'expulser, que de corriger l'effet qu'il a produit. Les ulcères chez les malades vénériens, de l'aveu de tous les Chirurgiens, sont toujours d'un mauvais caractère ; c'est pourquoi les cautères ne peuvent que fournir quelques symptômes encore plus graves que ceux qui existent déjà, comme l'ont dit *Brassavole*, *Varandal* & *Wynel*.

§. XXXIV.

Doit-on nommer ici *Vauloué*, qui conseille la castration, & *W. Wedel* & *Low*, qui recommandent la transfusion ?

§. XXXV.

J'avais résolu de passer sous silence les Auteurs qui ont voulu combattre le mal délétère dont il est ici question, par certains remèdes secrets ; parce que plusieurs d'eux ne sont point nommés dans les Traités modernes que j'ai recherchés avec attention : mais pour n'être point accusé de négligence, j'en dirai un seul mot. Je ne répéterai point ici cette foule innombrable dont *Astruc* a parlé : je reprends à l'année 40 de notre siècle : si j'en omets quelques-uns, c'est qu'ils ne seront pas venus jusqu'à moi. *Voysin* recommande sa panacée végetale & dépurative du sang; *Arizarra*, son essence; *Pellerin*, sa préparation infaisable & fastidieuse; *Winckler*, sa teinture anti-vénérienne sans mercure; *De Torrès*, son onguent mercuriel; *Mauflatre* & *Querenet*, son mercure préparé; *Keyser*, ses dragées faites avec le mercure dissous par l'acide végétal & réduit sous forme saline, à laquelle il a joint une petite portion de terre martiale. On peut en voir la composition dans l'*Hist. de l'Ac. Roy. des Scienc.* A. 1759, p. 102. Nous dirons ici en passant, que *Brassavole* avait déjà enseigné à unir le mercure à un acide végétal : à la vérité il ne donnait pas cette préparation intérieurement; il la mêlait à l'onguent mercuriel. Outre *Keyser* & les nombreux témoignages qui se trouvent dans ses Livres, beaucoup d'autres encore applaudissent à sa préparation, tels sont un *Anonyme Français* (1), *Vandermonde* (2), *un autre Anonyme Français* (3), *Passerat de la Chapelle*, *Aurran*, *Venel* & *Drilhon*, *Roux*, *Thirion*, *Gardane*. Le nombre de ses Adversaires n'est pas moindre que celui de ses partisans. Son remède est improuvé par *Thomas*, *le Camus*, *Astruc*, *un Anonyme Français* (4), *Dossié*, *Pomme*, *un autre Anonyme Français* (5),

(1) Anonyme Français, *Lettre d'un ancien Professeur en Médecine de Paris à M. Vandermonde, pour servir de réponse à la Lettre d'un Médecin de Province à un Medecin de Paris.* Paris, 1759.

(2) Vandermonde, D. M. Fac. Par. *Journ. de Med.* Tom. X, p. 499.

(3) Anonyme Français, *Dissertation Epistolaire adressée à M. le Maréchal de Biron, sur une Lettre de l'Auteur du Traité des tumeurs & ulcères.* Paris, 1760.

(4) Anonyme Français, *Recueil de plusieurs pièces concernant le Traité des tumeurs & ulcères, par un Médecin de Province.* Paris, 1755.

(5) §. IX, note 1, p. 778.

Fabre, *Munnicks*, *Bourru*. *Langhans* a son Essence mercurielle helvétique. *De Reynal* corrige le sublimé & le turbit d'une manière dont il garde le secret. *De Velnos* préconise son sirop anti-vénérien végétal. Les lavemens de *Royer* sont applaudis par *Froussard*, & blâmés par un *Anonyme Français* (1), & par *Gardane* qui prétend que sa liqueur fondamentale n'est autre chose que le sublimé. *Jacquet* prépare l'antimoine d'une façon qui lui est propre. *Nicole* est porteur d'un remède sans mercure; mais *Marges* prouve cependant que ce métal entre dans tous ses remèdes. *Du Vicq* prône aussi son remède sans mercure. *Pastel* en possède un pareil. *Bellet* enfin n'a de confiance qu'en son sirop mercuriel, qu'un *Anonyme Français* (2) approuve. *De Horne* proüve que ce remède est du mercure dissous dans l'acide nitreux, adouci par l'alkoal & édulcoré par un sirop, il le condamne enfin *Gardane* & uncertain *Anonyme Français* (3) s'élèvent aussi fortement contre lui.

---

(1) §. IX, note 1, p. 778.
(2) §. XXIV, note 2, p. 805.
(3) §. XXIV, note 4, p. 804.

Fin de la Dissertation de M. Boehm.

TABLE

De ce qui est contenu dans chaque paragraphe de cette Dissertation.

Fin de la Table des Paragraphes.

TABLE
DES NOMS DES AUTEURS
Contenus dans cette Dissertation.

Premier Nota. Nous avons mis dans cette Table les noms des Auteurs tels qu'on les prononce dans leur Pays, afin que par les finales le Lecteur puisse distinguer d'abord leur Patrie ; ce qu'il n'aurait pu faire en les conservant *latinisés*, ainsi que nous les voyons ordinairement dans les Livres.

Second Nota. Cette Dissertation comprend depuis la page 761 jusqu'à celle 821. Comme nous avons à chaque nom multiplié les chiffres, pour la commodité de ceux qui nous consulteront, les cases de l'Imprimerie n'auraient pu fournir assez de 7 & de 8 : en conséquence à chaque nom on a premièrement mis les trois chiffres, & ensuite les deux derniers seulement avec une virgule entre chaque : ainsi quand on a commencé le huit centième nombre, on a de même mis les trois chiffres & les deux derniers ensuite.

A.

B.

C.

F.

G.

H.

J.

I.

K.

L.

M.

N.

O.

P.

T.

V.

U.

W.

Fin de la Table des Auteurs de la Dissertation.

POST-SCRIPTUM.

ASTRUC. Parmi les Ouvrages de M. A. nous avons oublié de faire mention de l'Avertissement pour la troisième édition de la Traduction Française *de morbis venereis*, Paris, chez Cavelier, 1755, *in*-12. Il est de lui, & il y parle même à la première personne. M. Astruc, dans cet Avertissement, avait dessein particulièrement de parler de quelques remèdes nouveaux que l'on vantait alors; savoir: le mercure de M. de Torrez, celui de M. Dupouy, & celui de M. Raulin; le sublimé-corrosif, le mercure liquide, & la quintessence du sieur Mollée. 1°. M. Astruc ne croit point à l'efficacité des remèdes de MM. de Torrez, Dupouy & Raulin; 2°. Pour le sublimé-corrosif, il le regarde comme un remède dangereux, qui peut bien remédier à des accidens légers, mais qui ne détruira point une vérole invétérée : il ne doute pas même de son efficacité dans le premier cas; car il dit que non-seulement il en croit M. le Baron Van-Swieten sur sa parole ; mais un Chirurgien de Paris, homme de probité, lui a assuré avoir guéri plusieurs malades avec ce remède, qu'il tenait de M. le Duc d'Antin, & qu'il faisait prendre dans une infusion de séné. Enfin il croit que le mercure est en trop petite quantité dans la dose de sublimé que l'on donne à un malade, pour pouvoir opérer une cure sérieuse. A l'égard du mercure liquide, dont on trouve la formule dans le *Codex* de Paris, page 222 de l'édition de 1758, & qui n'est autre chose que le mercure crud, dissous dans s. q. d'esprit de nitre, sur lesquels on jette de l'eau distillée, & qu'on filtre ensuite. M. Astruc ne le croit pas plus sûr que le sublimé; il dit même que ceux de ses Confrères qui s'en servent ne le regardent que comme un palliatif, & qu'il lui a été rapporté qu'un homme qui en avait fait usage, avait été exposé à une hémorrhagie presque générale par le nez, par la bouche, par les poumons, par le fondement, par les urines, &c. Enfin, M. Astruc juge que la quintessence du sieur Mollée doit être une dissolution de sublimé-corrosif, ou de quelque autre préparation corrosive de mercure, puisque ce Chimiste défend de mêler son remède avec le véhicule dont on se sert, dans un gobelet d'argent; de se servir de cuillier ni de couteau, pour en faciliter le mélange; enfin, d'y mettre aucun corps métallique.

Cet Avertissement que nous venons d'analyser, se trouve page 105—123.

C'est ici le lieu de placer les additions & corrections que nous avons à faire au Catalogue des Ouvrages de M. Astruc, qui se trouve p. 59, à l'abrégé de sa vie.

Après *Thesis Medica de causâ fermentationis*, ajoutez : *Tractatus de motûs fermentativi causâ*. 1702. in-12.

Après ce Traité j'ai oublié le suivant, comme a fait aussi M. Lorry, dans l'Histoire de Montpellier.

Respons. Crit. animadversionibus Fr. Ren. Vieussens, in tractatum de causâ motûs fermentativi. Monspel. Honor. Pech. 1702. *in*-4°. *de* 9 *pages*.

On lit la *Dissertatio Physico-Anatomica de motu musculari*, imprimée en 1718; c'est une faute d'Imprimerie, il doit y avoir 1710. Elle fut imprimée chez *Honor. Pech*, elle est de 189 pages, & 2 planches.

Le *Traité de la cause de la digestion, où l'on refute, &c.* imprimé à Toulouse, chez Colomiez,

1714, est *in*-12 & non *in*-8°. comme nous l'avons mis; il contient 400 pages.

Diss. Chir. de fistulâ ani. A Montp. chez Jean Martel, *in*-8°. de 52 pages; & non *in*-12. Immédiatement après cette Dissertation, on doit mettre la Dissertation *de naturali & præter naturali judicii exercitio, &c. Monsp. Apud Vid. Honor. Pech.* 1718. in-8°. *de* 41 *pages* M. Astruc était Président; And. Jos. Seron, répondait.

Suit ensuite celle *de Hydrophobiâ.*

Après celle-ci, il s'en trouve une autre que M. Lorry & moi avons oubliée. *Astruc, de sensatione; resp. Ant. Malevergne du Masdonnier, Dic.. April.* 1720. *Monsp. Ap. Vid. Honor. Pech.* 1720. *in*-8°. 49 pages & 2 planches.

Dissertation sur la peste de Provence. Monsp. 1722, *in*-12. Nous avons lu ailleurs: *Dissertation sur l'origine des maladies épidémiques & de la peste.* 1721. *in*-8°. Nous ne savons pas si c'est le même Ouvrage.

Thesis Med. de phantasiâ, &c. Gabr. Monstelon était le répondant. Elle est de 41 pages.

Dissertation sur la contagion de la peste, &c. Toulouse, est imprimée chez Desclassan, 1724 & non 1725, 152 pages. &c.

Cinq Lettres contre les Chirurgiens, &c. 1737 & 38, *in*-4°. La première est de 22 pages.

Nous avons encore omis avec M. Lorry, l'Ouvrage suivant, qu'à la vérité peu de personnes savent être de M. Astruc.

Réflexions sur la Déclaration du Roi, 1743, *in*-8°. de 14 pages. Autre édition de 12 pages.

Sommaire pour la Faculté de Médecine. Paris, 1743, *in-fol.* de 4 pages, *par MM. Astruc & Ferrein.* Nous avions encore oublié cet Ouvrage.

Quest. Med. an Sympathia, &c. doit être mise avant *Quest. Med. an ex Anatome, &c.* parce que la première est la thèse de cooptation de M. Astruc; &

qu'à la seconde Thèse, ainsi qu'à toutes les autres, il était Président.

Lettre sur l'espèce de mal de gorge gangreneux, &c. n'est point de M. Astruc ; mais de M. J. B. L. Chomel. Il est étonnant que M. Lorry qui a été le Censeur de cet Ouvrage, ait glissé cette fausse dans l'Histoire de la Faculté de Montpellier.

BOD BOD

BODENSTEIN (Joannes-Christianus), *Grimmensis.* Defendet Dissertationem *de viribus medicamentosis hydragyri & indè arte factorum pharmacorum*, Præside D. CAROLO-CHRISTIANO KRAUSE, Facultatis Medicæ Lipsiensis Assessore rel. D. III. mens. Septembr. A. 1773. Lipsiæ, ex Officinâ Langenhemiâ. *in*-4°. page 27.

L'Auteur dit un mot de la nature du mercure, il passe à son efficacité dans plusieurs maladies pour lesquels il est spécifique ; tels sont les maladies pédiculaire & vermiculaire, la vérole, &c. il parle des effets différens qu'il produit. Il finit enfin par ses préparations. Il rapporte le sentiment & les observations de plusieurs Auteurs, qui font preuve d'erudition en sa faveur.

CAR CAR

CARTHEUSER (Johanne-Friderico), *Med. Doct. & Prof. Publ. Ord. Academiæ Regiæ Borus. Sodale & Acad. Electoralis Moguntianæ Scient. util. Assessore Facultatis suæ H. T. decano* : Præside ; CHRISTIANUS-CAROLUS GULDE, Francofurto-Meso-Marchicus submittit, Diss. inaug. chymicomedicam *de suspectis quibusdam pharmacis salino-mercurialibus.* D. 3 Julii 1759, Francofurti ad Viadrum. Typis Joh. Christ. Winteri. *in*-4°.

M. Cartheuser met au nombre des préparations mercurielles dangereuses, l'arcane corallin, le mercure précipité blanc, le turbith minéral, le cinnabre de lune, & le mercure sublimé-corrosif.

CLOSS (Johannes-Fridericus), *Marcubensis.* Auctor defendet Diss. inaug. Med. *de gonorrhœâ virulentâ sive contagio natâ.* Præside D. GEORGIO-FRIDERICO SIGWART, *Phil. Med. & Chirurg. D. hujusque & Anat. P. P. O. Med. Ant. Wirtemb. Ord. Med. sen. & H. T. decano. &c.* D. Mart. 1764. Tubingæ. Litteris Sigmundi, *in*-4°. 20 paginæ.

On trouve l'intitulé de cette Thèse, page 761 de notre Bibliographie.

L'Auteur commence par l'Histoire de la maladie qui fait le sujet de sa Thèse. Un jeune homme qui vint le consulter; avait depuis plus de six mois un écoulement gonorrhoïque, qu'il avait toujours négligé, parce qu'il ne lui causait aucun mal: cependant la liqueur qui en découlait étant devenue âcre, acrimonieuse, verte & jaune, il fut obligé de chercher des secours; il s'adressa à l'Auteur, qui décida que son mal n'était autre chose qu'une gonorrhée virulente: le jeune homme protesta avec serment n'avoir jamais vu de femme de sa vie; il répondit avec la même affirmation aux questions que lui fit le Médecin, s'il n'avait baisé sur la bouche aucune femme; s'il n'avait point couché avec quelqu'un de suspect, s'il n'avait point pris les habits d'autrui; si enfin il ne s'était point assis sur des latrines publiques. En conséquence l'Auteur entreprit la cure de ce malade, qu'il traita simplement avec les adoucissans, les laxatifs, les diurétiques doux, & les légers astringens; & il le guérit. Après avoir rapporté cette Observation, l'Auteur raisonne sur la cause de cette gonorrhée qu'il rapporte premièrement à la masturbation à laquelle le jeune homme s'était habitué avant même que d'être en âge de puberté : & il dit que la virulence a sans doute eu lieu par l'acrimonie de l'humeur, qui fournissait la matière de l'écoulement, qui est restée en stagnation, & qui a acquis un degré de purulence. Il cite ensuite, d'après les Auteurs, plusieurs exemples de gonorrhées virulentes qui n'avaient point eu pour origine un commerce impur.

DETHARDING (Georg. Christoph.), Præside *Facult. Med. & Colleg. Ducal. Profess. senior. & Sereniss. Duc. Regn. Megapol. Consil. Aulic. H. decan.* JOANNES-LEONHARD EHLERS, *Gustroviensis*, submittit examini disputationem medicam inauguralem *de Cambucâ paracelsi.* D. 30 Septemb. 1756. Rostochii, Litteris adlerianis, *in*-4°. 34 paginæ.

Paracelse entendait par le mot *Cambuca*, un bubon d'une énorme grandeur & ulcéré, en un mot d'une espèce plus maligne que les autres. M. Detharding fait l'Histoire d'un homme qui avait un ulcère pareil, qui le conduisit au tombeau par la faute du Chirurgien qui négligea les remèdes internes : parce que le malade lui avait assuré que la femme qu'il avait connue n'avait que ses règles, & n'était nullement infectée du vice vénérien. L'Auteur prend occasion de cette Observation pour comparer entre eux les divers ulcères véroliques, & pour parler de l'espèce du virus vénérien ; il rapporte le sentiment des différens Auteurs. Il conclud que le malade dont il est question ci-dessus avait vu une femme, vérolée. Il finit par décrire le remède que Paracelse employait en cette occasion : il se servait du camphre & de l'emplâtre de mumie. Il faisait cuire des jaunes d'œufs jusqu'à dureté, il les mêlait avec du camphre dans un mortier de marbre, il mettait ce mélange à la cave jusqu'à ce qu'il vint en déliquescence : & il employait cette mixture pour adoucir & dissiper l'inflammation : il appliquait ensuite l'emplâtre de mumie, qu'il préparait avec la mumie, & la térébenthine lavée dans l'eau rose. L'Auteur décrit enfin les remèdes qu'il conseille en pareil cas ; ils rentrent, ou à peu-près, dans ceux qui sont déjà connus dans différens endroits de notre Ouvrage, pour le même accident.

HARTMANN (Petrus-Immanuel), Præses; *Med. Doct. Academiarumque Cæsar. nat. curios. & Elect. Moguntino-Erfurtensis scient. utilium sodalis.* Respondente CHRISTIANO-EBERHARDO LOT, Witmunda-Frisone Orientali : *Martis cum mercurio conjunctionem usibus practicis commendat.* D. 28 Décemb. 1759. Halæ Magdeburgicæ ; è Typographio Vesteriano, *in*-4°, 37 pag.

Nous avons donné le texte de cette Dissertation à la page 495 de notre Ouvrage.

L'Auteur a divisé sa Thèse en deux Chapitres ; le premier, qui contient quinze paragraphes, renferme dix formules différentes, où le fer ou ses préparations sont unis au mercure, ou aux préparations mercurielles, comme au subli mé-corrosif, au sublimé doux, &c. ou bien les martiaux sont donnés pendant l'administration des remèdes mercuriels. Le second Chapitre est composé de cinq paragraphes. L'Auteur y dénombre les maladies où

conviennent

conviennent les remèdes qu'il a décrits dans le premier : il les applique aux maux vénériens, aux affections rhumatismales & arthritiques, aux autres maladies qui proviennent de l'impureté de la lymphe, enfin à certaines fièvres.

RICHTER (Joannes-Erhard.) *Lobensteinio-Variscus.* Diss. inaug. Med. *de medicamentorum mercurialium cum salibus paratorum efficacitate, per adjunctum sulphur ad certos quosdam morbos magis accomodanda.* Præside D. ANDREA-ELIA BUCHNERO. D. XIX, Augusti, A. S. R. 1754. Halæ Magdeburg. Litteris Hendelianis, *in*-4°. 40 pag.

Nous avons donné le titre de cette Dissertation à la page *626*.

Elle est divisée en deux Chapitres, le premier contient 23 paragraphes; c'est dans cette partie de l'Ouvrage que l'Auteur prouve l'utilité & la supériorité des sels mercuriels auxquels on joint le soufre, ou plutôt les minéraux qui en contiennent. Le second Chapitre renferme trois paragraphes, & c'est dans celui-ci qu'il donne la recette du remède qu'il adopte, la manière de l'administrer, & les maladies auxquelles il convient. Il rapporte d'abord la formule qu'en avaient donnée les Auteurs des Observations médicinales d'Edimbourg; la voici : prenez de soufre doré d'antimoine, de mercure doux, de chaque égale quantité; triturez pour réduire en poudre : on en prend tous les jours deux ou trois fois, de dix à quinze grains. Voici la manière dont M. Richter réforme ce remède, dans la crainte que la trop grande quantité de soufre n'affaiblisse l'efficacité du mercure : prenez de pierres d'écrevisses préparées, deux gros; de mercure doux, un gros; de soufre doré d'antimoine de la dernière précipitation, un demi-gros : on fait une poudre, de laquelle on prend six grains tous les soirs. Ceux qui préféreront avaler des pilules, l'Auteur leur donne le même remède sous cette forme : prenez de la poudre décrite ci-dessus, demi-once; de la gomme de gayac, trois gros; de la résine de gayac, un gros; de baume du Pérou, quantité suffisante pour faire du tout une masse de pilules; un gros servira à faire huit pilules; on en prendra chaque jour trois le matin & autant le soir. Au reste on en peut prendre indifféremment deux ou trois fois le jour. La diète & le régime doivent être exacts.

Ce remède convient à tous ceux qui ont la lymphe viciée, par conséquent il est particulièrement propre aux vérolés. Il réussit dans la guérison de la gale vénérienne, des rhagades, de la lèpre & autres maladies cutanées, telles que les dartres, la teigne, même les taches & marques que l'on nomme communément des *marques de vin*, qui déshonorent la figure, & que l'on apporte en naissant (l'Auteur nous permettra d'en douter). Ce remède a aussi des succès heureux pour le *Spina-Ventosa*, pour les ulcères malins, & les tumeurs schirrheuses particulièrement celles des testicules. Il a réussi dans les fièvres intermittentes & catharales, accompagnées de tumeurs dans les glandes du col, & aux parotides; il a aussi guéri des fleurs-blanches rebelles aux autres médicamens. Enfin il doit être utile aux hydropiques & dans le commencement de la cataracte. Pour finir en un mot; plusieurs maladies provenantes de la viscosité des humeurs, de l'engorgement des vaisseaux, de stagnation, & de faiblesse dans les fibres, céderont à son efficacité.

SIEFART (Ericus-Ludovicus), *Berolinensis*; auctor, defendet Dissertationem inaug. medicam *de scorbuti cum lue venereâ complicatione*, D. ANDREA-ELIA BUCHNERO, Præside. Ad d. 13 April. 1764. Halæ Magdeburgicæ Litteris Beyerianis, *in*-4°. pag. 28.

Nous avons rapporté la proposition de cette Thèse excellente, page 650.

Le sang des scorbutiques, lorsqu'il est sorti de la veine, est noir; il se coagule, sa partie séreuse est salée, & sa superficie est de couleur jaune-verte; cette sérosité même quelquefois se rassemble en consistance de gelée, quelquefois il n'y en a qu'une partie, alors elle surnage l'autre; enfin le sang qui découle dans l'eau après une saignée du pied, se coagule souvent en espèces de fibres. D'après ces observations, le sang des scorbutiques est toujours âcre, & cette acrimonie existe quelquefois avec épaississement, & quelquefois avec résolution de toute la masse du sang. L'épaississement provient tantôt du défaut du principe aqueux, tantôt de sa désunion d'avec le sang. Les solides doivent être affaiblis dans un corps scorbutique; & la sanguification doit languir. Quand la trop grande résolution du sang succède, chez les scorbutiques, à son épaississement, cela provient de la très-grande acrimoine des fluides. Si la résolution du sang se manifeste, alors sa vraie cause sera dans la putréfaction des humeurs. Le scorbut provient donc d'une acrimonie tantôt acide, tantôt muriatique, tantôt alcaline; & sa nature doit différentier selon l'espèce de l'acrimonie. Le scorbut est mis au nombre des maladies chroniques. Il fait des progrès lents dans la masse du sang. Les symptômes du ſcorbut doivent être différens ſelon ſes différentes cauſes. Quand le ſcorbut provient d'épaiſſiſſement, dans ſon commencement, outre les ſymptômes de l'acrimonie des humeurs, il doit exiſter ceux de l'épaiſſiſſement du ſang; & comme il eſt poſſible, lorſque la maladie fait des progrès, que la raréfaction du ſang ait lieu, par conſéquent il eſt poſſible qu'un ſcorbutique, dont la maladie eſt invétérée, ait en même temps les ſymptômes qui caractériſent l'acrimonie des humeurs, & ceux qui font connaître la raréfaction du ſang. D'après ceci, un ſcorbutique doit ſentir une peſanteur générale; des douleurs dans les muſcles, ſemblables à celles qui proviennent du trop grand mouvement, & ces douleurs doivent particulièrement ſe faire reſſentir dans les cuiſſes & dans les lombes; il doit ſe plaindre davantage de la peſanteur & de la douleur après avoir dormi; la pareſſe, l'amour du repos, la laſſitude ſpontanée ſont les ſymptômes de ſa maladie; les ſpaſmes doivent encore s'y joindre; particulièrement à l'eſtomac & aux inteſtins; la corroſion des ſolides peut avoir lieu chez les ſcorbutiques, donc ils peuvent être ſujets aux hémorrhagies, leurs gencives doivent être enflées, douloureuſes, enflammées, ſanguinolentes, d'où doivent s'enſuivre, avec l'augmentation de la maladie, l'ébranlement & la corruption des dents. Les ſcorbutiques éprouvent ſouvent des mouvemens fébriles: ils ont auſſi ſouvent des taches cutannées brunes, jaunes, bleues, livides, noires; des ulcères; la gale. L'ancienneté du ſcorbut entraîne les fièvres après elle: & la corruption des viſcères, l'hydropiſie, le maraſme, la lipothymie mettent fin aux jours d'un ſcorbutique. La moële des os devient auſſi infectée. Le ſcorbut eſt une maladie contagieuſe.

Nous paſſerons ici ſous ſilence les cauſes, les effets & les ſymptômes de la vérole: on ſait, par tout ce qui eſt dit dans notre Ouvrage, qu'elle a une grande affinité avec le ſcorbut, & qu'elle eſt exaſpérée par ſa préſence.

Quand le ſcorbut & la vérole ſont compliqués, on ne doit ſe ſervir d'aucun acide pour la curation, on doit fuir les mercuriaux. Quand le ſcorbut aura occaſionné la réſolution & ſe trouvera compliqué avec la vérole, on doit éviter les réſolutifs puiſſans. Quand ces deux maladies ſont réunies, on ne doit point uſer des anti-ſcorbutiques, des ſpiritueux & des remèdes qui mettent les humeurs trop en mouvement. Les médicamens qui évacuent l'humeur corrompue, & les corroboratifs enſuite conviennent pour la curation de la vérole & du ſcorbut. Les réſolutifs leur conviennent également, quand le ſcorbut ne fait que commencer, & qu'il n'a encore produit que l'épaiſſiſſement. On combinera, pour guérir ces deux affections, les doux réſolutifs, & les légers anti-ſcorbutiques; les laxatifs & les diaphorétiques ne ſont pas moins utiles. Quand le ſcorbut commence à céder la place, alors on peut plus ſûrement remédier au vice vérolique. Mais que faudra-t-il faire ſi la diſſolution des humeurs a tout-à-fait lieu ? A peine l'Art trouvera-t-il quelques ſecours à procurer au malade; cependant on pourra ſuivre, pour la curation, la méthode uſitée dans les fièvres putrides, provenantes de la corruption des viſcères, à moins qu'il ne ſe trouve quelques exceptions, auquel cas le Médecin s'aviſera ſelon les circonſtances.

STANG (Daniel-Fridericus). *Nordlinga-rhaetus*, auctor ſubmittet D. 1 Junii 1754, Diſſertationem inaug. med. *de uſu & abuſu mercurii medicamentorum mercurialium.* Præſide JOSEPHO-CHRISTIANO STOCK, *Phil. & Med. Doct. Theoretices Profeſſ. Publ. Ordin. & Imperialis Acad. nat. curioſ. Collegâ, &c.* Jenæ, ex Officinâ Marggrafianâ, *in-4°.* 28 pag.

Page 652 de notre Bibliographie, on trouve le ſujet de cette Thèſe.

L'Auteur commence par donner les différens noms du mercure : il dit enſuite de quel œil les Anciens ont regardé ce métal ; que la plupart des Phyſiciens aſſurent que ſa peſanteur eſt relativement à celle de l'air, comme de 12908 à 1 ; il remarque cependant que, réduit en vapeurs, il eſt tellement diviſé, qu'il peut reſter ſuſpendu dans les interſtices de l'air. Après avoir dit un mot du cinnabre, il paſſe bientôt aux préparations mercurielles ; il croit que le ſublimé-corroſif, le précipité rouge, le turbith minéral, l'arcane coralin, pris intérieurement ſont d'un uſage dangereux. Le mercure ſublimé-doux peut être adminiſtré ſans danger, pourvu qu'il ſoit compoſé avec du ſublimé-corroſif bien fait. Le mercure précipité verd eſt conſeillé intérieurement par pluſieurs Auteurs pour la gonorrhée : mais M. S. ne voudrait pas prendre ſur lui de l'adminiſtrer ; pour le précipité ſolaire & le mercure jovial, que l'on fait par l'addition de l'or & de l'étain, ſur-tout de l'étain d'Angleterre, ils ont d'heureux effets. L'Auteur fait remarquer enfin que les préparations mercurielles les moins dangereuſes, le deviennent, lorſqu'on les adminiſtre ſans avoir auparavant préparé les voies par où le mercure doit paſſer. L'*aquila-alba*, dit-il, devient corroſif, s'il rencontre des ſels dont il ſe charge : c'eſt ce qui fait que les ſels mercuriels ſont nuiſibles aux ſcorbutiques. Cela lui donne occaſion de s'étendre ſur les préparations néceſſaires avant l'adminiſtration du mercure ; les médicamens qu'il preſcrit ſont tirés de la claſſe des adouciſſans, des tempérans, des délayans, des abſorbans, des laxatifs, des diaphorétiques, &c. Il énumère en un mot les cas où l'on doit preſcrire la ſalivation, & quand elle doit être proſcrite. Les perſonnes qui auront des ulcères dans la gorge, qui ſeront dans le maraſme, qui auront quelques viſcères, ulcères, qui ſeront hectiques, qui auront un cancer, les femmes groſſes, doivent s'en abſtenir : elle convient au contraire à ceux qui ont une vérole invétérée, qui demande, pour être guérie, des remèdes héroïques, à ceux qui ont la lépre des Arabes, ou l'éléphantiaſis; des ulcères anciens & rebelles; une gale maligne; une ophtalmie chronique, provenue d'un vice vénérien; une cataracte opiniâtre; une goutte ſereine entretenue par une humeur viſqueuſe qui obſtrue les nerfs optiques; aux épileptiques; enfin à ceux qui reconnaiſſent la viſcoſité de la lymphe pour cauſe de leur maladie. Quelques-uns la recommandent encore pour la fièvre quarte : mais ſi le malade eſt dans un état de cachexie, ou a les viſcères dans l'atonie, on doit l'éloigner. L'Auteur finit par recommander la prudence dans la conduite de la ſalivation, que l'on doit quelquefois interrompre pour faire prendre les abſorbans, les délayans & les tempérans.

VOG VOG

VOGELD (Rudolpho-Auguſtino), *Archiatr. Reg. Med. & ſpeciatim Chem. & Chir. P. P. O. Acad. Imp. N. C. Reg. Succ. & Elect. Mogunt. Sc. Sodal. Principatûs Gotting. Phyſico*, Præſide; & reſpondente JUSTO-HERMANNO SEEDORF, Numdenſi. A. D. 14 Septemb. A. S. 1765. *Stymatoſis vulgò hæmorrhagiâ penis dicta, morbus rarus & portentoſus ex hiſtoriis medicorum erutus & explanatus.* Gottingæ. Typis Schulzianis, *in*-4°. 26 pag.

L'Auteur a diviſé ſa Thèſe en neuf paragraphes. Le premier ſert d'introduction. Le ſecond contient la deſcription du ſtymatoſe; maladie rare, qui embarrasse souvent les gens de l'Art lorsqu'ils sont appelés pour y porter secours; & qui n'a été traitée que par Cælius Aurelianus, de tous les anciens Médecins. L'hémorrhagie de la verge se fait jour par le canal de l'urètre, ou abondamment, ou goutte à goutte, & ne provient point des reins, ce qui la distingue du pissement de sang : l'Auteur fait voir au paragraphe trois, ce qui les différencie; quand le sang vient des reins, il sort seulement lorsqu'on pisse & non sans la volonté du malade; dans l'hémorrhagie, le malade ne peut le retenir, il en est comme du saignement de nez. Dans le pissement de sang, il sort toujours vermeil & liquide; dans l'hémorrhagie, le sang se coagule & sort par caillots, quand il cesse pour quelques instans. Au cinquième paragraphe, on voit la collection des différentes observations sur l'hémorrhagie dont il est ici question; les uns sont sujets à cette perte de sang, de même que les femmes ont leurs menstrues. On en a vu d'autres qui, par l'habitude d'une longue pollution, éjaculaient le sang avec autant de plaisir que la semence; d'autres ont une pareille perte de sang par un usage immodéré du coït. Elle peut survenir pour avoir trop dansé, pour avoir porté des fardeaux trop pesants, pour s'être blessé en montant à cheval, &c. quelquefois même elle peut survenir sans cause apparente. D'autres fois, elle vient à la suite des hémorroïdes, d'une gonorrhée virulente, &c. Au paragraphe cinq, l'Auteur fait l'histoire du stymatose en rapprochant les vingt-sept observations qu'il a citées au paragraphe précédent. Au sixième & septième, il examine les causes qui peuvent produire cette maladie. Je dirai seulement que l'hémorragie de la verge, dans le cas d'une gonorrhée virulente, provient des vaisseaux que l'âcreté du pus a corrodés & rongés. L'Auteur a rangé dans le huitième paragraphe par classes & noms les différentes eſpèces d'hémorrhagie de la verge ; il nomme le ſtymatoſe provenant d'une gonorrhée *ſtymatoſis gonorrhoïca*, ſtymatoſe gonorrhoïque. Il paſſe enfin à la curation dans le dernier paragraphe ; le ſtymatoſe éjaculatoire, ou qui provient de l'uſage immodéré du coït, ſe guérit par les rafraîchiſſans & les fortifians ; l'hémorroïdal, par les tempérans, les abſorbans, les émulſions nitreuſes & alcalines, les toniques : on remédie au ſtymatoſe violent, c'eſt-à-dire qui eſt occaſionné par quelques coups ou efforts, &c. en employant les vulnéraires aſtringens internes & externes ; on guérit le gonorrhoïque par les remèdes propres à la gonorrhée, tels ſont les tempérans, les aſtringens, les mercuriaux, &c. &c.

☞ ZAPFIUS (Johannes-Georgius). Diſputatio *de gonorrhæâ virulentâ*. Erfordiæ. 1689.

Nous ne connaiſſons cet Auteur que pour être cité dans la Thèſe de M. Cloſſ, page 9. Nous y liſons qu'il reconnaît quatre cauſes qui peuvent donner naiſſance à la gonorrhée virulente. La première, quand les humeurs acquierrent par elles-mêmes un degré de corruption & d'acrimonie, ce qui arrive, lorſque les ſcorbutiques ſur-tout dont le ſang eſt peu ſpiritueux, âcre, acide, & facile à ſe coaguler, s'adonnent trop ardemment aux plaiſirs de Vénus. La ſeconde, quand la ſemence reſte trop long-temps dans les vaiſſeaux ſans être éjaculée. La troiſième, quand il arrive de trop fréquentes pollutions nocturnes. La quatrième, quand on eſt trop porté au coït, parce qu'il ſe fait alors une trop grande diſſipation d'eſprits, que la maſſe du ſang s'appauvrit, & tourne facilement à la corruption.

ADDITION AU POST-SCRIPTUM.

DIENERT. *Démonſtration de la propriété d'une nouvelle liqueur fondante pour les maladies de la peau, ſoit qu'elles viennent de la vérole, ſoit qu'elles dépendent de tout autre vice de la lymphe.* in-8°. 29 pag. ſans date d'impreſſion : mais nous ſavons qu'elle fut imprimée en 1757.

Nous n'avons rien ici à en dire de plus que ce qu'on lit p. 285 de notre Bibliographie. Après avoir paſſé très-légèrement ſur les principes de ſa liqueur, l'Auteur rapporte pluſieurs cures, qui mettent ſes vertus & ſes effets en évidence. Il y a joint une gravure qui repréſente une Ravaudeuſe attaquée de la lèpre des Arabes, pour avoir gardé un malade infecté de la même contagion. M. D. la guérit aux trois quarts: mais il fut forcé de l'abandonner à cauſe de ſon extrême misère.

Diſſertation ſur la prééminence réciproque du ſang & de la lymphe, avec une expoſition de divers moyens de combiner avec le mercure des acides végétaux, pour la guériſon des maladies de la lymphe. 1759, chez Quillau, 12 p.

Cette Diſſertation eſt la traduction d'une Thèſe à laquelle M. D. préſida en 1757; *Ergò quantùm ſanguinis, tantum lymphæ momentum*. M. Nat. Nic. MALLET répondait. Elle eſt précédée d'un Avertiſſement, qui renferme l'*expoſition de divers moyens de combiner avec le mercure les acides végétaux*. M. D. y réfute M. le Camus, qui avait avancé dans le Journal Economique, Mai 1757, en donnant l'extrait de ſa Thèſe, que ſon remède n'était autre choſe que la liqueur Van-Swietenne. Voici les quatre moyens que M. D. propoſe, comme étant proprès à unir avantageusement au mercure les acides végétaux. 1°. La poudre grise, en laquelle se change le mercure secoué & agité long-temps. 2°. La poudre rouge, qui se forme du mercure poussé à un degré de chaleur suffisante, dans un vaisseau de verre, sur un feu de sable. 3°. Les poudres de différentes couleurs, qui résultent des dissolutions de mercure par les acides minéraux, après les avoir dépouillés de leurs dissolvans. 4°. Le mercure revivifié du sublimé-corrosif à froid, par le moyen du fer, & qu'il nomme mercure martial : il donne le procédé pour l'obtenir ; le voici : saupoudrez de sublimé-corrosif un morceau de tole ou des lames de fer : mettez dans un lieu frais : en moins de 24 heures on trouvera en place du sublimé-corrosif sec qu'on avait mis sur le fer, un limon gris-blanc ; la surface du fer rongée & par place argentine, comme si elle était étamée. Le limon mercuriel est une matière grasse, molle ou liquide, dans laquelle on voit du mercure en goutte, & qui graisse les doigts autant qu'une pommade : le mercure qui s'y trouve révivifié s'y éteint facilement. Ce mercure martial étant exposé à la flamme ou sur des charbons, brûle comme de l'amadou, & fait un petit feu en s'embrâsant, à-peu-près comme le cinnabre. Enfin il reste une poudre ou matière friable de couleur de colcothar ou de safran de Mars. Si on jette le limon de mercure martial dans de l'eau, il se précipitera une poudre mercurielle-martiale. L'eau prendra bientôt une couleur sale-jaunâtre, au lieu qu'en premier elle est blanchâtre. Sur cette poudre versez du vinaigre, broyez & faites évaporer presque jusqu'à siccité : vous aurez une matière liée & même comme résineuse, propre à faire des pilules. M. D. les dit au moins aussi efficaces que les dragées mercurielles les plus bruyantes (de Keyser) : mais elles sont inférieures aux autres préparations liquides, faites avec des végétaux. Parmi ces derniers on peut compter celle qui lui est propre, & dont il fait la recette.

Fin du Post-Scriptum.

TABLE
GÉNÉRALE
DES NOMS DES AUTEURS
Contenus dans la Bibliographie.

Nota. Nous avons conservé les noms latins aux Auteurs qui se trouvent dans Astruc, afin de ne les défigurer en rien, &, pour que le Lecteur les distingue d'abord; ils sont marqués par un astérisque.

Chaque numéro renvoie à l'Ouvrage de l'Auteur, qui se trouve à la Table chronologique.

A.

(†) Les noms qui ne sont pas numérotés sont ceux qui nous sont échappés en numérotant les autres.

B.

D.

H.

J.

L.

M.

N.

Passerat

Q.

R.

S.

V.

U.

W.

Fin de la Table générale des noms.

NOTA BENÈ.

PAGE 469 de notre Bibliographie, au mot LANGHANS, nous avons annoncé le Traité des gouttes glatiales & des gouttes mercurielles. Nous ne l'avions point alors; & nous avons ajouté, p. 470, que nous ne ſavions pas ſi les gouttes glaciales & les gouttes mercurielles étaient les mêmes. Nous pouvons aſſurer aujourd'hui qu'elles ſont deux remèdes différens. Lès gouttes glaciales, dont nous avons répété l'analyſe qu'en a faite M. Poultier de la Sale, ſont propres à toutes les maladies, excepté pour celles que les gouttes mercurielles doivent guérir. Ce ſecret lui a été légué par le teſtament du Docteur Salchlin de Zoffingue. Pour les gouttes mercurielles, appelées autrement eſſence Helvétique, il les donne pour la gonorrhée, la vérole & les ſcrophules : il en fait auſſi la recette dont il eſt Auteur. Nous n'avons rien d'ailleurs a ajouter au titre que nous avons donné pag. 469, ce livre contient 236 p. : le traité des gouttes mercurielles commence à la 203e juſqu'à la fin. Nous dirons ſeulement que cette traduction n'eſt point celle du traité des pilules Helvétiques, que nous ne connaiſſons point, & qui ſont, ſelon toute apparence, un autre ſecret de M. Langhans : mais à quelles maladies pourra-t-il les approprier, puiſque les gouttes glaciales & les mercurielles guériſſent toutes les maladies?

TABLE

CHRONOLOGIQUE

DES TITRES DES OUVRAGES

Contenus dans celui de M. Aſtruc & dans le nôtre.

L'aſtériſque marque ceux qui ſe trouvent dans M. Aſtruc.

1475.

* Nº. 1. TEOPHRASTE *Paracelse a dit*, lib. 1. de Peſte, cap. 4. que *Jean de Monteregio*, (*ou Mullerus*), *né à Konigsberg, non en Pruſſe, comme l'a voulu Starovolſcius, mais en Franconie, avait prédit par le moyen de l'Aſtrologie, l'invaſion de la vérole. Il ſemblait, dit Aſtruc, que cette prédiction avait pu être écrite par Regius Montanus*, (*ou Mullerus*), *dans ces Ephémérides, appelées des Almanachs, écrites depuis l'année* 1474 *juſqu'en* 1506, *imprimées à Nurimberg dès l'an* 1474; *mais j'ai feuilleté les deux volumes* in-4°. *de ces Ephémérides, & je n'y ai rien trouvé autre choſe, que des remarques ſur la place, le mouvement, la direction, l'aſpect, & les phaſes de quelques Planètes; le tout ſans aucunes prédictions.* (Biblioth. du Roi). page 540

1487.

* N. 2. *Pierre Maynard, de Vérone, dit Aſtruc, a écrit dans ſon* Tract. 1. de Morbo-Gallico, cap. 1. *que la vérole avait été prédite par Paul de Middelbourg en Zelande,* (*ou Ulmanus*), *homme habile dans les Arts & Docteur en Médecine.* page 541

1495.

* N. 3. Obſervationes Marcelli cumani ad oram Chirurgiæ, Petri de Argelatâ, &c. page 543

1496.

* N. 4. Eulogium Sebaſtiani Brant, Argentinenſis, utriuſque juris Profeſſoris, *de ſcorrâ peſtilentiali*, ſive *mala*

utilis de morbo gallico, & opinionis Nicolai Leoniceni confirmatio contra adversarium natalem Montesaurum, Veronensem, eamdem opinionem oppugnantem, *ad cujus calcem sic legitur*, explicit disputatio utilis de morbo gallico. Impressum Bononiæ, die verò 25 Martii 1498, *in*-4°. page 575

* N. 13. *Franciscus de Villalobos, de Tolède.* Tratado de la enfermedad de las Bubas Salmanticæ, 1498. *in-fol.* page 575

* N. 14. *Simon Pistor, Pistoris ou Pistorius, de Leipsic.* Positio de malo Franco. *Lipsiæ*, apud Marcum Brandt, 1498. *in*-4°. (Biblioth. Mazarin.) page 576

Declaratio defensiva cujusdam positionis de *malo Franco*, nuper per Doctorem Simonem Pistoris, disputatæ. *Lipsiæ*. Apud Marcum Brandt, 1500, *in*-4°. page 577

Confutatio conflatorum circà positionem quamdam extraneam & puerilem Doctoris Martini Mellerstad, de *malo Franco*, nuper ventilatam in gymnasio Lipsiensi. *Lipsiæ* : Apud Marcum Brandt, 1501. *in*-4°. page 577

* N. 15. *Sebastianus Aquilanus, Napolitain, de la Ville de son nom.* ad Excellentissimum D. D. Ludovicum de Gonzaga, Marchionem, &c. Mantuæ Episcopum, Sebastiani Aquilani interpretatio morbi gallici & cura. page 578

* N. 16. *Jacobus Romerus. George-Jérome Velschius a eu les Manuscrits de Romerus, & il a transmis quelques remèdes contre la vérole. Ils furent envoyés au Roi des Romains par l'Archevêque de Trêves, l'an* 1498. page 579

1499.

* N. 17. *Johannes Geppingensis, né dans la Ville de son nom, au Duché de Wirtemberg, n'est connu d'Astruc que d'après ce qu'en dit George-Jérome Velschius.* page 580

* N. 18. *Bartholomæus Montagnagna le Jeune, de Padoue, écrivit une Consultation Médicinale à Pierre Zenus, Vénitien, pour l'Evêque & vice Roi de Hongrie, qui était travaillé de la vérole; elle fut imprimée dans le second volume de la Collection de Venise d'Aoysius Luisinus, l'an* 1567. p. 580

1500.

* N. 19. *Conradus Schelling, d'Heidelberg.* Concilium ad pustulas malas, morbum quem *malum de Franciâ* vulgus appellat, editum Heidelbergæ. *in*-4°. page 584

* N. 20. *Petrus Riccius, ordinairement Crinitus, de Florence. Voyez les Ouvrages de cet Auteur dans Astruc.*

quàm sapienti judicio scriptum, sive theoricen, sive praxim, quàm vocant, spectemus. *Basileæ*, in-fol. 1535. page 598

1506.

* N. 28. *Petrus Trapolinus, de Padoue. De tous ses Livres qui ont été perdus, il est constant qu'il reste un Traité de la vérole, qui fut long-temps manuscrit entre les mains de plusieurs Savans, mais enfin qui, après 60 ans, fut imprimé à Venise, dans le Tom. II. d'Aloysius Luisinus. Cet Ouvrage est mutilé.* page 599

1507.

* N. 29. Angeli Bolognini, Patavini, Libellus de curâ ulcerum exteriorum; & de unguentis, quæ communis habet usus practicantium hodiernus in solutæ continuitatis medelâ, de quorum numera nonnulla in morbum gallicum inserta sunt, non debilibus tamen rationibus incidentaliter approbata. *Legitur ad Libri calcem*, Bononiæ, per benedictum hectoris, 1514. x. Februarii. *in*-4°. page 601

* N. 30. De pestilentiâ anni præsentis, & ejus curâ, ad Illustrissimum Principem & D. D. Fredericum, Sacri Imperii Electorem, Ducem Saxoniæ, &c. cum quibusdam dubiis & digressionibus, sine quibus cura non perficitur, eximii viri Johannis Vochs de Coloniâ, Artium & Medicinæ Doctoris accuratissimi, *& ad calcem Libri*, impressum Magdeburge, per..... Jacobum Winler, anno 1507. *in*-4°. (Biblioth. Mazar.). page 607

1508.

* N. 31. *Georgius Vella, de Bresce, écrivit une Consultation Médicinale, pour Aloysius de Mantoue, Docteur ès-Arts, qui avait la vérole, elle est divisée en sept Chapitres, & insérée dans la Collection Luisiniene. Le temps où elle fut écrite est fort incertain.* page 610

1510.

* N. 32. *Johannes Benedictus, Allemand, a écrit un Traité sur la vérole, qui a été inséré dans la Collection de Luisinus.* page 611

1512.

* N. 33. *Johannes Almenar, Espagnol, a écrit à un de ses Amis nommé Luca, un petit Traité sur le mal vénérien.* page 614

* N. 34. *Johannes Droyn, d'Amiens, Bachelier en*

1518.

1518.

* N. 40. *Petrus Maynardus, de Vérone, écrivit vers l'an 1518 deux Traités sur la vérole.* page 626

* N. 41. *Leonardus Schmaus, de Salsbourg.* Lucubratiuncula de morbo gallico & curâ ejus noviter repertâ cum ligno indico. *Augustæ Vindelicorum :* in officinâ *Sigismundi Grim, Medicinæ Doctoris, atque Marci Wyrsung.* Anno 1518, *die 17 Décembris,* in-4°. *en caractères gothiques.* (Biblioth. Mazar.) page 627

1519.

* N. 42. *Ulrichus de Hutten, Chevalier Allemand & non Médecin; il était né à Steckelberg, Château de sa famille en Franconie.* De guaiaci Medicinâ & morbo gallico, *Moguntiæ, in ædibus Johannis Schoeffer,* 1719, *in*-4°. (Biblioth. Mazarin.) page 628

Ce Livre a été traduit en Français par JEAN CHERADAME, *de Séez en Normandie, avec ce titre : Guaiacum.* L'expérience & approbation Ulrich de Hutten, notable Chevalier, touchant la Médecine du bois dict *guaiacum,* pour circonvenir & déchasser la maladie indeuement appellée *Françoise,* ainçois par gens de meilleur jugement est dicte & appellée *la maladie de Neaples,* traduicte & interprétée par Maistre Jehan Cheradame, Hippocrates Estudiant en la Faculté & Art de Médecine. On les vend à Lyon en la maison de Claude Nourri, *dict le Prince,* auprès Notre-Dame de Confort. *Il n'est point dit en quelle année il est imprimé; mais on peut conjecturer par des lettres gothiques, qu'il le fut avant l'an* 1530. (Biblioth. Mazarin.) page 631

* N. 43. *Johannes Manardus, de Ferrare, écrivit vingt Livres de Lettres Médicinales, sous le titre de* Curiæ Medicæ; *une partie fut imprimée à Paris l'an* 1528, *une autre à Strasbourg l'an* 1529, *& toutes ensemble furent imprimées à Baste l'an* 1540. *Dans deux de ces Lettres il est question de la vérole, dans deux autres, du gayac.* page 631

1520.

* N. 44. *Les trois Comptes, intitulés* de Cupido & d'Atropos, *dont le premier fut inventé par Séraphin, Poëte Italien, le second & le tiers de l'invention de Maistre Jean le Maire, de Bavai, en Hainaut. à Paris l'an* 1525, in-8°. *chez Dupré.* (Biblioth. du Roi.) page 633

1524.

* N. 45. *Desiderius Erasmus, de Roterdam, n'a rien écrit* ex professo *sur la maladie vénérienne, & n'a jamais fait la Médecine. Cependant comme Erasme vivait dans le temps de l'invasion de la vérole, on lit çà & là dans ses Ouvrages, différentes choses sur l'origine, les rigueurs, & la contagion de cette maladie. Entre autres, on lit plusieurs traits relatifs à cette matière, dans l'*Epistola ad Christophorum à Schydlovietz, Palatinum & Capitaneum Cracoviensem, regnique Poloniæ Cancellarium. *Basileâ anno* 1525, *postriaie idus Augusti, elle est jointe au Livre* de linguâ, sive de linguæ usu & abusu. page 635

1525.

* N. 46. *Bartholomæus Silebèr.* Præcautio lus venereæ, Viennæ, 1725. *in*-4°. page 637

* N. 47. *Nicolaus Godin.* S'ensuit la Pratique & Chirurgie de très-excellent Docteur en Médecine, Maistre Jehan de Vigo, nouvellement translatée de Latin en Français. *à Lyon* 1525. (Biblioth. Mazarin.) page 637

1527.

* N. 48. *Jacobus à Bethencourt, de Rouen.* Nova pœnitentialis quadragésima, necnon purgatorium in morbum gallicum sive venereum; unà cum dialogo aquæ argenti ac ligni guaiaci colluctantium super dicti morbi curationis prælaturâ, opus fructiferum. *Parisiis*, Typis *Nicolai Savetier*, 1527, *in*-8°. (Biblioth. du Roi.) page 637

1529.

* N. 49. *Franciscus Delgado, ou Delicado, Prêtre Espagnol, né dans le Diocèse de Cordoue.* Del modo de adoperare el legno santo, overò del modo che se guarisca il mal françoso, & ogni mal incurabile, *Venetiis*, in-4°. (Biblioth. Mazarin.) page 641

1530.

* N. 50. *Nicolaus Leenicus Thomæus, né à Venise. Josias Simlerus, dit qu'il a écrit un Livre sur le mal Français, qui fut imprimé en Italie : mais comme aucuns Bibliographes ne parlent de ce Livre, je crois, dit Astruc, que l'on doit plutôt attribuer cet Ouvrage à Nicolas Leonicenus, qui, comme nous l'avons vu plus haut, a écrit sur cette matière, vu que l'affi-*

nité des noms a pu induire en erreur. page 642

* N. 51. *Entre autres Ouvrages de Jérome Fracastor, de Vérone, il en existe deux qui traitent de la vérole.* 1°. *Poëma* de Syphilide. 2°. De Contagionibus & contagiosis morbis & eorum curatione. *Venetiis*, 1546. in-4°. page 643

1532.

* N. 52. *Laurentius Phrisius, ou Frisius, Allemand.* Epitomen opusculi de curandis pustulis, ulceribus, & doloribus morbi gallici, mali *Frantzoss* appellati. *Basileæ, apud Henricum Petri*, anno 1532, *in-4°.* page 645

* N. 53. Nicolai Massæ, Veneti, Artium & Medicinæ Doctoris, *Liber de morbo gallico*, noviter editus, in quo omnes modi possibiles sanandi ipsum mirâ quâdam & artificiosâ Doctrinâ continentur, ut studioso lectori patebit, 1532. *in fine verò adjicitur.* Explicit *Liber de morbo gallico*, ab Excellentissimo Artium & Medicinæ Doctore Nicolao Massa editus, Venetiis in ædibus Francisci Bindoni, ac Maphei Pasini Socii, summâ diligentiâ impressus, anno Domini 1532, die verò 14 mensis Julii. (Biblioth. du Collége de Louis le Grand.) page 647

* N. 54. *Seconde Collection, que je soupçonne, dit Astruc, être imprimée à Venise, mais que l'on a tirée sans nom d'Imprimeur ni du lieu de l'impression ; on lit seulement à la fin du Livre, année* 1532, *il est de format* in-8°. *il renferme le Livre de Nicolas Massa*, de morbo gallico. *Celui de Jean Almenar*, de morbo gallico. *Celui de Nicolas Leonicenus. Enfin celui d'Angelus Bologninus*, de cura ulcerum exteriorum & de unguentis, &c. *dans lequel il est parlé du mal vénérien.* page 652

1534.

* N. 55. *Johannes Paschalis, de Suessa, dans la Campanie.* Liber de morbo quodam composito, qui vulgò apud nos *gallicus appellatur*, *Neapoli.* Apud Johannem-Antonium de Caneto, 1534. *in-4°.* (Biblioth. Mazarin.) page 653

* N. 56. *Tous les Bibliographes attribuent à Augustin Niphus, de Jopolis, dans la Calabre ultérieure, un* Liber de morbo gallico, *qu'ils disent avoir été imprimé à Naples.* in-4°. *l'an* 1534 page 655

1535.

* N. 57. *Gundisalvus Fernandez*, en Espagnol *Gonsalo*

Hernandez de Oviedo y Valdès, né à Madrid, a écrit en langue Espagnole deux volumes sur les affaires des Indes : 1°. Summario de la Historia general y natural de las indias occidentales; *à Tolède* 1525. 2°. La Historia general y natural de las Indias Occidentales. 1535. *Dans l'un & l'autre Ouvrage il est parlé du mal vénérien.* page 657

* N. 58. *Petrus-Andreas Mathiolus, Siennois.* de morbo gallico Liber unus, *Venetiis*, 1735. page 658

* N. 59. *Première Collection de Venise, que l'on compte la troisième, fut imprimée en 1735, avec ce titre :* Liber de morbo gallico, in quo diversi celeberrimi in tali materiâ scribentes Medicinæ continentur auctores, videlicet Nicolaus Leonicenus, Vicentinus; Ulricus de Hutten, Germanus; Petrus Andreas Mattheolo, Senensis; Laurentius Phrisius; Johannes Almenar, Hispanus; Angelus Balogninus; Nicolaus Poll. *Venetiis, per Johannem Patavinum & Venturinum de Ruffinellis.* Anno Domini 1535. *in*-8°. page 659

1536.

* N. 60. *La Collection de Basle, ou la quatrième, avec ce titre :* Morbi gallici curandi ratio exquisitissima, à variis iisdemque peritissimis Medicis conscripta. *Basileæ*, Anno 1536, in-4°. *On y trouve les Ouvrages de Pierre-André Matthiole, de Jean Almenar, de Nicolas Massa, de Nicolas Poll, de Benedictus, de Victorus, d'Angelus Bologninus.* (Biblioth. du Roi.) page 660

* N. 61. *La Collection de Lyon, ou la cinquième, fut imprimée à Lyon, aux frais de Scipion de Gabian, Frères, l'an* 1536, *au mois d'Août ; elle ne differe point de la Collection de Basle, de laquelle nous venons de parler, pour le nombre & l'ordre des Auteurs qu'elle renferme, excepté que les caractères de celle-ci sont en italiques, & le format du Livre* in-8°. page 660

* N. 62. *Aureolus-Philippus-Theophrastus Paracelsus Bombast ab Hohenheim, né à Einsidlen, Village dans le Canton de Schwitz en Suisse.* Chirurgia magna, 1536 *Dans cet Ouvrage il parle beaucoup de la vérole. On a traduit en Allemand les trois premiers Livres de la cinquième partie de la grande Chirurgie de Paracelse, cette version fut tirée à Nuremberg en* 1552, *avec ce titre :* Durch den hochgelerten hern *Theophrastum* von Hochenheim, Beyder Artzney *Doctorem* von der frantzosischen Kranckheit drey bucher *Paracelsi.* Gedruckt zu *Nurnberg.* Bey Jeronimus Formschneyder, 1552, *in*-8°. C'est-à-dire, *trois Livres de Paracelse sur le*

mal Français, par le Savant Théophraste ab Hohenheim, *Docteur en Médecine. A Nurimberg, chez Jérome Forsmschneyder*, 1752, *in*-8°. (Biblioth. Mazarin.) page 660

* N. 63. *Un Anonyme Allemand.* Zene artznen, Mit dem holtz guaiaco, das franzosen, odder holrz des Lebens genant, altefschaden locher vund beulenn in geringem kostenn vund gründtlich zuheylenn. Franckfurt, Bey Christian Egenolph, 1536. *in*-4°. C'est-à-dire, *La Médecine des dents, &c.... avec la méthode d'user du bois de gayac, du bois du mal Français, autrement dit encore du bois de vie, pour guérir à peu de frais & radicalement les anciens ulcères & les plaies. A Francfort, chez Chrétien Egenolph*, 1536. *in*-4°. (Biblioth. Mazarin.) page 667

1537.

* N. 64. *Sebastianus Montuus, Savoyard.* Dialexeon Medicinalium Libri duo. *Lugduni*, 1537, in-4°. *Il est parlé dans cet Ouvrage de la maladie vénérienne.* (Biblioth. Mazarin.) page 667

* N. 65. *Johannes-Antonius Roverellus, de Boulogne.* Tractatus de morbo *patursa*, affectu, qui vulgò *gallicus* appellatur, Cypris impressus, anno 1536, *in*-8°. p. 668

* N. 66. *Alfonsus Ferrus, Napolitain.* Libri quatuor de ligni Sancti multiplici Medicinâ & vini exhibitione. *Romæ, apud Baldum Asulanum*, 1537, in-4°. & *Basileæ*, 1538, in-8°. (Biblioth. Mazarin.) page 669

De carunculâ sive callo, quæ cervici vesicæ innascuntur, ad Philippum Archintum. *Lugd.*, apud Mathæum Bonhomme, 1553, *in*-4°. (Biblioth. Mazarin.) page 670

* N. 67. *Johannes Eychman ou Dryander, Hessois, a corrigé le Livre de Jean Voschius sur la peste, duquel nous avons parlé plus haut à l'année* 1508; *il est sorti avec ce titre* : Opusculum præclarum de omni pestilentiâ, sive sit ab acre corrupto, sive ab aquis putridis, aut à cadaveribus : & de diuturnâ peste *morbi gallici*, quæ non cessabit, donec putredo ejusdem morbi funditùs eradicetur. *Coloniæ*, 1537. in-8°. (Biblioth. Mazarin.) page 671

* N. 68. *Cheiredinus ou Cheiradinus, dit Barberousse, de Mytilène, dans l'Isle de Lesbos, frère du Forban* Horuch, *n'a rien écrit sur la vérole, quoiqu'il l'ait eue plusieurs fois : mais on trouve dans les Livres des Médecins de son temps, plusieurs formules de pilules qui portent son nom.* page 671

1538.

* N. 69. *Thomas Rangonus, dit Philologus, de Ravenne.*

Thomæ Philologi, Ravennæ, mali galeci sanandi, vini ligni, & aquæ : unctionis, ceroti, suffumigii, præcipitati, ac reliquorum modi omnes. *Venetiis*, 1538, in-4°.

Le même Ouvrage a été réimprimé à Venise en 1545, *& une troisieme fois en* 1575, *avec ce titre :*

Malum gallicum, depilativam, unguitivam, dentativam, nodos, ulcera, vitia quæque, affectus & rheumata usque ad contortos sanans : ligni indici, aquæ, vini, sublimati, cynæ, spartæ-parillæ, hysan, herechen, caravalgii Altar, mechoacan, antimonii, unctionis, ceroti, suffumigii, præcipitati, seminis indi, ac additorum mundi novi & reliquorum, modos omnes & facultates explicat. page 674

1539.

* N. 70. *Martinus Dorchesino.* Le triumphe de très-Haulte & Puissante Dame Vérolle, Royne du Puy d'Amours : nouvellement composé par l'inventeur de menus-plaisirs honnestes, 1539. On les vend à Lyon, chez Francoys Juste, devant Notre-Dame de Confort. *in*-12. (Biblioth. du Roi). page 681

* N. 71. *Jacobus Sylvius, d'un Village nommé Leuvilly, au Diocèse d'Amiens, n'a rien écrit* ex-professo *sur la maladie vénérienne ; mais il en a dit quelque chose çà & là dans la plupart de ses Ouvrages. Il fit imprimer en* 1539, *un* Lib. de ordine & ordinis ratione in legendis Hippocratis & galeni libris, *Lutetiæ, apud Andream Wechelum*, in-8°. *Il donna en* 1541, *le* methodus medicamenta componendi ex simplicibus, &c. *Lutetiæ, apud Andream Wechelum*, in-8°. *& après sa mort on imprima à Paris en* 1555, in-fol. *chez Jean Hulpeau, son* Isagoge in Hippocratis & Galeni Physiologiæ partem Anatomicam. page 683

1540.

* N. 72. *Josephus Struthius, de Posnanie en Pologne.* Sphygmicæ artis, jam mille ducentos annos perditæ & desideratæ, libri v. *Basileæ*, 1540, in-8°. *Il fut réimprimé dans la même Ville l'an* 1555 ; *il le fut encore en* 1602. *Il est parlé dans cet Ouvrage de la maladie vénérienne.* p. 687

* N. 73. *Dionysius Fontanonus, de Montpellier.* Practica medica, sive de morborum internorum curatione libri IV. *imprimé par les soins de Jean Renerius, à Lyon*, 1550, in-8°. *Il est question dans cet Ouvrage de la curation de la vérole.* page 690.

* N. 74. *Nicolaus Michel, Doyen de la Faculté de Médecine de Poitiers, a traduit en Français le Traité d'Afonse Ferrus; il est sorti avec ce titre :* De l'administration du Sainct-Bois, en diverses formes & manières, contenues en quatre Traités : ensemble la forme de ministrer du vin, fait par Alfonse Ferrier, Neapolitain, docte Médecin, & premier Chirurgien du Pape Paul tiers, traduict de Latin en Françoys par Messire Nicolas Michel, Docteur & Doyen en la Faculté de Médecine à Poictiers; avec aulcunes briefves Scholies, de nouveau insérées ès-lieux les plus difficiles, non encore imprimées; on les vend à Poictiers à l'Enseigne du Pélican, 1540, in-12. (Biblioth. Mazarin).

Le même Livre a été réimprimé à Poictiers, l'an 1546. (Biblioth du Roi.) page 690

* N. 75. *Amonius Gallus, de Paris.* De ligno Sancto non permiscendo. *Idem* in imperitos fucatosque medicos. *Parisiis*, apud Simonem Colineum, *Parisiis*, in-8°. (Biblioth. du Roi). page 692

1541.

* N. 76. *Remaclus Fuchsius, de Limbourg.* Morbi Hispanici, quem alii *gallicum*, alii *Neapolitanum* appellant, curandi per ligni indici, quod guaiacum, vulgò dicitur decoctum, exquisitissima methodus : in quâ plurima ex veterum medicorum sententiâ, ad novi morbi carationem magis absolutam, medica theoremata excutiuntur. Auctore remaclo F. Limburgensi, *Parisiis*, apud Christianum Wechelum, 1541, *in*-4°. page 693

* N. 77. *Gualtherus-Hermannus Ryff, Médecin à Strasbourg.* Neu erfundne und Bewahrte artzney, nicht allein die frantzosen oder bosen blattern, sunder auch Andere Schwerre Kranckheit, durch den gebrauch des indiamischen holtz, *guaiacum*, oder Frantzosen holtz zu Heylen. *Strasburg*, 1541, in-8°. *C'est-à-dire :* Médecine utile & nouvellement découverte pour la cure de la vérole ou pustules malignes, & de plusieurs autres maladies; par le moyen du bois Indien, appelé gayac ou le bois du mal Français, à Strasbourg, *in*-8°. page 693.

Frantzosen cur vermittelst des guaiaci, *Basel*, 1559, *in*-8°. *C'est-à-dire :* La curation du mal Français, par le secours du gayac, *à Basle*, 1559, *in*-8°. page 694

1542.

* N. 78. *Leonhartus fuchsius, de Vendingen, dans*

tent pas de la nature de la vérole; mais de sa curation. page 704

* N. 84. *Petrus Deschamps, Parisinus.* Questio medica quodlibetaria disputatione agitanda in scholis Medicis, die 11 Februarii, *M. Guillelmo Brunello*, moderatore. *An lues hispanica methodo curetur?* page 706

1550.

* N. 85. *Jean-Baptiste Montanus, de Vérone, a écrit beaucoup; entre autres Ouvrages il en a fait deux qui traitent de notre matière; ils sont dans la Collection de Luisinus.* 1°. Tractatus de morbo gallico, *qui est ajouté aux* Libri duo de excrementis, alter de urinis, alter de fœcibus, *Patavii & Venetiis*, in-8o. 1554: 2o. Consultationes Medicæ de variorum morborum curationibus, *rassemblées & imprimées à Basle en* 1557, in-8o. *par les soins de Jérome Donzellinus & de Philippe Bechius. Dans ces Consultations, il y a des Lettres données à différentes personnes, ou six Consultations sur la maladie vénérienne; savoir les* XXIV, LXII, LXIII, LXIV, LXV, LXVI. page 708

* N. 86. *Vidus Vidius, de Florence; a écrit nombre d'Ouvrages, & entre autres:* De curatione morborum generatim Libri XXXIV; librique alii XI de curatione membratim. *Vidus Vidius le jeune, neveu de son frère, corrigea & mit la dernière main à ces Ouvrages, ensuite il les fit imprimer à Venise en* 1611. page 710

* N. 87. *Bartholomæus Maggius, de Boulogne, écrivit une Consultation Médicinale, distribuée en six Chapitres, l'an* 1550, *pour Galeot Pic II de la Mirandole, qui était travaillé de la vérole.* page 715

* N. 88. *Johannes Elisius, ou Elysius, Napolitain, a écrit*, de curatione morbi gallici contra barbaros & vulgares empiricos. *Aucuns Bibliographes ne parlent de cet Ouvrage.* page 716

1551.

* N. 89. Benedicti Victorii, Faventini, liber de morbo gallico. Huic annexitur de curatione pleuritidis per sanguinis missionem liber ad Hippocratis & Galeni scopum. *Florentiæ*, apud Laurentium Torrentinum, 1551, in-8°. page 716

* N. 90. *Antonius Musa Brassavolus, de Ferrare, a écrit un Traité assez long sur la vérole, l'an* 1551, *qui est extrait en entier d'un plus grand Ouvrage, que voici:* De examine omnium looch, hoc est linctuum; suffuf, id est pulve-

qu'il existe de lui plusieurs avis Médicinaux sur la maladie vénérienne, dans ses Ouvrages imprimés à Lyon, chez Juntes, en 1586. in-fol. Tom. II. page 733

1554.

* N. 99. *Johannes-Rodericus Amatus, de Castel-Brianco en Portugal, appelé vulgairement Amatus Lusitanus, outre ses Commentaires sur Dioscoride, a écrit :* Curationum medicinalium centuriæ VII, variâ multiplicique rerum cognitione refertæ; *elles ont été écrites & imprimées en différens temps. La première a été écrite à Ancone, en 1549, & imprimée à Florence en 1551,* in-8o. *chez Torrentius. La seconde a été écrite à Rome l'an 1551, & imprimée à Venise l'an 1552,* in-12. *chez Valgrisius. La troisième & la quatrième ont été écrites à Ancone les années 1552 & 1553, & ont été imprimées séparément en Italie, à ce que je crois, dit Astruc, mais ce dont je suis sûr c'est qu'elles ont été imprimées avec les deux premières à Basle en 1556, chez Frobenius,* in-fol. *La cinquième a été écrite à Pesaro & à Raguse les années 1556 & 1557; la sixième l'a été à Raguse l'an 1558. La septième enfin à Salonique, en 1561. Ces* VII *Centuries ont été ensuite imprimées ensemble plusieurs fois en différens endroits & de différens formats.* page 735

* N. 100. *Johannes Langius, de Leoberg en Silésie.* Medicinalium Epistolarum miscollanea, variâ ac rarâ cùm eruditione, tùm rerum scitu dignissimarum explicatione referta. *Basileæ*, 1554, in-4o. *Il y a trois Lettres dans cet Ouvrage qui traitent de la maladie vénérienne.* page 740

* N. 101. Morbi gallici compendiosa curatio, *auctore Petro Haschardo* vel *Hassardo*, insulano, Medico-Chirurgo. *Lovanii*, apud Johannem Waen Schotum, 1554, *in*-8o. page 741

1555.

* N. 102. Nicolai Macchelli, *Mutinensis*, Tractatus de *de morbo gallico*, scriptus in gratiam juniorum medicorum almi Collegii Mutinensis. *Venetiis*, apud Andream Arrivabenum, 1555, *in*-8o. page 743

* N. 103. *Michael-Johannes Paschalis, de* Castellon de la Plana, *dans le Royaume de Valence.* Praxis medica, sive methodus medendi. *Valentiæ, anno 1555,* in-8o. *Dans le Chapitre II. du Livre I. il est parlé du mal vénérien.* p. 743

* N. 104. *Rodericus Diaz de Isla, de Baëca, Ville d'Andalousie, a écrit en Espagnol le Livre suivant.* Tratado

contra las bubas. *Hispali*, apud Dominic. Roberti, *in*-4°. page 744

* N. 105. *Gabriel Fallopius, de Modene.* Tractatus de morbo gallico, *Petri-Angeli-Agathi Maceratis, operâ atque diligentiâ editus.* Patavii, *apud* Lucam Bertellum, *in*-4°. 1564. page 745

1556.

* N. 106. *Johannes Fernelius, d'Amiens.* De abditis rerum causis libri duo, *Parisiis*, apud Christianum Wechelum, in-fol. 1548. *Livre II. Chap.* 13, *il est question de la vérole. Ce Chapitre est inséré dans la Collection de Luisinus.* Pathologiæ Libri VII, *Parisiis*, apud Andream Wechelum, in-fol. 1554. *Dans le dernier Chapitre du septième Livre, il est parlé de la vérole, il est aussi dans la même Collection.* De luis venereæ curatione perfectissimâ Liber. *Cet Ouvrage a été publié après sa mort. On a réimprimé tous ses Ouvrages à Paris en* 1567. page 749

* N. 107. Trattato di mal francese, nel quale si discorre di ducenti è trenta quattro sorti di esso male, è à quanti modi si può prendere, è causare, è guarire : & evidentamente, si mostrà chi ha il gallico male & chi nò con segni certissimi & pronostici. *Per Petro Rostinio, Italo, Dottor fisico, raccolto & tradotto da quanti han scritto di mal francese, è massime dal brassavola, & di più molte cose vi sono di nuovo aggiunte.* In vinetia, per Lodovico Avanzi, alla Libreria dall'Alboro. 1556, in-8°. page 751

1557.

* N. 108. Petri Bayri, Taurinensis medici, de medendis humani corporis malis Enchiridion, vulgò *veni mecùm* dictum, cum adjuncto ejusdem tractatu de peste. *Lugduni.* 1561. in-12. *du* Liber XVIII enchiridii, *est extrait le Chap. VII*, de doloribus musculorum ex morbo gallico, *lequel est insérée, par Aloysius Luisinus, dans sa Collection des Auteurs qui ont traité du mal vénérien.* page 752

* N. 109. *Johannes Sylvius, de Lille en Flandres, a fait un Traité* de morbo gallico, *imprimé à Louvain en* 1557, *& réimprimé la même année à Anvers, chez Plantin,* in-8°. *Il est dans le Tom. II. de la Collection de Venise, de l'année* 1567. page 753

* N. 110. *Julius-Cæsar Scaliger, né au Chateau de Ripa, dans le territoire de Vérone, a écrit contre Jérome Cardan, il eut quelque dispute pour un prétendu Traité sur le mal français ; mais, ce qu'il y a de vrai, c'est que Scaliger n'a*

jamais rien écrit que nous connaiſſions ſur cette matière. Voyez ASTRUC, *qui vous repréſente ce Scaliger comme un grand faiſeur de fables, c'eſt-à dire, comme un menteur.* page 753

1558.

* N. 111. Libro delle quatro infermita cortegiane, che ſono catarro : gotta artetica, ſciatica : mal di Pietre & de reni : dolore di fianchi & mal franceſe, & d'altre coſe utiliſſime, compoſto per l'Excellentiſſimo Dottore Luigi Lobera di Avila, Medico di ſua Maeſtà. Con un trattato di eſperienze certiſſime & provate. Tradotto di Spanuolo in Italiano, per M. Pietro Lauro, *Italo.* In Venetia, *appreſſo* Gjo. Battiſta & Marchio Seſſa, Fratelli, 1558, in-8o. page 757

* N. 112. *Laurentius Hielius, né à Weſel au Duché de Cleves.* Diſſertatio inauguralis *de morbo gallico.* page 757

* N. 113. *Franciſcus Frizimelica, vel Frigimelica, de Padoue.* Tractatus de morbo gallico & lucubratiuncula adversùs defluvium pilorum. page 757

* N. 114. *Hieronymus Montuus, Savoyard. Aſtruc dit que pluſieurs Bibliographes attribuent à cet Auteur un Livre* de morbo gallico, Lugduni 1558, in-4o. apud Tornæſium & Gazeium. *Il ajoute qu'il ne l'a point vu, à moins que de haſard ce ne ſoit le ſuivant* : Chirurgica auxilia ad aliquot affectus, qui repentinam exigunt curationem; morbi item venerei, ac eorum qui huic vicini ſunt, curationes. *Lugd.*, apud Johan. Tornæſium & Guillelmum Gazeium, *in*-4o. 1558. *Il parle au Chapitre 29 de la maladie vénérienne.* page 758

1559.

* N. 115. *Franciſcus Renner, Chirurgien à Nuremberg.* Hand-Buchlein die frantzoſen, und alle daher ruhrende ſeuchen zu curiren. *Nurnberg*, 1559, in-4o. *C'eſt-à-dire*, Manuel pour guérir la maladie vénérienne, & tous ſes acceſſoires; à Nuremberg, 1559, in-4o. page 759

1560.

* N. 116. *Reinerus Solenander, né à Burich. Quelques anciens Bibliographes ont dit qu'il avait écrit* de morbo gallico, ſive lue venereâ; *mais en même-temps ils ne ſavent pas ſi ce Livre a vu le jour. Il eſt certain qu'il n'a jamais été imprimé, puiſque les Bibliographes Modernes n'en parlent pas.* p. 760

*N. 117. *Petrus, Français de Nation, Chirurgien ou Empirique, jouissait de quelque réputation à Venise pour extirper les caroncules, pendant que Victor Trincavel vivait, par conséquent vers l'an 1560. Trincavel & Alexandre Massarias font mention de cet homme.* page 760

*N. 118. *Anonyme, Médecin de Nismes. A la fin des Observations Médicinales de Lazard Riviere, seconde édition à Lyon, in-40. 1659, faite par les soins de Simon Jacoz, D. M. Il existe trente-sept observations sur des maladies rares & difficiles à guérir; on y a joint leur curation. Elles ont été trouvées sans nom d'Auteur, dans une certaine Bibliothèque ancienne, mais l'Editeur dit que l'original a été trouvé avec les Ecrits de Riviere. Il parait constant, dit Astruc, que leur Auteur quel qu'il soit, était Médecin de Nismes. Voyez dans son Ouvrage les raisons qu'il en donne.* page 762

*N. 119. *Guillelmus Rondeletius, de Montpellier.* De morbo gallico Liber unus. *Ce Livre est dans la Collection de Venise.* page 763

*N. 120. *Antonius Chalmeteus, de Vergesac dans le Velay.* Enchiridion Chirurgicum, externorum morborum remedia tùm universalia tùm particularia brevissimè complectens. Quibus morbi venerei curandi methodus probatissima accessit. *Apud* Andream Wechelum, *Parisiis*, anno 1560, in-80. page 763

1562.

*N. 121. *Dominicus Leo vel Leonus, de Zuccano, près Luna.* Methodus curandi febres, tumoresque præter naturam, è græcorum placitis deprompta & in Medicinæ candidatorum gratiam edita Bononiæ, ex officinâ Johannis Rubei, anno 1562, in-40. *Le dernier Chapitre de cette méthode traite de la vérole; il est inséré dans la Collection Luisinienne.* page 764

1563.

*N. 122. *Bernardinus Tomitanus, de Padoue, a écrit deux Livres en Latin sur le mal vénérien, ils ont paru d'abord dans la Collection de Luisinus.* page 765

*N. 123. *Leonardus Botallus, du Comté d'Ast en Piémont.* Luis venereæ curandæ ratio. *Parisiis, apud* Johannem Foucherium, 1563, *in*-12. page 767

1564.

*N. 124. *Johannes Hessus, de Nurimberg* Epistola ad Petrum Andream Matthiolum, quâ proponuntur quæstiones aliquot simplicium medicamentorum, nempè cardamomi, gelsomini, succini, *salsa-parilla*, glycyrrhizæ, hyoscyami albi, aluminis, halosanti, lapidis morochti & aliorum quorumdam. *Elle est dans le Livre III. des Epitres de Matthiole*, page 323, *édition de Lyon*, 1564, in-8°. p. 770

* N. 125. Antonii Fracantiani, Doctoris tempestate nostrâ celeberrimi, *de morbo gallico* fragmenta quædam elegantissima ex lectionibus anni 1563, Bononiæ. *Patavii*, apud Christophorum Gryphium, 1563. in-4°. page 770

Antonii Fracantiani, Vicentini, viri hoc seculo clarissimi, rei Medicæ in summo celeberrimæ Bononiensis Academiæ loco interpretis, *de morbo gallico* liber, nunc recens à mendis, quibus in primâ editione circumfluebat, ac à tenebris in lucem revocatus à Camillo Cochio, Viterbiensi. *Bononiæ*, peregrinus Bonardus excudebat, mens. Maii. 1564, *in*-4°. page 771

1565.

* N. 126. *Alexander-Trajanus Petronius, de Citta-di-Castello. Il écrivit en* 1565 *un Traité* de morbo gallico, *il est dans le second Tome de la Collection Luisinienne, Astruc ne pense pas qu'il ait été imprimé avant d'avoir été inséré dans cette Collection.* page 773

1566.

* N. 127. *Prosper Borgarucius, d'Urbin, a écrit l'an* 1566; *une* Methodus *de morbo gallico*, ad Illustrissimum & Colendissimum D. D. Franciscum-Mariam de Marchionibus Montis, Abbatem Sanctæ Crucis. page 775

* N. 128. *Sixième Collection, ou la seconde de Venise. Aloysius Luisinus, Médecin d'Udine, rassembla tous les Ouvrages qui avaient été écrits jusqu'à lui sur la maladie vénérienne; il fit imprimer sa Bibliothèque à Venise, chez Jordan Ziletti. Cette Collection est divisée en deux volumes* in-fol. page 777

1567.

* N. 129. *Aloysius Luisinus, d'Udine, Auteur de la Collection de Venise qui parut en* 1566 *&* 1567. *Voyez ci-dessus.* page 781

* N. 130. *Petrus-Arias de Benavidez, de Toro.* Secretos de Chirurgia: especial de las enfermedades *de morbo gallico*, y lamparones, y mirrarchia, y la manera como se curan los indios dellagas y heridas, con otros secretos hasta agora no escritos. *Ad Carolum Hispaniarum principem.*

Valladolid, 1567. in-8o. *C'est-à-dire*; Secrets de Chirurgie, particulièrement pour le mal français, & les écrouelles, & la mélancholie hyppocondriaque; & de la manière que les Indiens guérissent leurs playes & leurs ulcères, avec d'autres secrets, inconnus jusqu'à présent. page 781

1568.

* N. 131. *Georgius Dordonus, de Plaisance.* De morbi gallici curatione tractatus quatuor. *Papiæ*, apud Hyeronymum Bartholum, 1568, *in*-8o. page 782

1569.

* N. 132. Propositiones de morbo gallico, de quibus, Doctore *Henrico Brucæo nato Alosti in Flandriâ* Præside, respondebit *Carolus Battus.* 1569. *Rostochii*, in officinâ Jacobi Lucii. *in*-8o. page 785

1570.

* N. 133. *Henricus Goldlius, de Zurich, a donné en Allemand, la conduite qu'on doit tenir dans la peste;* avec un remède approuvé pour la pleurésie, qui est comme une espèce de peste : un autre pour la paralysie: une Eau précieuse pour les maux de tête violents, le vertige, la manie & l'apoplexie : & la manière enfin de guérir la vérole sans frictions, fumigations & lotions aucunes, &c. *Ce Livre est* in-4o. *sans nom du lieu de l'impression.* page 786

* N. 134. *Johannes de Fogueda, a dédié autrefois un petit Ouvrage à Jean-Tellius Gironi,* De pustulis, quæ saaphati nominantur; *comme le dit Nicolas Antonio, dans la* Bibliotheca Hispana. *Astruc ne doute nullement que ce petit Livre ne traitât de la maladie vénérienne, tant parce que cette maladie que l'Auteur appelle* pustulæ, *est nommée par les Espagnols* las bubas, *ce qui signifie la même chose; que parce qu'aussi-tôt qu'elle parut en Europe, plusieurs Médecins pensèrent qu'elle était la même chose que le* saaphati, *ou* asaphati *mot Arabe, en conséquence la plupart l'appellent ainsi.* page 787

* N. 135. *Antonius Saporta, de Montpellier.* De tumoribus præter naturam libri quinque, editi studio Henrici Gras, D. M. Monspeliensis. *Lugduni* 1624 *in*-12. *Ce Traité fut écrit par l'Auteur vers l'an* 1570. *On y trouve quelque chose sur le bubon vénérien & sa curation,* & lib. 3. *Il est parlé plus amplement de la maladie vénérienne.* page 787

1571.

1571.

N. 136. *Consilia Medica.* page 691

1572.

* N. 137. *Ludovicus Isla, Médecin Portugais.* Tractatus de morbo gallico. *Zacutus Lusitanus en parle*, de Med. Princip. Histor. Quæst. 37, & *Nicolas Antonio, dans la* Bibliotheca Hispana. page 788

* N. 138. *Anonyme Anglais. Il y avait un manuscrit Anglais dans la Bibliothèque de M. Sloane, avec cette étiquette 8937; il portait le titre suivant* : The manner of heling the venerious disease, vulgerlye caled the *French pockes*, with his causes and simtomes. *C'est-à-dire* : Méthode pour guérir la maladie vénérienne, & appelée vulgairement *vérole française*, pour enlever sa cause & ses symptômes. page 788

* N. 139. *Quæst. Med.* Hispanica lues morborum cumulus, annon? *Nicolao de Cormeilles, Præside, proponebat Lutetiæ Jacobus Jouvencel, Granopolitanus.* page 789

1573.

* N. 140. *Albertus Belfortis, de la Rhétie.* Liber de abolendâ morbi gallici nomenclaturâ, affectûsque (juxta Galeni censuram) explicatione & curatione; additâ quoque recentiorum ad hoc propositum empirice. *Astruc doute de l'existence de ce Livre, duquel aucuns Bibliographes modernes ne parlent.* page 789

1574.

* N. 141. *Johannes Planerius, de Quinzano près Bresce.* Dubitationum ac solutionum in III Galeni *de diebus criticis* Liber unus, in quo tùm veterum, tùm recentium de crisium causis opiniones examinantur. *Venetiis*, anno 1574. in-4o. *On trouve à la fin de ce Traité des Consultations sur diverses maladies, où il est parlé de la maladie vénérienne.* p. 790

* N. 142. *Quæst. Med.* Estne aliquid divinum in pestilenti & venereâ lue? *Sulpitio Rigault, Præside, Proponebat Johannes Riolanus, Ambianus. Lutetiæ*, 1574. p. 792.

1575.

* N. 143. Andreæ Alcazaris sive Alcacaris, Medici ac Chi-

rurgi Guadalaxarensis, in amplissimâ Salmanticensi Academiâ Chirurgicæ Facultatis primi Professoris, Chirurgiæ libri sex, in quibus multa antiquorum & recentiorum subobscura loca hactenùs non declarata interpretantur. *Salmanticæ, in ædibus Dominici à Portonariis, S. C. M. Typographi*, 1575. in-fol. *On parle, dans le cinquième livre*, de la vérole. page 792

* N. 144. *Quæstio Med.* Est ergo pesti bolus armena remedium, lui venereæ hydrargyrum? *Guillelmo Lusson, Præside; Franciscus Mombel, Pedemontanus, defendebat. Lutetiæ*, 1575. p. 794

* N. 145. *Ambrosius Pareus, de Laval, dans le Maine. Nous avons les Ouvrages de cet Auteur écrits en Français, imprimés* in-fol. *à Paris en 1575; ils l'ont encore été plusieurs fois depuis. Il parle, dans le dix-neuvième livre*, de la maladie vénérienne. p. 794

* N. 146. A new and approved treatise concerning the cure of the french pockes by the unctions. Whereunto is also adjoyned a right learned Worck touching the outward affectes of the body, written by the learned physition and Chirurgion Fernelius. With à composition of à moste precious water for the preservation of mans body for inward and outwarde diseases, devised, practised and published by William Clowes, Chirurgion of London. *London, Printed*, 1575, in-8°. *C'est-à-dire:* Traité nouveau & approuvé sur la curation du mal vérolique, par le secours des frictions: on y a joint un Ouvrage très-savant des affections externes du corps, écrit par Fernel, Médecin & Chirurgien érudit; on donne aussi la composition d'une eau précieuse pour préserver des maladies internes & externes, inventée & publiée par Guillaume Clowes, Chirurgien de Londres.

On a réimprimé le même livre l'an 1585 avec le titre suivant:

A briefe and necessarie treatise touching the cure of the disease called *morbus gallicus*, or *lues venerea*, by unctions and other approved waies of curing: newlie corrected and augmented by William Clowes, of London, maister in Chirurgerie. *London*, 1585, in-4°. *C'est-à-dire*: Traité succint & nécessaire pour guérir la maladie appelée mal Français ou mal vénérien, par le secours des frictions & autres méthodes approuvées; corrigé & augmenté par Guillaume Clowes, Maître en Chirurgie à Londres.

On a encore réimprimé ce livre en 1637, toujours corrigé, augmenté & avec un autre titre. p. 796

* N. 147. *Georgius Baker, Chirurgien Anglais.* The nature & properties of quicksilver; *c'est-à-dire*, la nature & les

propriétés de l'argent-vif. *Ce Traité existe dans toutes les éditions du livre sur* le mal français, *par Guillaume Clowes.* p. 797

1576.

* N. 148. *Stephanus Manialdus, de Bordeaux, a traduit en Français le Traité de Rondelet* de morbo gallico. *Il a été imprimé à Bordeaux chez Simon Millange, l'an 1576.* in-8°. p. 797

1577.

* N. 149. *Laurentius Joubertus, de Valence en Dauphiné. Environ l'an 1577, il dicta publiquement dans l'Ecole de Montpellier, un Traité* de vairolâ magnâ sive crassâ gallis dictâ; *qui fut remis l'an 1581, par Marc de la Croix, de Lyon, D. M. M. son Disciple, à Etienne Michel, Imprimeur de Lyon, qui l'inséra* page 223, *du* Tome II, *des Ouvrages de Joubert qu'il imprima* in-fol. *l'an 1582.* p. 797

1578.

* N. 150. *Julianus Palmarius, de Coutance en Normandie, dédia au Parlement de Paris sept livres sur des maladies contagieuses; dans le premier & le second, il est question* du mal vénérien; *dans le troisième*, du mercure; *dans le quatrième*, de l'éléphantiasis; *dans le cinquième*, de la rage; *dans le sixième & le septième*, de la fièvre pestilentielle. *Imprimé à Paris, chez Denis du Val, l'an 1578*, in-4°. p. 798

* N. 151. *Thomas Jordanus, de Clausenbourg en Transilvanie.* Brunno-gallicus, seu luis novæ in Moraviâ exortæ descriptio, *1577*, in-8°. *Francofurti, apud Andream Wechelum. Il a été réimprimé une seconde fois en 1583.* p. 800

1579.

* N. 152. *Victor Giselinus, né à Sandfurth, village près Ostende.* Epistola de hydrargyri usu ad *Martinum Everartum*, Burgensem Medicum & Mathematicum. *Cette Epître se trouve avec le livre de Jean Fernel sur* la vérole, *dont Giselinus donna une première édition à Anvers, chez Christophe Plantin, 1579.* in-8°. p. 801

* N. 153. *Petrus-Paulus Pereda, de Xativa, ville au Royaume de Valence, écrivit des commentaires sur quelques chapit. de la* Praxis Medica sive Methodus medendi *Michaë-*

lis-Johannis Paschalis, duquel nous avons parlé à l'année 1555; ils ont été imprimés avec cette pratique médicinale à Barcelone, in-8°. *l'an 1579. Dans les Commentaires du Chap. I, il est parlé* du mal français. p. 802

* N. 154. *Gualtherus Bruele* ou *Brant.* Praxis Medica, theorica & empyrica familiarissima, in quâ pulcherrimâ dilucidissimâque ratione morborum internorum cognitio, eorumdemque curatio traditur *Antuerpiæ*, ex officinâ Christophori Plantini, 1579, in-fol. *Il est parlé dans cet Ouvrage* du mal vénérien. p. 802

1580.

* N. 155. *Johannes Schenckius, de Graffenberg, proche de Fribourg, dans le Brigow Autrichien.* Observationum Medicarum & Chirurgicarum, rararum, novarum, admirabilium & monstrosarum Lib. VIII, *écrits par l'Auteur vers l'an 1580, & , peu de temps après, imprimés à Fribourg*, in-8°. *depuis l'année 1594 jusqu'à celle 1599, en VII Tom. Enfin, après sa mort, ils furent réimprimés à Francfort, en 1600, par les soins de Jean-George Schenck, son fils. Dans cet Ouvrage il est parlé* du mal vénérien. p. 804

* N. 156. *Johannes Wierus, de Grave, dans le Brabant.* Artzney-buch von etlichen bisanher unbekannten und unbeschriebenen kranckheyten. *Franckfurth am Mayn, 1580*, in-8°. *C'est-à-dire*, Livre médicinal sur certaines maladies inconnues jusqu'à présent, & qui n'ont point été décrites. *A Francfort sur le Mein. Il est question dans cet Ouvrage* de la maladie vénérienne & de la herpe Espagnole. p. 805

* N. 157. *Johannes Crato à Kraffiheim, de Breslau, en Silésie.* De morbo gallico commentarius, nunc primùm studio & operâ Laurentii Scholzii, Medici Vratislaviensis, in lucem editus, *Francofurti, 1594*, in-8°. p. 808

* N. 158. *Franciscus Campus, de Lucques. J. Rhodius, Médecin Danois, attribue deux Ouvrages à un certain Campus, de Lucques, l'un* de morbo arietis, *l'autre* de morbo gallico. *Tous les Bibliographes s'accordent sur le livre* de morbo arietis, *qu'il attribuent tous à François Campo, de Lucques, imprimé à Lucques l'an 1586*, in-8°. *c'est pourquoi il peut se faire que l'autre livre* de morbo gallico, *duquel les Bibliographes ne font pas mention, & que Rhodius Campus donne à François Campo, lui appartienne également.* p. 809

* N. 159. *Annibal Brigantius, de Chieti, dans l'Abrusse citérieure, au Royaume de Naples, a écrit, en langue italienne, des Epîtres médicinales manuscrites, & en un vol.* in-4°. *que Nicolas Toppius, Auteur de la Bibliothèque Napolitaine,*

dit avoir en son pouvoir. On y trouve les Livres suivans : Del mal Franzese, è ontion di mercurio. Dell' istesso, è legno santo. Dell' istesso, è della salza & fumarole. Delle reliquie del mal Franzese. Del mal Franzese & accidenti crudelissimi. Del' legno santo. Della gonorrhoea spuria. p. 812

* N. 160. *Cyriacus Lucius, de Claf.* De ligni coronei naturâ, viribus & facultatibus libellus. *Ingolstadii, 1580*, in-4°. p. 812

1581.

* N. 161. *Alphonsus Lopez, de Corella, ville de la Navarre, a écrit, au rapport de Nicolas Antonio, dans la Bibliothèque Espagnole*, de morbo pustulato liber unus. Valentiæ, 1581, in-4°. p. 813

* N. 162. *Rembertus Dodonæus, de Malines dans les Pays-Bas.* Medicinalium observationum exempla rara. *Accesserunt* Antonii Benivenii de abditis nonnullis ac mirandis morborum & sanationum causis liber, cum annotationibus Dodonæi : Medicinalium observationum exempla rara Valesci Tarantani, & Alexandri Benedicti, &c. *Coloniæ*, 1581, in-8°. *On parle dans cet Ouvrage* du mal vénérien. page 813

1582.

*N. 163. *Petrus Monavins, de Breslaw, a écrit vers l'an 1581, de Prague, à Jérome Capivaccius, Professeur à Padoue, quelque chose sur la curation de la vérole. L'an 1583 il écrivit encore de Vienne en Autriche à Jean Hermann, qu'il avait publié son petit Ouvrage :* De ligno fœniculato, sive sarsa-fras, *plutôt à l'instigation de ses amis, que de sa propre volonté, quoiqu'il n'en fût ni l'Auteur ni le Traducteur ; mais que seulement il avait corrigé la version défectueuse en certains endroits. Astruc dit n'avoir rien pu découvrir sur l'Auteur de cet Opuscule, ni n'avoir pu savoir en quel idiôme il avait été écrit d'abord.* page 814

1584.

* N. 164. *Gotofredus Giannatus, Italien & Empirique. On dit qu'il a guéri Charles IX, Roi de France, l'an 1584, d'une carnosité qu'il avait dans le canal de l'urètre.* p. 816

1586.

* N. 165. *On trouve à la fin du premier Tome des Ouvrages de Jean Zecchius, de Boulogne, imprimés à Boulogne,*

Traité ſur la pierre de Bezoard; le baume d'Arménie; la terre ſigillée de Siléſie, qui eſt dite l'axonge du Soleil; *le bois de gayac, l'eſquine, la ſalſe-pareille, le ſaſſafras*, le bois néphrétique, &c. à Léipſic. 1590, *in*-4°. page 826

1591.

* N. 174. *Felicianus Betera, de Breſce.* De cunctis humani corporis affectibus, malignâ ſcilicet & deleteriâ qualitate. De febribus malignis & peſtilentibus; *de morbo gallico*, venefico, malignitate, feritate, cacurgiâ, veneno, corruptione, putredine, fermentatione: de putredinisque peſtilentis formâ, morbisque fulminantibus & vulgaribus pro tertii libri aphoriſmorum ordine præſagiendis, deſumptâ occaſione ex peſte Brixianâ, anni 1577, exactiſſima tractatio, quæ in duodecim libris reſolvitur, ubi tota ferè ars medica ad ſummum cauſarum, ſignorum, curationumque, maximo cum ejuſdem quotidiano fructu, per divinum veluti quoddam ſublimata eſt. *Brixiæ*, 1591, *in-fol. On a mis pluſieurs frontiſpices à cet Ouvrage ſans faire d'édition neuve.* page 826

* N. 175. *Quæſtio Med.* Eſtne ſtrumarum, quàm bubonum venereorum, difficilior curatio? *Jacobo Marant* Præſide, proponebat *Jacobus Couſinot*, Lutetiæ, 1591. p. 828

1592.

* N. 176. *Johannes Calvo, de Valence en Eſpagne.* Libro de Medicina y Chirurgia, que trata de las llagas en general y en particular: *y aſſi meſmo del morbo gallico, de la curacion de el, y de cada uno de ſus accidentes.* Compueſto por el Doctor Johan Calvo, Medico, y Lector de la miaſma facultad en la inſigne ciudad de Valencia. Dirigido al illuſtre Micer Vicente Pablo Pellicer, avogado fiſcal de la ciudad y reyno de Valencia. Impreſſo *in Barcelona*, en la emprenta de Jayme Cendrat. *Anno* 1592, *in*-8°. page 828

1593.

* N. 177. *Hieronymus Minettus, d'Afrezzo.* Quæſtio non minùs pulchra, quàm utilis, de ſarzæ-parillæ & ligni ſancti viribus. *Senis*, *in*-4°. 1593. page 830

* N. 178. *Ludovicus Roſellus, de Foſſombrone.* De morbo gallico tractatus, ad Illuſtriſſimum & Excellentiſſimum Principem Virginium Urſinum Brachiani Ducem. *Romæ*, 1593, *in*-8°. page 831

operâ Andreghetti Andreghttii, Medici & Philosophi Patavini. *Patavii*, in-4°. 1597. Apud Laurent. Pasquatum. p. 837

* N. 185. *Guillelmus Arragosius, de Toulouse, a écrit l'an 1597, une* Epistola *sive* Dissertatio de naturâ & viribus hydrargyri *ad Paulum Jovium, Florentinum; elle a été inserée dans le* Fasciculus Dissertationum medicarum selectiorum, *Basileæ, in*-8°. page 839

N. 186. Dissert. Inaug. de morbi gallici investigatione. page 585

1598.

* N. 187. Practica medica, seu prælectiones Academicæ, continentes methodum ac rationes cognoscendi & curandi totius humani corporis morbos, ad nativam ac genuinam Divini Hippocratis & scientissimi Galeni mentem, verè optimèque institutam: in antiquissimo ac celeberrimo Patavino gymnasio habitæ à nobilissimo atque clarissimo viro Domino Alexandro Massaria, Vicentino, Medicinæ Professore primario. Nunc primùm quanto fieri potuit studio politissimè adornatæ, certisque libris ac capitibus distinctæ, publico medicinæ studiosorum commodo foràs dantur abs Johanne Baumanno, M. D. Francof *Francoforti*, sumptibus Nicolai Bassæi, Typis Melchioris Hartmanni, 1601, *in*-4°. *Le même Ouvrage a été réimprimé à Lyon en* 1616, *in*-4°. *Dans le sixième Livre, il est question du mal français.* page 842

* N. 188. *Andreas Chioccus, de Vérone.* Apologia pro divinâ Hieronymi Fracastorii V. C. Syphilide, vel Libris *de morbo gallico*, adversùs Julii Cæsaris Scaligeri censuram. *Veronæ*, 1598, in-4°. page 845

* N. 189. *Quæstio Med.* An ut lepræ, sic lui venereæ hydrargyrosis? *Petro Seguyn* Præside, *Antonius Rabault, Blancius Bituricensis* proponebat, *Lutetiæ*, 1598. p. 845

1599.

* N. 190. *Autre édition Vénitienne de Luisinus, sortie avec le titre suivant:* Aphrodisiacus sive de lue venereâ in duo volumina bipartitus, continens omnia quæcunque hactenùs de hac re sunt ab omnibus medicis conscripta, ubi de ligno indico, salsâ-parilliâ, radice chinæ, argento vivo, cæterisque rebus omnibus ad hujus luis profligationem inventis, diffusissima tractatio habetur. Opus hac nostrâ ætate, quâ morbi gallici vis passim vagatur, apprimè necessarium, ab excellentissimo Aloysio Luisino, Utinensi, me-

dico celeberrimo, novissimè collectum, *in-fol.* 2 volum. Venetiis, apud Baretium & Socios. 1599. (Biblioth. Mazar.) page 846

* N. 191. *Andreas Bastellus, de Melsi au Royaume de Naples.* Speculum Medicinæ, eximio philosopho ac medico Doctore Bastello, auctore. *Matriti*, apud Licentiatum Varez à Castro. *Anno* 1599, *in*-4°. *On parle dans cet Ouvrage* du mal vénérien. page 846

1600.

* N. 192. *Horatius Augenius, né dans la marche d'Ancone. On rapporte qu'il a écrit un Traité sur* la maladie vénérienne, *Astruc dit que si ce Livre a été écrit, du moins il n'a jamais été imprimé, puisqu'aucuns Bibliographes n'en parlent en citant ses autres Ouvrages.* page 850

* N. 193. *Johannes Saporta, de Montpellier.* Tractatus de lue venereâ ab Henrico Gras, D. M. M. editus ad calcem librorum Antonii Saportæ *De tumoribus præter naturam.* page 851

* N. 194. Libro, que trata de la enfermedad de las bubas, compuesto por el Doctor Pedro de Torrez, Medico y Cirurjano de la Magestad de la Emperatriz nuestra Sennora, natural de daroca en el Reyno de Aragon. Dirigido à Don Juan de Boria, Conde de Mayalde y de Ficallo, &c. *en Madrid*, por luis Sanchez, *anno* 1600, *in*-40. p. 852

1601.

* N. 195. *Johannes-Baptista Silvaticus, de Milan, a écrit des* Controversiæ Medicæ *au nombre de cent, à Milan,* in-fol. 1601. *Il y est parlé* du mal vénérien. p. 852

1602.

* N. 196. *Sextilius Piccolomineus, Romain. Cynthius Clemens, Italien.* Disputationes Medicæ de naturâ atque facultatibus ligni sancti, nuper, ut ferunt aliqui, ex Hollandiâ Romam delati. *Romæ* 1602, *in*-4°. *On trouve dans cet Ouvrage trois Dissertations : la première du Docteur Piccolomineus; la seconde d'un Anonyme, Astruc dit qu'elle est peut-être de Démétrius Canevarius; la troisième du Docteur Cynthius Clémens.* page 854

* N. 197. Andreæ Cæsalpini, Aretini, ars medica. *Romæ* 1601, 1602 & 1603. *in*-12. *trois volumes. Il est quest*·*on dans cet Ouvrage* du mal vénérien. page 855

* N. 198. *Demetrius Canevarius, de Gênes.* De ligno sancto commentarium, in quo præcipuæ qualitates ejus & facultates omnes exactâ diligentiâ exprimuntur, ex illisque lignum quoddam, quod nuper in Italiam delatum est, pseudolignum & nullo modo verum ejus fautoribus accurato examine demonstratur. *Romæ*, 1602. *in*-8o. p. 858

1603.

* N. 199. *Josephus Quercetanus*, Duchesne d'Armagnac. Liber de priscorum Philosophorum veræ medicinæ materiâ, præparationis modo, atque in curandis morbis præstantiâ. *Genevæ*, in-8o. 1603. *On trouve à la fin de ce Livre quatre Consultations Médicinales ; la troisième regarde notre matière.* page 860

* N. 200. *Marsilius Cagnatus, de Vérone.* Opuscula varia. *Romæ*, 1603. *in*-4o. *On trouve dans ces Opuscules* deux Dissertations sur le gayac. page 861

1604.

* N. 201. *Eustachius Rudius, de Belluno*, de morbo gallico Libri v. à mundino mundinio Philosopho & Medico, Vincentino, è privatim domi legentis ore excepti, atque ita divisi, in capitaque distributi. *Venetiis*, 1604. *in*-4o. *Apud Damianum Zenarium.* page 862

* N. 202. *Fabius Pacius, de Vicenze, fit imprimer à Vicenze*, in-fol. *un* Commentarium in septimum Galeni Librum: *on trouve à la fin* un Traité sur la manière de guérir le mal Français, *qu'il a écrit vers l'an* 1604. page 867

* N. 203. *Æmilius Campolongus, de Padoue, a écrit un petit Ouvrage* de lue venereâ. page 869

1605.

* N. 204. *Ludovicus Mercatus*, ou *de Mercado, de Valladolid.* Opera omnia, *rassemblés en cinq volumes, & divisés en vingt Traités, le septième qui se trouve dans le Tom. II.* est sur le mal vénérien. *Ce second volume fut d'abord imprimé à Valladolid*, in-fol. *l'an* 1605. *Ensuite il a été réimprimé avec tous les autres à Francfort l'an* 1615. page 869

* N. 205. *Andreas de Leon.* Practica de morbo gallico, en el qual se contiene el origen, y conocimiento desta enfermedad, y el mejor modo de curarla. *En Valladolid*,

annis 1602, 1603, 1608, *in*-8o. *Dans le Tome III il s'agit* du mal vénérien. page 877

1609.

* N. 211. *Gerardus Columba, de Messine.* Tractatus de lue venereâ. *Francofurti*, 1609. in-8o. page 879

1610.

* N. 212. *Johannes Varandæus, de Nismes.* Tractatus de elephantiasi seu leprâ; item de lue venereâ & hepatidide seu hepatis atoniâ. *Monspessuli*, 1620. in-8°. *On lit ce Traité*, page 294, *dans la Collection de ses Ouvrages, imprimés à Lyon*, l'an 1658. page 879

* N. 213. Disputatio de lue venereâ cognoscendâ & curandâ, quam.... subjicit *Henningus Arnisæus, Halberstadiensis*; respondente *Martino Gosky, Lignicense Silesio*; 1610. Francofurti imprimebat Andreas Eichorn. in-4°. page 880

* N. 214. *Sebastianus Cortilio, Médecin & Chirurgien de Rimini, Citoyen de Pérouse.* De Chirurgicâ institutione lib. V. cum practicâ Chirurgicâ ejusdem lib. VI. continente. *Ils se trouvent avec la* Johannis Marquardi practica. Francofurti, Typis Nicolai Hoffmanni. *in*-8°. 1610. *On lit dans cet Ouvrage* quelque chose de relatif à notre matière. p. 880

1611.

* N. 215. *Tanequinus Guillaumet, de Nismes* Traité de la maladie nouvellement appelée crystalline, par T. Guillaumet, Chirurgien du Roi, Doyen & Maître Juré en la Cité de Nismes. *Lyon*, 1611, *in*-12. page 882

* N. 216. *Johannes Hartmannus, né à Amberg. I* Dissertat. Inaug de lue venereâ, *quam propugnavit* JOHANNES KEILIUS, *Bresla-Silesius, imprimée à Marbourg*, in-4°. 1611, *avec plusieurs autres* Dissertations Chimico-Médicinales. *II.* Praxis Chimiatrica. *Lipsiæ*, in-4o. 1633. *On y parle de la vérole.* p. 882

1613.

* N. 217. Horatii Guarguanti, *de Soncino*, Medici Veneti, ac Philosophi præclarissimi, responsa varia ad varias ægritudines, & inprimis tres tractatus, unus de dysenteriâ, alter *de morbo gallico*, & tertius de febre pestilentiali & de peste, &c. &c. *Venetiis*, apud Ambrosium & Bartholomæum Dei, Fratres. 1613. *in*-4°. page 885

* N. 227. *Eitel-Joachimus Kruppelius.* De morbo gallico, 1616. *in-8°.* page 894

* N. 228. Traité de la maladie vénérienne, ou grosse vérole, contenant la vraye cognoissance du mal, & sa vraye curation, avec la solution de plusieurs questions. Composé par Jean Gaultier, Montalbanois, Docteur en Médecine de Montpellier, & Médecin du Roi. *A Tolose*, par Raymond Colomiez. 1616. *in-12.* page 894

1617.

* N. 229. *Hieronymus Frabricius, dit d'*Aquâ-pendente, *de sa Ville natale, située dans l'Etat Ecclésiastique, a écrit :* Opera Chirurgica, *Patavi*, in-fol. 1617. *La première Partie contient* Pentatheucum Chirurgicum, *& la seconde*, Operationes Chirurgiæ. *Dans l'une & l'autre on parle* du mal vénérien. page 894

* N. 230. *Guillelmus Loyseau, de Bergerac.* Observations Médicinales & Chirurgicales, avec histoires, noms, pays, saisons & tesmoignages. *A Bordeaux, par Gilbert Vernoy*, 1617. *in-12. On parle dans cet Ouvrage* de la maladie vénérienne. page 896

1620.

* N. 231. Questions en Chirurgie sur les Œuvres de M Gui de Chauliac, divisées en trois parties, par Me François Ranchin, de Montpellier, Médecin du Roi & de Monseigneur le Connétable (*Henri de Montmorenci*) Docteur-Régent en la très-fameuse Université de Médecine de Montpellier. *A Paris, chez Marc Orry*, 1604. *in-8°.* On parle de la vérole dans cet Ouvrage. page 898

Traité de l'origine, nature, causes, signes, curation & préservation de la vérole. *Ce Traité se trouve dans les Opuscules de cet Auteur, imprimés à Lyon*, in-8°. 1640. page 899

* N. 232. *Daniel Sennertus, de Breslau, en Silésie.* Opera omnia in tres tomos divisa, *in-fol. Il est question dans ces Ouvrages de* la maladie vénérienne. p. 900

* N. 233. *Matthias Untzerus, de Halle, dans la Haute-Saxe.* Anatomia mercurii spagirica, seu de hydrargi naturâ, proprietate, viribus & usu, libri duo. *Halla Saxonum, 1620*, in-4°. p. 900

* N. 234. *Tobias Knoblochius, de Bretten.* Kurtzer bericht von den Franzosen, was es fur eine kranckheit sey, und wie solche zuheilen. *Giessen, 1620*, in-8°. *C'est-à-dire*,

Dissertation succincte sur la maladie vénérienne, sur sa nature & sa guérison. *A Giessen.* p. 901

1621.

* N. 235. *Johannes Colle, de Belluno.* Cosmitor Medicæus triplex, in quo exercitatio totius artis Medicæ, loca dilucidata, & quæsita varia decisa, ac consultationes medicinales, & quæstiones practicæ enucleatæ proponuntur. *Venetiis*, aped Baretium Baretium, *1621. On parle de* la vérole *dans cet Ouvrage.* p. 901

Notitia & medela singularis adversùs neotericos de morbo Gallico, seu de lue venereâ, Indicâ, Hispanicâ, Neapolitanâ, Italicâ, &c. & ejus symptomatibus, gonorrhoæâ, &c. *Venetiis, 1628*, apud Evangelistam Deuchinum, in-4°. p 903

Ce Traité se trouve ordinairement à la fin de l'Ouvrage suivant: Methodus facilè parandi jucunda, nova & tuta medicamenta, & ejus applicatio adversùs chimicos. De tincturis, extractis, &c. *Venetiis, 1628*, in-4°.

On parle encore du mal vénérien *dans le Traité suivant, imprimé à Venise en 1720:* Elucidarium Chirurgicum, &c. cum tractatibus chirurgicis ex Hippocrate, Galeno, Græcis & Arabibus. p. 906

* N. 236. *Epiphanius Ferdinandus, d'Otrante, au Royaume de Naples, n'a écrit aucun Traité,* ex-professo, *sur* le mal vénérien; *mais dans* Centum Historiæ seu observationes & casus medici, *qu'il a fait imprimer à Venise en* 1621, in-fol. *il parle beaucoup du* mal français, *particulièrement dans l'*Obser. XVII. p. 906

1623.

* N. 237. *David de Planis Campy.* La vérole reconnuë, combattuë & abattuë sans suer & sans tenir chambre, avec tous ses accidens. *A Paris, 1623*, in-8°. p. 908

1624.

* N. 238. *Johannes Junckerus, Allemand.* Compendiosa methodus therapeutica, quâ morborum ferè incurabilium medicationes docentur per solam diætam & ligni guaiaci diversimodè præparati administrationem. *Erfurthi*, in-4°. 1624. p. 909

1526.

1626.

* N. 239. *Petri Rostinii* Tractat von denen frantzo en in welchem von 234 ahrten derselben gehandeltwird, verteutscht von ludwig hornigk. *Francksurth*, 1626, in-8°. *C'est-à-dire*, Traité sur la vérole, de Pierre Rostinius, dans lequel on parle de 234 espèces de véroles; traduit en Allemand par Louis Hornigk; *à Francfort*. p. 910

* N. 240. *Arnoldus Weickardus*, *Médecin dans le Palatinat*, & *ensuite à Francfort*. Coletus redivivus, sive thesaurus pharmaceuticus galeno-chimicus, sive tractatus practicus ex optimorum auctorum tàm veterum, quàm neotericorum placitis conscriptus, atque in sex peculiares libros digestus: quorum.... *III. De peste*, *morbo articulari*, *elephantiasi*, *lue venereâ* & *stomacace*, &c. Francofurti, 1626, in-fol. p. 911

1627.

* N. 241. *Johannes Néander*, *de Brême*. Sassafrasologia, *hoc est* τέκμαρσις nobile sassafras lignum dextrè ac feliciter in omnibus fermè humani corporis incommodis in usum ducendi. *Bremæ*, *1627*, in-4°. p. 911

1628.

* N. 242. *Johannes-Baptista Sori*, *Chirurgien Italien*. Consigli & avisi di chirurgia, col modo di far giudicii nè mali; una tassa dell' honorario loro; delle fontanelle; del morbo gallico & y aforismi tocanti alla chirurgia. *In Milano*, *1628*, in-8°. p. 911

* N. 243. *Gregorius Horstius*, *de Torgau*, *sur l'Elbe*, *en Saxe*, *a écrit* Observationum medicinalium singularium libri quatuor posteriores, ulmæ, 1628, in-4°. *Il est parlé dans ces Observations* du mal vénérien. p. 911

* N. 244. *Guido Patinus*, *de Beauvais en Picardie*, *a traduit en latin les Ouvrages d'André du Laurens*, *qu'il a fait imprimer à Paris*, in-4°. *en 1628*: *il a mis son Traité* du mal vénérien *à la fin du* Tome II, & *l'a enrichi de commentaires*. p. 914

1629.

* N. 245. *Zacutus Lusitanus*, *né à Lisbonne*, *a écrit un Ouvrage* de medicorum principum historiâ, *en deux vol.* in-fol. *qui ne furent point imprimés dans la même année.*

Dans le premier livre de cet Ouvrage, qui fut d'abord imprimé à Amsterdam en 1629, il est question de la vérole. p. 915

* N. 246. *Franceide*, Overo del *mal francese*. Poëma giocoso del dottor *Giovanni-Battista Lalli* da norsia, al serenissimo signore *Odoardo Farnese*, Duca di Parma & Placenza, &c. con aggiunta delle rime giocose del medesimo autore. *In Foligno*, appresso Agostino Altieri, 1629, *in*-12. p. 917

* N. 247. *Quæst. Med.* An elephantiasi hydrargyrosis? *Claudio Seguin*, Parisino, Præside: proponebat Lutetiæ *Jacobus Regnault*, Parisinus, 1629, in-fol. p. 917

1630.

* N. 248. *Johannes-Antonides VanderLinden, d'Enckhuisen.* Centuria inauguralis positionum medico practicarum de virulentiâ venereâ, in illustri Frisiorum academiâ proposita & defensa ad diem 18 Octobris 1630, *Franckeræ*, in-4°. p. 917

*N. 249. *Aldreghettus Aldreghettius, ou comme certains le veulent, Andreghettus Andreghettius. Il existait dans la Bibliothèque d'Antoine Aloysius Aldreghettius, Professeur en Droit à Padoue, son fils, entre autres Ouvrages de son père, un manuscrit imparfait* de lue venereâ. *Mais seraice l'Ouvrage d'Aldreghettius lui-même, ou plutôt celui d'Hercule Saxonia; car on sait qu'Aldreghettius a fait une édition d'un livre sur* la vérole, *dont Saxonia était Auteur. V.* N. 184. p. 917

* N. 250. *Quæst. Med.* An lui venereæ alexipharmaca? *Dyonisio Allain*, Præside: proponebat Lutetiæ *Guillelmus Guerin*, Parisinus, 1730, in-fol. p. 1. p. 918

1631.

* N. 251. Disput. inaug. Med. de lue venereâ, quam.... examini subjicit *Antonius Boxbarterus*, Augusta-Vindelicus. *Argentorati.* in-4°. 1631. p. 918

1632.

* N. 252. *Marcus-Aurelius Severinus, né à Tarsia, ville de la Calabre citérieure.* De reconditâ abcessuum doctrinâ libri VIII. *Neapoli*, *1632*, in-8°. *Editio secunda*, Francofurti, 1643, in-4°. *On parle dans cet Ouvrage* de la maladie vénérienne. p. 918

1633.

* N. 253. *Bartholomæus Galesius*, *de Boulogne*. Tractatus de podagrâ, secundâ editione auctus parallelo terræ motûs cum microcosmi motu; cui inseritur doctrina de genituris, de decubitibus ægrorum, *ac morbo gallico*, de physiognomiâ, de insomniis, de veneficiis, de venenis. *Bononiæ*, 1633, in-4°. p. 921

* N. 254. Traité de Jean Fernel, de la parfaite cure de la maladie vénérienne, traduit par *Michel le Long*, Provinois, Docteur en Médecine. *A Paris*, 1633, in-8°. p. 922

1635.

* N. 255. *Pius de Marra*, *Abbé de la Grande-Croix de Cipre*, *de Cassino*. Praxis methodica & rationalis curandorum morborum omnium; in quâ præter remedia magis præcipua à Galeno, ab Hippocrate & Avicenna desumpta, multa arcana medica continentur. *Neapoli*, apud Lazarum Scoriggium, 1635, in-4°. p. 250. p. 922

1637.

* N. 256. Quæst. Med. An gonorrhoeæ venæ cubiti sectio? *Nicolao Colletet*, Præside: proponebat Lutetiæ *Martinus Akakia*, Parisinus. 1637, in-fol. p. 1. p. 924

1639.

* N. 257. Quæstio Med. An in curatione luis venereæ balneum? *Nicolao Matthieu*, Præside: proponebat Lutetiæ *Petrus Bourdelot*, Senonicus. 1639, in-fol. p. 1. p. 924

* N. 258. Quæstiones XII è Medicinâ depromptæ pro regiis cathedris vacantibus, quas propugnabit *Petrus Haguenot*, Monspeliensis, 1639. *La quatrième question est conçue en ces termes :* An lues venerea ab immoderato inter sanos amplexu suscitari possit? p. 924

N. 259. Diss. inaug. de lue sive leprâ venereâ. p. 640

1640.

* N. 260. *Paulus von Flemming*, *d'Hoff*, *en Allemagne*. Disputatio de lue venereâ. p. 925

* N. 261. *Thomas Browne*, *Med. Anglais. Gui Patin lui attribue un Traité* de lue venereâ; *mais Astruc dit ne*

1644.

* N. 268. *Johannes-Baptista van Helmont ou Helmontius, de Bruxelles, n'a rien écrit sur* la maladie vénérienne, *mais, dans le* pestis tumulus, *il prend occasion d'en parler.* p. 927

1645.

* N. 269. *Petrus Sartorius, de Strasbourg.* Frantzosen artzt, oder *tractat* von der schwacheit der franzosen, und der gleichen cur. *Strasburg, 1645*, in-8°. *C'est-à-dire,* Le Médecin du mal français, ou traité de la vérole & de sa curation. *A Strasbourg, 1645*, in-8°. p 933

1646.

N. 270. Hildani opera quæ exstant omnia. *In-fol.* p. 402

1649.

* N. 271. Quæst. Med. Estne certa & optima luis venereæ per solam hydrargyrosim curatio ? Præside *Francisco Boujonier*; proponebat Lutetiæ *Robertus Patin,* Parisinus. *In*-4°. p. 4. p. 934

N. 272. Tratado da gonorrea. in-4°. p. 328

1650.

* N. 273. *Theodorus-Turquetus de Mayerne, de Genève. Après sa mort on imprima à Londres un Traité* de lue venereâ, *dont il était Auteur, l'an* 1695. p. 935

1652.

* N. 274. *Petrus Castellus, Romain.* De smilace asperâ. *Messanæ*, 1652, in-4°. p. 938

* N. 275. *Franciscus Pona, de Vérone.* Academico-Medica saturnalia. *Veronæ*, 1652, in-12. *On parle dans cet Ouvrage du mal vénérien.* p. 938

1653.

* N. 276. *Josephus Galeanus, de Palerme.* Smilacis asperæ & salsæ-pariliæ causa. *Panormi, 1653, in*-4°.

La lepra unita col mal francese, o altro contagioso male, in quale degli spedali debba curarsi, distintioni è decisioni medicinali. *Panormi*, 1656, in-8°. p. 940

1654.

* N. 277. *Henricus Rysendeech, de Leyde.* Disp. Med. inaug. de lue venereâ, seu morbo gallico. *Lugd. Bat.* 1654, in-4°. p. 940

* N. 278. *Josephus Schmidts, Allemand.* *Examen phlebotomicum*, oder grundliche erforschung vom aderlassen und schropffen neber curirung der frantzosen. *Marpurg.* 1654, in-12. *C'est-à-dire, Examen phlébotomique* ou recherche exacte sur les saignées & les ventouses, dans la curation du mal français. *A Marbourg.* p. 940

Bericht von drey abscheulichen, ererblichen, und ansteckenden haupt kranckheiten, als der *pest*, *franzosen*, und *scharbock*, wie solche gecuriret and geheilet werden mogen. *Augspurg*, 1667, in-12. *C'est-à-dire*, Exposition de trois maladies horribles, héréditaires & contagieuses; savoir, la peste, le mal français & le scorbut, & la méthode de les guérir. *A Ausbourg.* p. 941

* N. 279. *Johannes-Joachimus ou Jacobus Vietor.* De morbo neapolitano. *Giessæ*, 1654, in-4°. p. 941

1655.

N. 280. Jonston. Idea universæ medecinæ practicæ, &c. p. 429

N. 281. Diss. de podagrâ ac lue venereâ. p. 496

1656.

* N. 282. Diss. Med. inaug. de morbi gallici naturâ, differentiâ, causis ac signis. Præside *Johanne-Rodolpho Salzmanno*, Argentoratensi; respondente *Conrado Klein*, Argentinensi. *Argentinæ*, in-4°. p. 941

* N. 283. Diss. Med. de salivatione, præside *Guernero Rolfincio*, Hamburgensi; respondente *Zacharia-Nicolao Gotzio*, Cygneo: *hoc est*, Zuickaviensi in Misniâ. *Jenæ*, è Typographiâ Johannis Nisii, 1656, in-4°. p. 941

* N. 284. Quæstio Med. An gonorrhoeæ virulentæ superiorum venarum sectio? Præside *Carolo Barali*; proponebat Lutetiæ *Nicolaus Lienard*, Parisinus, 1656, in-fol. pag. 1. p. 942

N. 285. Historiarium & observationum medico physicarum, centuriæ IV, &c. p. 175

1657.

* N. 286. *Andreas Vetranus, de Palerme.* Medicum

discrimen de leprâ gallicâ. *Panormi*, 1657, in-4°. p. 942

* N. 287. Quæstio Med. inaug. de lue vereneâ, quam defendere conabitur *Johannes Lippins*, Slusa-Flander. *Ultrajecti*, 1657, in-4°. p. 942

1658.

* N. 288. *Antonius Bigorre, de Riez*. Doctoralis laureæ triumphus, novem celeberrimis quæstionibus medicis, unicuique Musæ dicatis, ad supremum Apollinis ornamentum, in sacro Monspeliensi Æsculapii delubro, consequendum pro more, completus. *Monspelii* apud Danielem Pech, 1658, in-4°. *La première question est* An mercurius venenum? p. 942

1659.

* N. 289. Quæstiones duodecim, propositæ pro regiis professionibus vacantibus, quas propugnabit *Gaspardus Fesquet*, Monspeliensis, M. D. *Monspelii*, 1656, in-4°. *La troisième question est ainsi*: An luis venereæ curatio per guaiacum, quàm per hydrargyrum tutior? p. 943

* N. 290. Quæstiones duodecim propositæ pro regiis professionibus vacantibus, quas propugnabit *Petrus Benoist*, Carcassonensis, M. D. *Monspelii*, 1659, in-8°. *Voici la sixième question*: An prima venereæ luis origo ab Antropophagiâ? p. 943

* N. 291. *Johannis Vigierii, de Castres*, (*en Albigeois*) Doctoris Medici opera medico-chirurgica, 1659, in 4°. *On parle dans cet ouvrage de la maladie vénérienne*. p. 943

1660.

* N. 292. *Simon Pauli, de Rostoch*. Παρέκβατις, seu digressio de verâ, unicâ ac proximâ causâ febrium, cùm malignarum, & petechialium, tùm morbillorum, scorbuti, *luis venerea*, & similium morborum macularum, partim ex physicis, chimicis ac anatomicis principiis demonstratâ, partim exemplis & observationibus medicis confirmatâ; antehac à nemine, quanti sunt, traditâ: necnon de accuratâ febres has curandi methodo. *Francofurti*, apud Thomam Matthiam Gotzium, 1660, in-4°. p. 945

* N. 293. *N... Culpeper, Med. Anglais, Daniel Sennertus* two treatises, the first of the venereal pox, wherein is shewed 1. the name and original, of this disease; 2 histories thereof; 3. the nature thereof; 4. its causes; 5, its differents; 6. several sorts of signs thereof; 7. several ways of

the cure thereof. The ſecond treatiſe of the nature, cauſe, ſign and cure of the gout. *London*, *1660*, in-8°. *C'eſt-à-dire*, Deux traités de Daniel Sennert, le premier ſur le mal vénérien, dans lequel on explique 1. le nom & l'origine de cette maladie; 2. ſon hiſtoire; 3. ſa nature; 4. ſes cauſes; 5. ſes différences; 6. ſes ſymptômes; 7. les différentes méthodes curatoires. Le ſecond traite de la nature, de la cauſe, des ſymptômes, & de la guériſon des douleurs dans les jointures. *A Londres*, 1660, in-8°. *Ils ſont traduits du Latin en Anglais.* 945

* N. 294. *Lues venerea*, wherein the names, nature, ſubject, cauſes, ſignes, and cure are handled, miſtakes in theſe diſcovered, and rectified; doubts and queſtions ſuccinctly reſolved. By *John Wynell*, *M. D.* London, 1660, in-12. *C'eſt-à-dire*, La maladie vénérienne; on parle de ſes noms, de ſa nature, de ſes cauſes, de ſes ſymptômes & de ſa cure; on y découvre & corrige des erreurs, & on y réſout en peu de mots certains doutes & queſtions. *Par M. Jean Wynell*, *D. M. de Londres*, 1660, in-12. p. 946

N. 295. Diſſ. de ſyphilide. p. 384

N. 296. Diſſ. de lue venereâ. p. 486

1661.

* N. 297. Antiqui morbi recrudeſcentis per ſuctricem inducti cum gallico vel indico collatio: atque utriuſque origo, indoles, ac perfecta præcipuè, tuta, cita & jucunda curatio, propoſita per *Antonium Everhardi* (*vel Everhærs*), *Medioburgenſem*, *Doctorem Medico-practicum.* Medioburgi, apud Franciſcum Kroock, 1661, in-12. p. 947

Vergleichung der Middelburgiſchen ſauger-ſeuche mit den Franzoſen. *C'eſt-à-dire*, Parallèle de la maladie d'une ſucceuſe de Middelbourg, avec la maladie vénérienne. p. 948

* N. 298. *Tobias Withaker*, *Anglais.* An *elenchus* of opinions concerning the cure of the ſmall pox: together with problematical queſtions of the *french peſt.* *London*, Printed by J. G. For Nath. Brook, 1661, in-16. *C'eſt-à-dire*, Critique d'opinions ſur la manière de guérir la petite vérole, avec des queſtions problématiques ſur la peſte ou maladie vénérienne. *A Londres.* p. 948

1662.

* N. 299. *Richardus Bunworth*, *Anglais.* A new diſcovery of the french diſeaſe, and running of the reins, their cauſes, ſigns, with plain and eaſie direction of perfect curing the ſame. *The ſecond édition with large additionals.*

London, printed for Henry Marsh. 1662, in-12. *C'est-à-dire*, Nouvelle découverte sur le mal français & la gonorrhée, sur leurs causes & leurs symptômes, avec une méthode prompte & sûre pour les guérir parfaitement. *Nouvelle édition, revue & corrigée. A Londres.* p. 949

* N. 300. *Alberti Ottonis Fabri*, Medici Regii exercituum Suecicorum, *Paradoxōn de morbo gallico Lib. II.* Or a paradox concerning the shamefull disease. For a warning to all against deceitfull cures; translated out of the high-dutch by *John Kauffman.* London, 1662, in-12. *C'est-à-dire*, Liv. II de Paradoxes sur le mal français d'Albert Otton Fabri, &c. ou sentiment sur cette maladie honteuse, pour que chacun se garantisse des cures trompeuses. *Traduit de l'Allemand, par Jean Kauffman.* A Londres. p. 949

* N. 301. Quæstiones quatuor cardinales pro supremâ Apollinari laureâ consequendâ propositæ, quarum veritatem tueri conabitur *Joannes Vauloué*, *Genabicus.* Monspelii, apud Danielem Pech, 1662, in-4°. *Voici la seconde question*, An inveteratæ lùi venereæ castratio conferat? p. 949

* N. 302. Disp. de morbis novis proposita à *Melchiore Sebizio*, Argentoratensi; respondente *Johanne Ulrico Oëler*, Lindàviensi. *Argentorati*, Typis Everhardi Welperi, 1662, in-4°. *On parle dans cette Dissertation du mal vénérien.* p. 950

N. 303. Casus medicinales, &c. p. 390

1663.

* N. 304. Disp. inaug. de lue venereâ, quam examini subjicit *Wilhelmus Barbor*, Anglo-Britannus. *Trajecti ad Rhenum*, ex officinâ Johannis Hulshuysen, 1663, in-4°. p. 950

* N. 305. Theses inaugurales medicas de lue venereâ, sub præsidio *Michaëlis Heilandi*, sistit *Georgius Cretzschmar*, Treia-variscus. *Lipsiæ.* Prælo Johannis Baveri, 1663, in-4°. p. 950

1664.

N. 306. Diss. de lue venereâ. p. 679

1665.

* N. 307. Disp. inaug. de lue venereâ, quam examini subjicit *Johannes Bergerus*, Amstelodamensis Batavus. *Lugd. Batav.* ex officinâ Severini Matthiæ, 1665, in-4°. p. 950

* N. 308. *Guaiacan* sub moderamine *Johannis-Arnoldi Friderici*, Altenburgensi, disquisitioni subjicit *Johannes-*

Georgius Keyser, *Altenburgensis Misnicus*, *A. R.* (*C'est-à-dire, comme le croit Astruc, Auteur Repondant*), in Athenæo Salano (*à Jene Surla*), 1665, typis Samuelis Krebsii, in-4°. p. 950, 951

* N. 309. Crystallina, putà luis venereæ novæ inventæ species à *Friderico Monavio, Publ. Med. Prof. Stettini Pomerianæ*, pertractatæ. *Brunswigæ*, 1665. *in*-8o. p. 951

1666.

* N. 310. Disp. Med. de lue vencreâ, Præside *Guernero Rolfincio*, Hamburgensi; respondente *Martino Willichio*, Hamburgensi. *Jenæ*, Typis Samuelis Krebsii, 1666. *in*-4o. page 951

* N. 311. *Gedeon Harvey*, *Anglais*. Great Venus unmask'd, or a more exact discovery of the french disease, and virulent running of the reins, with the several methods of curing them. *London*, 1666. *in*-8o. *C'est-à-dire :* La grande Vénus démasquée, ou exposition exacte du mal français, & de la gonorrhée virulente, avec plusieurs méthodes particulières de les guérir. *A Londres*, 1666. *in*-8o. *L'Auteur a fait imprimer cinq fois cet Ouvrage, avec des frontispices différens, en* 1670, 1675, 1685. p. 951

N. 312. De Medicinâ Danorum domesticâ. p. 129

1668.

* N. 313. Diss. Med. de salivatione mercuriali, Præside *Johanne-Georgio Trumphio* Goslariensi-Saxo; respondente *Bernhardo-Christiano Capelle*, Dethmoldia-Lippiaco-Guestphalo. *Jenæ*. Literis Samuelis Krebsii. 1668. *in*-4o. p. 952

* N. 314. Quæstio Med. an in curandâ syphilide balneum ptyalismo præmittendum? Præside *Paulo Mattot*; proponebat Lutetiæ *Claudius Guerin*, Parisinus. Ex Typographiâ Franc. Muguet, *in*-4°. p. 954

* N. 315. Quæstiones Med. XII, quas propugnabit *Edmundus Morphæus*, Lymbricensis. *Monspelii*, apud Danielem Pech, 1668. *in*-4o *La troisième question est :* An inveteratâ lue venereâ laborantes in elephantiasim facilè incidant, & utrique affectui competat hydrargyrus? p. 954

* N. 316. Quæstiones Med. XII, quas propugnabit *Andreas Brunel*, Santponensis non longè à Piscenis, occitanus. *Monspelii*, apud Danielem Pech. 1668. *in*-4o. *Voici la sixième question.* An bubo venereus retrocedens sit deterior parotide retrocedente? page 955

* N. 317. Diss. Inaug. de lue venereâ, quam subjicit *Laurentius Loss*, Isnacensis. *Gissæ-Hassorum.* Typis Josephi Dieterici Hampelii. *in*-4°. p. 955

N. 318. Prodomus observationum circà partes genitales in utroque sexu. p. 411

1669.

* N. 319. *Justinus Wigandus.* Disp. Inaug. De ptyalismo. *Giessæ*, 1669. *in*-4°. p. 955

* N. 320. *Johannes-Baptista Sitonus, de Milan.* Iatrosopiæ miscellanea, sive sapientia medica. Opus anteà in Italiâ (*à Padoue, l'an* 1641, avec le titre de *Miscellanea medico-curiosa*). Nunc ob illius præstantiam primùm in Germaniâ ejusdem auctoris operâ editum, curiosa, utilia & rara medica continens & tertiâ plusquàm parte adauctum. *Typis Monasterii Einsidlensis.* 1669. *in*-4°. *Cet Ouvrage a été imprimé pour la troisième fois à Cologne, l'an* 1679. *in*-4°. *Il y est question de la matière que nous traitons.* p. 955

N. 321. Tratado da gonorrea. p. 369

1670.

* N. 322. Quæst. Med. An quæ hydrargyro non cedit Syphilis, hydroticis percuranda? Præside *Nicolao Brayer*; proponebat Lutetiæ *Claudius Puylon*, Parisinus, 1670. Ex Typographiâ Franc. Muguet. *in*-4°. p. 956

* N. 323. *Anonyme. On compte entre les Livres de la Bibliothèque de M. Sloane, dans le Catalogue des manuscrits Anglais, un manuscrit avec le No.* 8917, *& portant pour titre:* Remedia ad morbum gallicum profligandum. p. 957

1672.

* N. 324. *Franciscus de le Boë Sylvius, de Hanau. son* Tractatus de lue venereâ *est avec ses autres Ouvrages qui sont rassemblés dans un volume portant pour titre:* Appendix praxeos medicæ, *qui fut imprimé après sa mort par les soins de Juste Schrader, l'an* 1674. p. 957

1673.

* N. 325. *Everardus Maynwaring.* The history and mystery of the venereal lues, concisely abstracted and modelled (occasionally) from serious strict perpensions, and

critical collations of divers repugning ſentiments and contrary aſſertions of eminent phyſicians, Engliſh, French, German, Dutch, Spanich, and Italian diſſenting Writers, convincing by argument and proof the traditional notions touching this grand evil, and common reputed practice gronded thereon, as erroneous and unſound. *in*-8°. *Ce Livre a été traduit en Latin & imprimé à* Hambourg & à Francfort-ſur-le-Mein, *l'an* 1675, *avec ce titre qui eſt la verſion du précédent*: Hiſtoria & myſterium luis venereæ, utrumque conciſè abſtractum & formatum ex ſeriis perpenſionibus & criticis collationibus diverſarum repugnantium opinionum & contrariarum aſſertionum celebrium medicorum, Anglorum, Gallorum, Germanorum, Batavorum, Hiſpanorum, Italorum, diſſentientium ſcriptorum : convincens traditam hactenùs Doctrinam de grandi hoc malo, & communem medicorum praxim illi ſuperſtructam, eſſe erroneam & non ſalutatem. *in*-8°. page 959

* N. 326. *Nicolaus de Blegny, de Paris.* L'Art de guérir les maladies vénériennes, expliqué par les principes de la nature & des mécaniques. *Paris*, in-12. Vol. III. 1673. page 960

* N. 327. Quæſtiones quatuor cardinales pro ſupremâ Apollinari Laureâ conſequendâ, quarum veritatem tueri conabitur : *Claudius Reynaud*, Lugdunenſis. *Monſpelii*, apud Danielem Pech, 1673. *in*-4°. *Telle eſt la troiſième queſtion :* An ſolis ſudorificis curari poſſit lues venerea? page 962

* N. 328. Diſp. Med. Inaug. de lue venereâ, Præſide *Irenæo Vehr*; reſpondente *Johanne-Petro Albrecht*, Hildeſienſi. 1673. *Francofurti ad Viadrum*, Literis Chriſtophori Zeittleri. *in*-4°. page 962

* N. 329. Diſp. Med. Inaug. de uſu & abuſu mercurii in lue venereâ, Præſide *Johanne-Dianele Majore*, Wratiſlavienſi; reſpondente *Johanne-Nicolao Schippel*, Smalcaldenſi. *Kiliæ*, Literis Joachimi, Reumanni. 1673. p. 962

* N. 330. Diſſertationes duæ medicæ de lue venereâ, auctore *Johanne-Caſparo Sparr*, Philiatro, Argentorati, *apud J. F. Spoor, & R. Wachter*. 1673. *in*-40. p. 965

* N. 331. *L.... S.... Anglais.* Πρoφυλακτικόν, or ſome conſiderations of a notable expedient to root out the french pox from the Engliſh nation. With excellent defenſive remedies to preſerve mankind from the infection of pocky women. Alſo an advertiſſement, wherein is diſcovered the dangerous practices of ignorant pretenders to the cure of this diſeaſe. 1673. *in*-12. *C'eſt-à-dire* : Πρoφυλακτικόν, ou

Projet pour déraciner le mal Français en Angleterre. On y a joint un remède préservatif pour se garantir du mal que peuvent donner les femmes infectées de la vérole : avec un Avis, dans lequel on expose le danger de la pratique des Charlatans qui osent entreprendre de guérir cette maladie. A Londres. page 965

N. 332. Exercitationes practicæ, &c. page 264

1674.

* N. 333. *Irenæus Vehr*, de gonorrhoeâ, *Francofurti ad Viadrum*, 1674. *in*-4°. page 965

* N. 334. Disp. Med. Inaug. de gonorrhæâ virulentâ, quam subjicit *Gysbertus Van Tol*, Batavus. *Lugd. Bat.* apud viduam & hæredes Johannis Elsevirii, 1674. *in*-4°. page 965

* N. 335. *Ludovicus Von Hammen, de Dantzic, a écrit :* Curriculum medicum Monspeliense, Academicis exercitationibus pro Doctoratûs gradu obtinendo publicè institutum. *Monspelii*, apud Danielem Pech, 1674. *in*-4°. *Dans lequel existe une question conçue en ces termes :* An in lue venereâ hydrargyrum guaiaco præferendum? page 965

1675.

* N. 336. *Un Anonyme a traduit en Latin le Traité d'Everard Maynwaring, écrit en Anglais* sur la vérole. *Voyez* N°. 325. page 966

1676.

* N. 337. Several Chirurgical Treatises, *By Richard Wiseman*, Serjeant Chirurgeon, *London* 1676, *in-fol. C'est-à-dire :* Différens Traités de Chirurgie. *On y parle* du mal vénérien. page 966

* N. 338. *Bernardinus Christinus, de l'Isle de Corse, a fait imprimer un Livre avec le titre suivant :* Arcana Lazari Riverii, &c. nusquam in lucem edita : cum institutionibus medicis, & regulis, consultationibus & observationibus; *quibus accesserunt* centuriæ quinque curationum morborum : tractatus de *lue* seu *morbo venereo*; de febri pestilentiali, cum brevi Romæ contagii narratione; & astrologicus ad Medicinam pertinens. *Venetiis*, Typis Bartholomæi Tramontini, 1676. *in*-4°. *Depuis ce temps on a plusieurs fois réimprimé ainsi les Œuvres de Riviere.* page 967

* N. 339. *Gualterus Harris, Anglais, a traduit en An-*

N. (343). *Miscel. Cur. sive Eph. Medico-Phys. Acad. Nat. Cur.* De bubonibus venereis inunctione retropulsis. page 84

N. 344. De caruncularum Gallicarum in uretrâ curatione. p. 648

1679.

* N. 345. *Theophilus Bonetus, de Genève.* Sepulchretum, sive anatomia practica ex cadaveribus morbo denatis, proponens historias & observationes omnium penè humani corporis affectuum, ipsorumque causas revelans. *Genevæ*, 1679. in-fol. *On parle dans cet Ouvrage* de la maladie vénérienne. page 972

* N. 346. *Michael Sennertus, fils de Daniel.* De lue venereâ. *Wittembergæ*, 1679. in-4°. page 972

* N. 347. Disp. Med. Inaug. de lue venereâ, quam subjicit *Humfredus Ridley*, Anglus. *Lugd. Bat.* apud Viduam & hæredes Johannis Elsevirii, 1679. *in*-40. page 972

1680.

* N. 348. *Thomas Syaenham, de Wintfordeagle, dans le Dorsethire, a écrit une Lettre à Henri Paman, &c.* de luis venereæ historiâ & curatione, *Londini*, 1680. *in*-80. page 972

* N. 349. *Flagellum veneris*, of verhaal van Venus plage, of vuile pokken, waar in van die ziekte en al haar aanhang, neffens hare genezing, grondig verhandelt wort. Door *Samuel Jansonius*, Med. Chir. te Rotterdam, gedrukt, By Jacob Gysen, 1680. *in*-8o. *C'est-à-dire :* Le fouet de Vénus, ou description des maladies vénériennes dans laquelle on parle amplement de ces maladies, de leurs symptômes & de leur curation. Par *Samuel Janson*, Med. Chir. *à Rotterdam.* page 973

* N. 350. *Paulus de Sorbait, du Hainaut, a écrit une* Praxis Medica, *imprimée trois fois à Vienne*, in-fol. *en* 1678, 1682, 1701. *Il parle dans cet Ouvrage de la maladie vénérienne.* page 974

N. 351. Zodiacus Medico-Gallicus, &c. page 152

1682.

* N. 352. Le Discours de Chirurgie pour l'explication des nouvelles machines pour les os & pour la vérole ou maladie vénérienne, lorsqu'elle y fait des nodus & exostoses, & des

anchyloſes aux jointures, avec l'art de la guérir méthodiquement par la ſeule application du mercure. *Par J. Michault, Maître Chirurgien Juré à Paris*, de Villeneuve en Champagne. *Paris*. 1682. *in*-12. page 975

* N. 353. Diſſ. Med. de lue vereâ, Præſide *Georgio Wolffgango Wedelio*, Spremberga-Luſato: reſpondente *Andrea Low*, Semproniensi Hungaro. *Jenæ*, ſtanno Bauhoferiano, *in*-4°. 1682. page 976

Diſputatio de ſuffimentis, quam, præſide *Wedelio*, propugnabit *Johannes Hardov. Hampe*. Jenæ, 1676, in-4°. p. 978

* N. 354. Diſſ. Med. Inaug. de lue venereâ, quam, Præſide *Henrico Meibomio*, Helmſtadienſi, ſubjicit *Andreas-Wilhelmus Fischbeck*, Goſlarienſis, 1682. *Helmſtadii*, Typis Georgii Wolffgangi Hammii, *in*-4o. p. 978

N. 355. Angelus Sala. Opera omnia, &c. p. 641

1683.

* N. 356. Morbi Gallici, ſive luis venereæ aut potiùs Anonymæ laus. Auctore Jacobo Plutacrio. *Sans date, ni nom du lieu de l'impreſſion : mais on lit à la fin du Livre* : Τέλος diebus Saturnalibus anno ab invectâ feliciter in Europam lue Anonymâ CLXXXVIII. *C'eſt-à-dire, comme le penſe Aſtruc, l'an* 1683, *en comptant de l'année* 1495, *où la vérole eſt entrée en Europe*. p. 979

* N. 357. Diſp. Inaug. de lue venereâ, quam, Præſide *Jeremia Loſſio*, Bornenſi miſnico, cenſuræ ſubdit *Johannes-Georgius Rebenſtroſt*, Drebachio-Miſnicus. *Witteberga*. Typis Matthæi Henckelii. 1683. *in*-4o. p. 979

N. 358. *Miſc. Acad. Nat. Cur. D. II*. De gonorrhoeâ virulentâ cum excreſcentiis. p. 649

1684.

* N. 359. *David Abercrombyus, Ecoſſais*. Tuta ac efficax luis venereæ, ſæpe abſque mercurio, ac ſemper abſque ſalivatione mercuriali curandæ methodus. *Londini*, 1684. *in*-12. p. 981

Davidis Abercrombyi Opuſcula hactenùs edita. *Londini*, 1687. *in*-12. *On parle dans ces Opuſcules* de la vérole. p. 982

* N. 360. Obſervations ſur les maladies vénériennes, & ſur un remède qui les guérit ſûrement & facilement. Par le ſieur *Charles Thuillier*, de Rouen. 1684. *in*-8o.

Lettre à M. Demetrius Ammirally, D. M. à Chio, *ſur la maladie vénérienne & les anti-vénériens*, in-8o. 1688.

Obſervations

Obſervations ſur les maladies vénériennes, avec leur cure ſûre & facile ; lettres ſur les accidens, l'origine & les progrès de la vérole. Par le ſieur *C. Thuillier*, D. M. P. *in*-8o. 1707. p. 983

* N. 361. Venus belegert en ontset, oft verhandelinge van de pokken, en de ſelfs tœvallen, met een grondige en zekere geneſinge : ſteunende meeſt op de gronden van *Carſius*. Door *Stephanus Blankaart*, *Medio-Burgenſis in Zelandiâ, Phil. & Med. Doctor*, en practizyn, tot Amſterdam. *T'Amſterdam*, By Thimotheus ten Hoorn. 1684. *in*-40. *C'eſt à dire :* Vénus aſſiégée & délivrée, ou Traité de la maladie vénérienne, & de ſes ſymptômes, avec la méthode ſûre de la guérir, appuyée ſur les principes de Carteſius. Par *Etienne Blancard, de Middelbourg en Zelande, &c.* p. 984

Niuwe verhandeling van de Venus ziekten, in welke na dat men getoont heeft, dat de gewoone wyze van geneſen, zeer gevaerlyk, twyffelagtig en ſwaar is, een andere veel gemakkelyker en veel zekerder wert voorgeſtelt ; nevens eenige Naau-Keurige geſchillen : door den heer *Gervais Ucay*, *M. D.* en met verscheyde noodige aanmerkingen, *door Stephanus Blankaart*, Verciert. *T'Amſterdam*, 1700. *in*-8o. *C'eſt-à-dire :* Nouveau Traité des maladies vénériennes dans lequel on prouve que la mèthode ordinaire de les guérir eſt dangereuſe, douteuſe & difficile ; dans lequel on en propoſe une autre plus facile & plus efficace, & dans lequel enfin on réſout quelques queſtions. Par *Gervais Ucay*, *D. M.* & traduit en Hollandais, par *Etienne Blancard*, qui y a joint des notes fort utiles. *à Amſterdam.*

Stephani Blancardi, opera medica, theoretica, practica & & Chirurgica. *Lugduni-Batavorum*, 1701. *in*-40. Tom. II. *Il y eſt encore queſtion* de la vérole. p. 986

* N. 362. *De ſalivatione* ſub Præſidio *Martini-Friderici Frieſſ*, diſputabit *Johannes-Fridericus Ortlob*, Olſna-Sileſius, *Lipſiæ*, Typis Chriſtiani Gozi, *in*-40. p. 988

N. 363. *Miſc. Cur. Acad. Nat.* De ill. hypocondriaci morte miſera ab inunctione mercuriali. p. 285

N. 364. Hypercatharſi à medicamentis mercurialibus. page 534

1685.

N. 365. *Miſc. Acad. Nat. Cur. D. II.* Cancer penis. page 548

1686.

* N. 366. Diss. Med. Inaug. de gonorrhoeâ virulentâ; quam exponit *Johannes-Petrus Fischer*, Coburgo-Francus, *Lugduni-Batavorum.* Apud Abrahamum Elzevier, 1686. *in*-4°. p. 990

N. 367. Traité des panacées, &c. page 519

N. 368. Encyclopædia medicinæ theoretico-practicæ, &c. page 286

N. 369. *Mis. Cur. Acad. Nat. Cur. D. II. A. IV.* De noxâ inunctionis mercurialis. page 384

1687.

* N. 370. Diss. Med. Inaug. de lue venereâ, quam subjicit *Gulielmus Douglas*, Scotus. *Lugd. Bat.* apud Abrah. Elsevier, 1687. *in*-4°. page 990

* N. 371. *Carolus Patinus, fils de Guy Patin, a écrit si l'on en croit Jean Zaccharias Platner, un Discours,* De antiquitate luis venereæ, *imprimé à Padoue en* 1687, *mais Astruc pense qu'il n'a jamais existé.* page 990

N. 372. Suite du Traité des Panacées, &c. p. 519

N. 373. *Miscel. Cur. Acad. Nat. D. II. A.* 5. Virulenta gonorrhoea sanata. page 393

N. 374. Venæ Sectio noxia. p. 475

1688.

* N. 375. Les opérations de Chirurgie par une méthode courte & facile : avec deux Traités, l'un des maladies de l'estomac, & l'autre des maux vénériens. *A Paris chez Laurent d'Houry*, 1688. *in*-12. *par un Anonyme.* p. 991

* N. 376. Traité de la vérole, gonorrhée, chancres, bubes vénéreens & de leurs accidens, avec une guérison véritable & solide. *Par le sieur Estienne Blankard, Docteur en Philosophie & en Médecine, & Praticien à Amsterdam*, & traduit *par Guillaume Willis. A Amsterdam*, chez Corneille Blankard, 1668. *in*-8°. *Le même Livre de Blancard traduit en Anglais, a été imprimé à Londres l'an* 1690. *in*-8°. page 992

N. 377. *Act. Acad. Nat. Cur.* Myrrhologia, &c. p. 587

N. 378. Du usu medico cinnabaris. p. 393

1689.

*N. 379. *L.... Le Monnier.* Nouveau Traité de la maladie vénérienne & de tous les accidens, qui la précédent & qui l'accompagnent, avec la plus sûre & la plus facile méthode de les guérir. *Paris*, 1689. *in*-12. p. 992

* N. 380. Diss. Med. Inaug. De salivatione mercuriali, quam sub Præsidio *Bernhardi Weiss*, *ou, comme il a mieux aimé être nommé en Latin, Albini; Dessaviensis in Principatu Anhaltino*, examini submittet *Georgius-Conradus de Horn, Brunsvicensis*. Francofurti ad Oderam. Typis Christophori Zeitleri. *in*-4o. p. 993

* N. 381. *Theodorus Craanen, D. M. de Leyde.* Opera omnia medica. *Antverpiæ*, 1689. *in*-4o. *Vol. II. On trouve à la fin du second Tome quelque chose qui regarde la maladie vénérienne.* p. 995

*N. 382. *Anonyme* Die belagerte und entsetzte Venus, das ist, Chirurgische abhandlung der so genannten Frantzosen; auch spanischen pocken, druppert, sianckert, Klap-Ohren, *&c. Leipsig*, 1689. *in*-8o. *C'est-à-dire*, Vénus assiégée & délivrée, ou Dissertation Chirurgicale sur la maladie dite Française, ou pustules Espagnoles, sur la gonorrhée, sur le cancer au gland, sur les bubons vénériens, &c. *à Leipsic.* page 996

N. 383. Diss. Inaug. de lue venereâ. page 424

N. 384. *Eph. Nat. Cur. D. II. A.* 5. Observ. Medico-Physicæ selectæ & curiosæ. page 568

N. (*s*). Disp. de gonorrhoeâ virulentâ. p. 857

1690.

* N. 385. *G.... B.... de Saint Romain.* Méthode assurée & efficace pour guérir la maladie vénérienne sans salivation mercurielle, composée en Latin par un célèbre Médecin d'Angleterre, & nouvellement mise en Français; à Paris, chez Laurent d'Houry, 1690. *in*-12. *Ce Traité est la Traduction de celui de David Abercrombyus. V. l'année* 1684. p. 996

* N. 386. *Franciscus Calmette, de Rhodez.* Riverius reformatus, sive praxis medica methodo Riverianæ non absimili, juxta recentiorum tùm medicorum, tùm Philosophorum principia conscripta. *Lugduni*, in-8°. 1690. *Dans cette édition on lit*, un Traité des affections vénériennes. page 996

* N. 387. Diss. Inaug. Med. de Syphilidis naturâ & curâ, Præside *Georgio-Franco de Frankenaw, Naumburgensi in misniâ*, subjicit *Daniel Hake. K.... S.... Wittenbergæ*, Typis Matthæi Kenckelii, 1690. *in*-4°. p. 998

* N. 388. *Andreas Petermannus*, *Praticien à Leipsick.* De gonorrhoeâ. *Lipsiæ*, 1690. *in*-4°. p. 999

N. 389. *Miscel. Acad. Nat. Cur.* Exanthemata essere dicta ex retropulsâ gonorrhoeâ. p. 683

N. 390. Ettmuller, operum omnium medico-physicorum editio novissima. p. 302

1691.

* N. 391. Disp. de salivatione mercuriali, Præside *Johanne-Mauritio Hoffmanno, nato Altorfi*; respondente *Adamo Utzelmanno, Delmenhorstense.* Altorfi, 1691. *in*-4°. p. 999

* N. 392. De Spaanse pok-meester, beschryvende den oorsprong, oorsaak, en segte genesing der pokken, als mede der zaad-druppers, chankers, Klapooren, invallen der neuse, pyne en kalk der beenderen, in t'engels beschreven door *David Abercromby, M. D.* En om syn desligheid vertaalt en vermeerdert, door *Jan Baptista Lusart*, Brabant Genecesheer *T'Amsterdam*, By Jan ten Hoorn, 1691. *in*-8o, *C'est-à-dire:* le Chirurgien de la vérole, qui décrit son origine. sa cause, & sa vraie curation, ainsi que de celle la gonorrhée, des chancres, des bubons, de l'ozene, des douleurs osseuses & des exostoses, écrit en Anglais par David Abercrombyus, M. D. & comme il est bon & utile, il est traduit & augmenté par *Jean-Baptiste Lusart*, Médecin Brabanson; *à Amsterdam.* p. 999

1692.

N. 393. Parall. ad Observ. in A. I. D. I. Eph. Cur. Content. *ex App. D. II A. X.* page 476

1693.

* N. 394. *Gervasius Ucay*, *D. M. de Toulouse.* Traité de la maladie vénérienne, où l'on donne le moyen de la connoître dans tous ses dégrés, avec une méthode de la traiter plus sûre & plus facile que la commune, & la résolution d'un grand nombre de problêmes très-curieux sur ces matières. *A Toulouse*, 1693. *in* 12. *ensuite à Amsterdam* 1699; *& en troisième lieu à Paris*, 1702. p. 999

* N. 395. Traité des maladies vénériennes. Amsterdam, 1693. *in*-12. *par un Anonyme.* page 1001

* N. 396. *Josephus Vallisnerius, de Riez, avait écrit un Traité, qui portait pour titre* : Vera methodus celticâ (*hoc est* Gallicâ) lue affectos sanandi. *Il est resté manuscrit chez Ant. Vallisnerius, neveu de son frère, comme il est dit au* Tom. III. *des Ouvrages d'Antoine Vallisnerius, p.* 166. p. 1001

1694.

* N. 397. Alle de Medicinale, Chirurgicale, en Philosophische Werken van *Heydentryk Overcamp*, M. D. *T'Amsterdam*, By Jan ten Hoorn, 1694 *in*-4°. *Vol. II. C'est-à-dire :* Tous les Ouvrages de Médecine, de Chirurgie & de Philosophie de *Heydentryk Overcamp*, M. D. *Hollandois, à Amsterdam. On trouve à la fin du Tom. II.* un Traité de la maladie vénérienne. p. 1003

* N. 398. *Martinus Lister, d'Yorck, a écrit quelques* Exercitationes Medicinales, *qui d'abord au Nb. de six, furent imprimées à Londres, & qui ensuite étant augmentées, furent imprimées à Amsterdam*, in-8°. 1698. *On y parle* de la maladie vénérienne. p. 1004

* N 399. Disp. Med. Inaug. de salivatione mercuriali, quam submittit *Nicolaus-Maximilianus Wilhelmi*, L..... Schwalbacensis; *Lugduni-Batavorum.* Apud Abrah. Elzevier, 1694 *in*-4°. page 1007

N. 400 *Mis. Cur. Acad. Nat. D. III. A. 1.* De fistulâ quintuplici, in pene & scroto, carunculâ in uretrâ junctâ, po incurabili habitâ, sed tandem feliciter curatâ. p. 335

1695.

* N. 401. Theses Medicæ de gonorrhoeâ virulentâ, examini subjectæ *à Johanne-Frederico Stædel*, Argentoratensi, *Argentorati.* Literis Stædelianis, *in*-4°. 1695. p. 1007

* N. 402. Disp. Inaug. Med. De Phimosi, quam publicæ disquisitioni submittet *Johannes Vierzigmann, Norimbergensis. Typis Henrici Meyeri*, 1695. *in*-4°. p. 1007

N. 403. Opera Medico-Practica, Joh. Jacob. Waldschmidt, &c. p. 698

1696.

* N. 404. A new system of the french disease, with an easy and familiar method of curing it, unknown to the ancients or moderns, with all its common and remote symp-

toms, obvious to the meaneſt, capacities. Alſo an introductory preface, giving an account of the Workand an uncommon caſe. By *W. Wall*, (*Anglais*) *London*, By John Baker, *in*-8°. *C'eſt-à-dire* : Nouveau ſyſtême ſur le mal français, avec une méthode familière & facile pour le guérir & tous ſes ſymptômes, ordinaires ou autres : ignorée des Anciens & des Modernes, & miſe à la portée de tout le monde, avec une Préface où l'on explique les motifs de l'Ouvrage, & un certain cas fort rare. *Par W. Wall, à Londres.* p. 1008

* N. 405. Quæſtiones Medico-Chymico-Practicæ XII, quas propugnabit *Guillelmus Riviere*, Monſpeſſulanus. *Monſpelii.* Apud Honoratum Pech, 1696. *in*-4°. *Voici la quatrième queſtion* : An cancro, ſcrofulis & lui venereæ panacea mercurialis? *Et la cinquième* : An mercurius crudus in affectibus venereis curandis præferendus ſit chymicis ejuſdem præparationibus? p. 1009

N. 406. *Eph. Acad. Nat. Cur. D. III. A. III.* De lue vnereâ citò & facilè curatâ. p. 333

1697.

* N. 407. *Michaël-Aloyſius Sinapius, né en Hongrie.* Abſurda vera, ſive paradoxa medica. *Part. III. acceſſit Parti II.* Diſſertatio de falſo titulo ſive falsâ exiſtentiâ morbi gallici. *Genevæ*. 1697. *in*-12. p. 1009

* N. 408. *Nicolaus Heinſius, fils de Nicolas, de Culemboug.* De Kwynende *Venus*, ofte een korte doch naukeurige verhandeling van de pokken, beneffens een aanhang van XXXIII aanmerkingen omtrent het geneeſen deſer kwaal door ſyne genees middelen. *T'Amſterdam*, By Nathanael Holbeek, en Johannes Broers, 1697. *in*-8°. *C'eſt-à-dire* : Vénus languiſſante, ou Traité court & exact ſur la maladie vénérienne avec XXXIII Obſervations, ſur la curation de cette maladie par le ſecours de remèdes qui ſont propres & particuliers à l'Auteur. *à Amſterdam*, 1697. p. 1011

* N. 409. *Carolus Muſitanus, de Caſtrovillari dans la Calabre, on dit qu'il s'eſt acquis beaucoup de réputation, particulièrement pour la guériſon* des maladies vénériennes *Voyez ci après.* p. 1012

* N. 410. Del mal franceſe Libri quattro, compoſti dal R. D. *Carlo Muſitano*, Academico Pigro, peregrino, ſpenſierato &c. Tradotti della lingua latina nell' idioma Italiano da *giuſeppe muſitano* della citta di Caſtrovillari, nipote dell' autore, dottore di Medicina è Chirugia. Con l'Aggiunto à

beneficio di tutti coloro, che non intendono la lingua Latina, acciò da se stessi senza l'ajuto d'alcun medico possano dar rimedio à tal male. *In Napoli*, nella stamperia di Giacinto pittante, 1697. *in-8°.* page 1012

N. 411. *Eph. Nat. Cur. D.* 3. *A.* 4. De remedio singulari ad luem vener. curandam. p. 471

1698.

* N. 412. Nouveau système concernant la génération, les maladies vénériennes & le mercure, où leurs phénomènes sont expliqués d'une manière toute particulière pour la connoissance de ces maladies, & la préparation qu'on doit faire observer aux malades, divisé en deux Parties. Par *Charles-Denys de Launai, Chirurgien des Camps; à Paris*, chez Barthelemy Girin, 1698. *in-12.* p. 1013

1699.

* N. 413. *Petrus Garnier, de Lyon, a ajouté, l'an 1699, à la seconde édition des nouvelles formules qu'il fit pour l'usage du grand Hôpital de Lyon, un Traité écrit en Français avec ce titre :* Traité Pratique de la vérole. *in-12.* p. 1013

* N. 414. Diss. Med. Inaug. de lue venereâ, quam submittit *Guillelmus Vince*, Anglus. *Trajecti ad Rhenum*, ex officinâ Guilielmi van de Water, 1699. *in-4°.* p. 1014

1700.

* N. 415. Diss. Inaug. Chimico-Med. de mercurio dulci, Præside *Georgio-Wolffgango Wedelio*, Spremberga Lusato; exposita *à Johanne-Adolpho Stollio*, Zittavia-Lusato. *Jenæ*, Literis Christophori Krebsii, *in-4°.* page 1017

* N 416. A treatise of a consumption and the venereal disease : the signs or symptoms of the venereal infection, with various methods of cure. By *T.... Nedham*, Surgeon. *London*, 1700. *in-12.* *C'est-à-dire :* Traité de la phthisie & de la vérole : des signes & symptômes de cette dernière maladie, & des différentes méthodes de la guérir. Par *T..... Nedham*, Chirurgien *de Londres.* p. 1017

* N. 417. Disp. Inaug. Med. *de gonorrhoeâ virulentâ in utroque sexu*, vulgò *Drupper*, & *la chaude-pisse*, quam Præside *Johanne Zellero*, Tubingensi; publicè defendet *Georgius-Fridericus Gmelinus*, Stuttgardiensis. *Tubingæ.* Literis Johannis-Conradi Reisii. *in-4°.* p. 1018

* N. 418. *Venus deceived*, Or an account of the seat and

nature of clap or running of the reins in Men and Women; with its perfect cure (tho' attended with very worst of symptoms) in 24 hours time, by external applications only without the least medicine inwardly. As also of simple gonorrhœa's gleets and Weaknesses in Men and the Whites in Women, confirmed by various instances, and made obvious, to the meanest capacity. By *Andrew Wright*, Physician. To which is added an account of specifick bolus, which cure the confirmed pox with all its symptoms by seven doses, and where the case is not so inveterate by Less. *London*, in-8°. *C'est-à-dire*: Vénus deçuë, ou Traité du siége & de la nature de la gonorrhée virulente tant dans les hommes que dans les femmes: & sa parfaite guérison (quoiqu'elle soit invétérée & caractérisée par de mauvais symptômes) en 24 heures, seulement par les applications extérieures sans qu'il soit besoin de prendre intérieurement aucun médicament: ainsi que la curation de la gonorrhée simple, provenante dans les hommes de la faiblesse des vaisseaux, & des fleurs-blanches chez les femmes; cette méthode est confirmée par plusieurs exemples, & est mise à la portée de tout le monde. Par *André Wright*, Médecin Anglais; on propose en outre des pilules spécifiques, pour guérir la vérole confirmée, & tous ses symptômes, on les prend en sept doses, mais on en prend bien moins si la maladie n'est pas invétérée; *à Londres*. page 1018

* N. 419. Specimen Medicum solenne de mercurio & medicamentis mercurialibus selectis, ad expugnandos sine salivatione morbos corporis humani rebelles, quod Præside *Friderico Hoffmanno*, Hallensi, exponet & defendet *Jacobus Van-den-Velde*, Hanoviensis, *Halæ Magdeburgicæ*, Literis Christiani Henckelii. *in*-4°. p. 1018, 1019

* N. 420. *Matthæi-Gottofredi Purmanni*, *Chirurgi* Und stadt-artztes zu Breszlau ausfurlicher unterricht und anweisung wie die salivation Cur, nach allen umbstanden und vortheilen auffs beste und sicherste vorzunehmen: damit der gebùhrende nutzen und gewùndschte hùlffe darauff, folgen mòge. Allen Wundartzen, zur fernern aufmunterung und mehrern nachricht, an den tag gegeben. *Womit Einer sùndiget, Damit Vird er gestrafft*. Mit churfùrstl sachsz privilegio. In verlag *Michaël Rohrlachs*, Buchhande, zur Liegnitz. *C'est-à-dire* : Traité de Matthieu-Godefroi Purmann, Chirurgien & Médecin ordinaire à Breslaw, dans lequel on propose & l'on explique longuement & exactement la manière d'employer la salivation dans tous tous les cas, & les avantages les plus grands qu'on en peut retirer,

composé pour instruire & donner de l'émulation aux Chirurgiens. *On est puni par où l'on péche.* Avec Privilége de la Cour Electorale de Saxe; chez *Michel Rohrtachs*, Imprimeur à Lignitz, 1692. *On a réimprimé le même Livre en* 1700. *in-8°. avec ce titre :* Anweisung zur salivatio cur, &c. *Franckfurt. C'est-à-dire :* Explication de la cure salivatoire, &c. *à Francfort.* p. 1019

* N. 421. *Henricus-Elias Hundertmarck a traduit en Allemand le Traité de Heinsius sur la vérole, dont nous avons parlé à l'année 1697, & l'a fait imprimer à Leipsick, avec ce titre :* Die schmachtende Venus. *Leipzig.* 1700. *in-8°. C'est-à-dire* Vénus languissante; *à Leipsick.* page 1021

N. 422. Diss. Inaug. de panaceâ mercuriali. *Tubingæ.* 1700. p. 210

N. 423. *Eph. Acad. Nat. Cur. D. III. A. V & VI.* De mercurio vivo è vivo hominis corpore emanente. p. 333

1702.

* N. 424. *Josephus Lansonus, de Ferrare, a écrit en* 1702 *& a fait imprimer à Ferrare*, Exercitatio Medico-Physico-Anatomica *de salivâ humanâ, ejusque naturâ, usu proprietatibus, &c. Elle est dans le Tome premier de ses Œuvres, édition de Lausanne.* p. 1021

* N. 425. *Nicolaus Boirel, d'Argentan.* Nouvelles Observations sur les maladies vénériennes. *A Paris*, 1702, *in-12.* page 1023

N. 426. Diss. Inaug. de lue venereâ. page 70

1703.

* N. 427. *Anonyme Hollandais.* Genees en heelkonstige redenhoering ober de spaansche pokken. *Amsterdam*, 1703 *in-8°. C'est-à-dire :* Explication érudite des remèdes qui conviennent aux pustules Espagnoles. *A Amsterdam*, 1703. p. 1023

* N. 428. *Un Anonyme Allemand, a traduit en Allemand le Traité* sur le mal vénérien *de Samuel Janson, avec ce titre : Flagellum veneris*, oder abhandlung von der Venus Kranckheit, ins hochteutscher uberserzet. *Dresden*, 1703. *in-8°. C'est-à-dire :* Les rigueurs de Vénus, ou Traité du mal français, traduit en Allemand. *A Dresde.* p. 1024

* N 429. *Johannes-Hadrianus Slevogtius, de Jenes*, de gonorrhoeâ virulentâ. *Jenæ*, 1704. *in-4°.* page 1024

* N. 430. *De mercurii crudi usu interno* Specimen circu-

Ernesti Stahlii, Hallensis ; examini submittit *Georgius-Daniel Thebesius*, Haynoviensis Silesius. *Halæ Magdeburgicæ*, Literis Christiani Henckelii. *in*-4°. p. 1027

* N. 440. *Anonyme Français.* Nouvelle Méthode pour guérir les maladies vénériennes, où il est traité de certains remèdes jusqu'ici inconnus, par lesquels les malades se peuvent secrètement guérir eux-mêmes, sans l'assistance d'aucun Médecin, sans aucun épuisement de forces, & sans être presque obligés de garder la chambre, ou de négliger leurs affaires. Avec un Appendice de plusieurs Observations touchant les malades, qui ont été guéris par lesdits remèdes. Par *Nicolas Heins*, Conseiller Aulique & Premier Médecin de son Altesse, le Duc de Saxe-Cobourg, demeurant à Culenbourg en Hollande. Nouvellement traduit du Hollandois. *A Amsterdam*, aux dépens d'Estienne Roger, 1706. *in*-8°. p. 1027

* N. 441. *Johannes Linder, du Wermeland.* De venenis in genere & in specie, exercitatio. *Lugduni-Batavorum. in*-12. 1708. *On y parle de* la maladie vénérienne. p. 1027

N. 442. *Misc. Cur. Acad. Nat. D. III. A. IX. & X.* De muliere sexagenariâ lue vénereâ laborante, & absque mercurio adhibito salivante. p. 526

N. 443. De Ozœnâ superveniente, salivatione mercuriali sublatâ. p. 551

N. 444. Diss. Inaug. de lue venereâ cognoscendâ & præservendâ. p. 551

1708.

* N. 445. Vere condicioni della salsa-pariglia, del modo di conoscere la vera & di darla, come venga adulterata, ed in quali mali convenga & in quale maniera più efficace. Lettera scripta dal signor *Diacinto Cestoni*, (d'Ancone) *al signor Gioanni Inglisch* à Roma, & participata ad *Antonio Vallisnieri*, publico Professore di Medicina nello studio di Padoa. p. 1028

* N. 446. A treatise of all the degrees and symptoms of the venereal disease in both sexes, &c. By *John Marten*, Chirurgeon. The sixth edition. *London.* By S. Crouch. *in*-8°. *C'est-à-dire :* Traité de tous les dégrés & symptômes du mal vénérien dans l'un & l'autre sexe, &c. Par *Jean Marten*, Chirurgien Anglais. Sixième édition.

Gonosologium novum, Or a new system of all the secret infirmities and diseases natural, accidental, and venereal in Men and Women, &c. By *John Marten*, *&c.* Written by way of appendix to the sixth edition of his book of the venereal *diseafe. London.* 1709. *in-8°. C'eſt-à-dire :* Diſcours nouveau, ou Syſtême neuf ſur toutes les infirmités ſecrètes & les affections naturelles, accidentelles & vénériennes dans les hommes & dans les femmes, &c. Par *Jean Marten*, *&c.* écrit en forme d'Appendix, pour la ſixième édition de ſon Livre ſur la maladie vénérienne. p. 1030

N. 447. Tratado, &c. *C'eſt-à-dire* : Traité ſur le mercure, &c. p. 328

N. 448. Chirurgical, &c. *C'eſt-à-dire :* Mémoires de Chirurgie, &c. p. 547

N. 449. Secrets & remèdes éprouvés, &c. p. 630

N. 450. Wohlgegrundete praxis, &c. *C'eſt-à-dire* : Pratique fondamentale de Chirurgie & de Médecine, &c. p. 355

1709.

* N 451 The ſcourge of *Venus and mercury*, repreſented in a treatiſe of the *venereal diſeaſe*, *&c* By *John Sintelaer*, practitioner in Phiſick, *London.* By G. Harris. 1709. *in-8°. C'eſt-à-dire :* Les rigueurs de Vénus & du mercure, démontrées dans ce Traité des maladies vénériennes, &c. Par *Jean Sintelaer*, (*Anglais*) pratiquant la Médecine. *A Londres.* p. 1030

* N. 452. Quackery unmask'd, or reflexions on the ſixth edition of M. martin's treatiſe *of the venereal deſeaſes, and its appendix*, and the pamphlet ca l'd *the charitable Surgeon, &c.* By *J. Spinke*, licenſed practitioner in Phyſick and Surgery: *London.* By D. Brown, 1709 *in-8°. C'eſt-à-dire :* La Charlatannerie découverte, ou Réflexions ſur la ſixième édition du Traité de Jean Martin, (*ou Marten*) ſur le mal vénérien, ſur ſon Appendix, & ſur le petit Livre portant pour titre : *Le Chirurgien pitoyable, &c.* Par *J. Spinke*, (*Anglais*), pratiquant la Médecine & la Chirurgie par permiſſion. *A Londres. Ce Livre a été réimprimé en 1711.*

London's Medicinal informer, containing 1. a brief enquiry into the ancient ſtate of the practices of Phyſick and Surgery in the World. 2. The preſent ſtate of thoſe Profeſſions in London. 3. Quacks rightly diſtinguiſh'd from other practicers, characteris'd and chaſtiz'd. 4. *The venereal diſeaſe in its cauſe, nature, ſigns, dangerous effects ; beſt, moſt cheape, ſafe and private methods of cure, truly repreſented,* in order to prevent peoples being ruin'd either by that diſeaſe, or by unskilfull pretenders to its cure. *London.* By B. Bragge. 1710. *in-8°. C'eſt à-dire* : Le conſeiller Médicinal de Londres, Livre dans lequel, 1. on recherche l'ancien état de la

Médecine & de la Chirurgie dans le monde. 2. On y expose l'état présent de l'une & de l'autre profession à Londres. 3. Les Charlatans y sont distingués des Médecins & y sont traités comme ils le méritent. 4. On y explique la cause, la nature, les symptômes, les effets dangereux du mal vénérien, avec la meilleure méthode, la moins chère, & la plus sûre pour le guérir; suivi d'un Avis pour que les malades puissent être sur leurs gardes, & qu'ils ne soient point tués également & par la maladie & par les ineptes qui osent prendre sur eux de la guérir. p. 1031

The venereal patient's refuge, or the secret disease in all its stages, degrees and circumstances plainly describ'd, &c. *London*. By J. Baker, 1717. *in*-8°. *C'est-à-dire* : Le Refuge des vérolés, ou la description claire de la maladie secrète avec ses symptômes, ses espèces, & toutes ses circonstances, &c. p. 1032

N. 453. Diss. Inaug. de luis venereâ naturâ, &c. p. 352

1710.

* N. 454. *Adrianus Helvetius*, *Hollandois*. Méthode pour traiter la vérole par les frictions & par les sueurs; *à la Haye*, chez Adrien Moetjens. 1710. *in*-12. p. 1032

* N. 445. *Anonyme Anglais*. The tomb of Venus, or a plain and certain method, by which all people, that ever labour'd under any venereal distemper, may infallibly Know whether they are cured or not With effectual remedies to eradicate all noxious remainders, as well of the medecines applied, as the disease itself. By *a Foreign Physician*. *London*, 1710. *in*-8°. *C'est à-dire* : Le Tombeau de Vénus, ou Méthode parfaite & certaine par laquelle tous ceux qui ont été travaillés de la vérole, pourront sûrement connaître s'ils sont guéris ou non : on propose en même-temps des remèdes qui sont excellens pour enlever les reliquats causés par les remèdes, ou même par la vérole. Par un Médecin Etranger. p. 1032

* N. 456. *Theodorus Zuingerus*, *de Basle*; *a fait imprimer à Basle*, in-8°. *l'an 1710*. Dissertationes Medicæ Selectiores XII, *soutenues aux Ecoles*, *& qu'il intitula* : Fasciculi. *La sixième est une* Dissertatio de hydrargyri naturâ, viribus & usu, *soutenue par Gaspar Œrius*, *de Zurich*. p. 1033

* N. 457. Diss. Medico-practi. Inaug. de salivatione mercuriali, præter luem veneream morbis rebellibus exstirpandis pari, quam, sub Præsidio *Georgii Ernesti Stahlii*, Hallensis, exponet *Johannes-Daniel Isaac*, Gorlicensis Hexa-

politanus. *Halæ-Magdeburgicæ*, Literis Christiani Henckelii. *in*-4°. p. 1034

1711.

* N. 458. Traité de la maladie vénérienne & des remèdes qui conviennent à sa guérison, de Charles Musitan, Médecin de Naples, nouvellement traduit avec des Remarques; par M. *Jean Devaux*, Maître Chirurgien-Juré de Paris. *Le même Devaux a traduit quelques autres Ouvrages sur* les maladies vénériennes; *savoir ceux d'Antoine Deidier, de Gaultier Harris, de Jacob Vercelloni, de Guillaume Cockburn.* p. 1035

* N. 459. Korte reden over de nuttigheid en noodzakelykheid der salivatie, en hoe men dezelve veiliger als voorheen zal bevorderen en voozzetten, in't geneezen der gevaarlykste Venusziekten, en van verscheide zwaare kwaalen, van de meeste geneesheeren en heelmeesters voor ongenezelyk gehouden. Als mede verscheide nutte lessen en dienstige aanmerkingen, over hat behandelen en geneezen van een reeks van Venus Kwaalen die dagelyks voorvallen. Mitsgaders een dyvoegseltja aangaande't gebruik en deugd van twee zeer considerabele geneesmiddelen, t'eerste tot zwaare pletteringen en Woonden, inzonderheid des hoofts, or daar zenuwen en vliezen gequetitzyn, en het twede tegen't podagra, euz door *Joann. Joach. La Gruë, M. D. on Stadt-Chirurgyn, tot Amsterdam. Te Amsterdam*, 1711. *in*-8°. *C'est-à-dire :* Traité de l'utilité & de la nécessité de la salivation, & la manière de l'exciter pour guérir les maladies vénériennes, & plusieurs autres maux, que la plupart des Médecins & Chirurgiens tiennent pour incurables. On y a ajouté quelques Réflexions sur l'événement des maladies vénériennes : avec une Dissertation sur l'usage & l'efficacité de deux remèdes principaux; l'un pour l'echymose, la migraine, & les contusions des nerfs ou des membranes; l'autre pour la goutte. *Par Jean-Joachim La Grue*, D. M. & Chirurgien à Amsterdam. *A Amsterdam.* p. 1037

* N. 460. *Elias Camerarius, fils d'Elie-Rudolphe.* De salivatione sine salivatione. *Tubingæ*, 1711. *in*-4°. p. 1037

* N. 461. *Specimen Medico-Physicum de corpore humano & ejus morbis*, or an essay concerning the Knowledge and cure of most diseases afflicting human bodies. To which is annex'd a short account of *salivation, and the use of mercury*. By *P. Paxton*, M. D. *London.* For W. Innys. 1711. *in*-8°. *C'est-à-dire :* Essai Médico-Physique sur le corps

humain & les maladies auxquelles il eſt ſujet, ou tentative pour connaître & guérir pluſieurs affections qui attaquent le corps humain. On y a joint une courte Diſſertation ſur la ſalivation & l'uſage du mercure. Par *P. Paxton*, M. D. *à Londres.* p. 1038

* N. 462. *Anonyme Allemand. N. Heinſii* gemarterter Venus Prieſter, oder verhandelung von der Venus Kranckeit. *Amſterdam*, 1711. in-8°. *C'eſt-à-dire :* Le Miniſtre de Vénus affligée, ou la curation de la maladie vénérienne. *A Amſterdam.* p. 1038

* N. 463. Oratiuncula panegyrica, ſeu laus *gonorrhœæ.* Auctore *Lullio Hilario*, M. D. *Haganopoli*, anno à felici gonorrhœæ adventu in Europam CCXIX. *in-8°. C'eſt-à-dire, l'an 1711, ſi l'on compte depuis l'année 1492, où l'Auteur croit que la gonorrhée a paru en Europe.* p. 1038

* N. (*p*). A new method of curing Without internal Medecines, that degree of the venereal diſeaſe call'd a gonorrhoea or clap, deduced from a mechanical account of the original, ſeat and nature of that diſtemper, (according to the opinion of Dr. Drake, Mr. Cowper, &c.) and confirmed by inſtances of the author's ſucceſſ in this practice. By *George Warren*, Surgeon. The ſecond edition. *London. For J. Baker*, 1711. *in-8°. C'eſt-à-dire :* Méthode nouvelle pour guérir ſans aucuns remèdes internes, l'eſpèce de maladie vénérienne, qu'on appelle gonorrhée ; tirée de l'expoſition méchanique de l'origine, du ſiége, & de la nature de cette affection, (ſelon les ſentimens du Dr. Drake, de M. Cowper, &c.) & confirmée par les ſuccès heureux, que l'Auteur a eu dans ſa pratique. *Par George Warren*, (*de Camdbrige*), Chirurgien, nouvelle édition. *A Londres.* p. 1038

N. 464. Diſſ. Med. de ſalivatione ſine ſalivatione. p. 201

N. 465. *Mém. de l'Acad. des Sciences.* Obſervations ſur la gonorrhée. p. 486

1712.

N. 465. *Act. Acad. Nat. Cur. Cent. I. & II.* De carunculâ in urethrâ. p. 195

N. 466. De lue gallicâ cum puſtulis extuberantibus, &c. p.

N. 467. Rara alleviato gonorrhææ. p. 459

N. 468. De ſulphuris antim. aur. virtute antivenereâ. p. 460

N. 469. Inquiſitio in ſalivationem mercurialem, &c. p. 705

N. 470. Caſ. Med. de minxione in ſomno, Syphilide atque ulceribus. p. 384

N. 471. Warhhafte, &c. *C'eſt-à-dire :* Véritable traitement pour toutes les maladies. p. 704

1713.

* N. 472. *Henricus-Alexander Nieſers, Chirurgien d'Oranienbourg dans l'Electorat de Brandebourg.* Sicherer Weg, vermoge einer gewiſſen Medicin, *Panacea tartarea* genannt, *luem veneream*, oder die frantzoſen ohne ſalivation, nebſt anderen Kranckeiten mehr zu curiren. *Berlin.* 1713. *in*-8°. *C'eſt-à-dire :* Voie ſûre, par laquelle on guérit avec le ſecours d'un certain remède, dit panacée tartareuſe, la vérole, ou le mal Français, ainſi que pluſieurs autres maladies, ſans ſalivation. *A Berlin*, 1713. *in*-8°. p. 1040

* N. 473. *Rudolphus Huberus.* Diſſ. Inaug. exhibens doctrinam de glandulis, & tumorem ſcrophuloſum maxillæ inferioris à retropulſâ gonorrhoeâ virulentâ oriundum. *Baſileæ.* 1713. p. 1041

N. 474. Diſſ. Tela ex pharethrâ apollinis in ſui ſecuritatem ſubducta. p. 395

1714.

* N. 475. Phyſico-Chirurgical treatiſes of the gout, the King's evil, and the lues venerea, &c. By *Richard Boulton*, Late of brazen-noſe College oxon. *London.* Printed for W. Brand, &c. J. Kent. 1714. *in*-8°. *Cet Ouvrage conſiſte en trois Traités, qui chacuns ont leurs titres particuliers : le troiſième, entre autres, porte le ſuivant :* A treatiſe of the lues venerea, or the pox, and gonorrhœa, &c. *London*, 1713. *in*-8°. *C'eſt-à-dire :* Traité de la vérole & de la gonorrhée, &c. p. 1041

* N. 476. Diſp. Med. Inaug. *De viribus argenti vivi*, quam examini ſubjicit *Gulielmus Hallet*, Anglo-Britannus. 1714. *Lugduni-Batavorum*, apud Joh. Arnoldum Langerack. *in* 40. p. 1042

* N. 477. *Archibaldus Pitcarnius, d'Edimbourg, a fait imprimer à Amſterdam, quelques Diſſertations Médicinales, parmi leſquelles on lit la ſuivante ;* de ingreſſu morbi, qui *venerea lues* appellatur vulgò. p. 1042

1715.

* N. 478. *Madeyra Illuſtrado.* Methodo de conhecer e curar

curar o morbo-gallico, composto pelo doutor *duarte madeyra arraez*, Physico mor del rey Dom Joam IV, reformado ao sentir dos modernos, illustrado com muytos Casos praticos, & enriquecido com varios & efficazes remedios, para extinguir com facilidade este contagio, & para acodir promptamente aos seus productos : pelo doutor *Francisco de Fonseca Henriquez*, natural de mirandella, Medico do Serenessimo Rey de Portugal Dom Joaom V. com hama Dissertaçam dos humores naturaes do corpo humano. Obra muyto necessaria para boa intelligencia destas illustraçoes. *Lisboa*, na officina de Antonio Pedrozo Galram, *anno de* 1715. in-fol. p. 1046

N. 479. Opera Medico-Practica, &c. p. 391

N. 480. *Act. Acad. Nat. Cur.* De gonorrhoeâ inveteratâ, supressionis urinæ causâ. p. 339

N. 481. Fœtus Purissimus ex matre lue venereâ conspurcatissimâ natus. p. 605

N. 482. Diss. Inaug. de salivâ. p. 649

Diss. de medicamentis mercurialibus. V. n. 521.

1716.

* N. 483. *Jacobus Vercellonus*, *Piémontais*. De pudendorum morbis & lue venereâ tetrabiblion. *Asta*, apud Johann. Baptis. de zangrandis, 1716. *in*-4°. *Ensuite à Leyde*, *chez* Langerack. 1722. *in*-8°. p. 1046

* N. 484. Diss. Med. Sistens *ægrum pudendagrâ contracturali laborantem*, disquisitioni submissa, Præside *Johanne-Georgio Stussio*; respondente *Johanne-Caspar Gemeinhardt*, Lauba-Hexapolitano. *Jenæ*, Stanno Wertheriano, *in*-4°. p. 1047

1717.

* N. 485. *Guillaume Cockburn*, *Ecossais*. The symptoms, nature, cause, and cure of a gonorrhœa. *London*, By John Graves, 1713. *in*-8°. *Ce Traité traduit en Latin*, *a été imprimé à Leyde*, *l'an* 1717, in-12. *avec ce titre :* virulentæ gonorrhoeæ symptomata, natura, causæ & curatio. *Il a encore été traduit en Français par Jean Devaux*, 1730. p. 1047, 1048

* N. 486. *Gerardus Goris*, *de Bommel*, *au Duché de Gueldre*. Mercurius triumphator, continens argenti vivi historiam, indolem, prærogativas & noxas in morborum chronicorum, præsertim in luis venereæ curatione. *Accedit* nova hunc morbum per selectiora specifica curandi methodus &c. : *quibus brevissimè annectitur* de curationibus sympa-

theticis tractatulus. *Lugduni-Batavorum*, apud Theodorum Haak, 1717. *in*-12. p. 1048

* N. 487. *Syphilis.* A practical Dissertation on the venereal disease: in which after a short account of its nature and original, the diagnostick and prognostick signs, with the best ways of curing the several degrees of that distemper, together with some historical observations relating to the same, are candidly and without reserve communicated. By *Daniel Turner*, of the College of Physicians, London. *London*, 1717. *in*-8°. *C'est à-dire* : *Syphilis.* Dissertation Pratique sur le mal vénérien, dans laquelle après une courte exposition de sa nature & de son origine, on donne le diagnostic & le pronostic, avec les meilleures méthodes de guérir cette maladie & ses symptômes, on y a joint quelques observations historiques relatives à cette affection; l'Auteur a rapporté avec candeur & sans réserve tout ce qu'il savait. Par *Daniel Turner*, du Collége des Médecins de Londres. *A Londres*, 1717. *in*-8o. p. 1051

* N. 488. *Vénus à la mode*, das ist, die anietzo im schwang gehende venerische Moden-Kranckheit, wie solche so wohl in als ausserlich in allen ihren ereigenden zufallen gantz sicher und gewiss, ohne einigen gran des *mercurii*, oder queck-Silber zu curiren, dass man auch wahrender zeit allen verrichtungen unverhindert obliegen Konne, nebst einem anhang von chimischer mecamenten aus golden und *antimonio. Von D. Louis Gilhomme de Knorr, Med. Phil. Chym. Leipzig.* Bey Johann-Friedrich Braun, 1717. *in*-8°. *C'est-à-dire* : *Vénus à la mode*; Méthode pour guérir le mal vénérien commun de nos jours, avec tous ses symptômes, tant internes qu'externes, avec sûreté, sans prendre un grain de mercure ou argent-vif : de manière que le malade peut vaquer à ses affaires : avec un Appendice des médicamens chimiques, tirés de l'or & de l'antimoine. p. 1053

* N. 489. Quæstio Med. An morbus antiquus Syphilis? Præside *Johanne-Baptista Fausto Alliot de Mussay*, Parisino; proponebat Lutetiæ *Johannes-Franciscus Leaulté*, Parisinus, 1717. *in*-4°. p. 1054

* N. 490. Disp. Med. Inaug. de lue venereâ & morborum venereorum specifico, quam, subjicit *Johannes Buissiere*, Gallo-Anglus. *Trajecti ad Rhenum.* Ex officinâ Guilielmi Vande Water. 1717. *in*-4°. p. 1057

N. 491. *Act. Acad. Nat. Cur. Cent. V. & VI.* De carunculâ urethræ in lue venereâ. p. 361

N. 492. Veneris virtus anti-venerea. p. 362

N. 493. De interceptione vasorum & spasmo febrillari in malè curatâ gonorrhoeâ, &c. p. 399

N. 494. Diss. de lue venereâ. p. 582

1718.

* N. 495. The modern *Siphylis*, (*sic*) or the true method of curing every stage and symptom of the venereal disease, as now practised by the most eminent physicians and Surgeons in Europe. With an accurate Description of the parts of generation in both sexes, as approved by the best Anatomists. Collected and digested, by *J.... F.. Nicholson*, sometime since of new College in Oxford, and late of the University of Glascow in Scotland. *London.* By N.... Crouch, &c. 1718. *in*-8o. *C'est-à-dire :* Syphilis moderne, ou vraie Méthode pour guérir les différentes espèces & les différens symptômes du mal vénérien, comme le pratiquent les plus habiles Médecins & Chirurgiens de l'Europe : avec une Description exacte des parties de la génération dans l'un & l'autre sexe ; mise en ordre par *J.... F.... Nicholson*, (*Ecossais*), &c. *A Londres.* p. 1057

* N. 496. Quæstio Med. proposita *à Francisco Chicoyneau*, Monspessulano, sub hac verborum serie, *an ad curandam luem veneream frictiones mercuriales in hunc finem adhibendæ sint, ut salivæ fluxus concitetur?* Quam propugnabit *Antonius Pelissery*, Massiliensis. *Monspelii*, apud viduam Honorati Pech, 1718 *in*-8o. p. 1057

* N. 497. *Guillelmus Beckettus*, *Anglais*, *a écrit en Anglais trois Dissertations sur l'origine de la vérole ; la première est insérée dans les Transactions Philosophiques de Londres, volume* XXX, *année* 1718, No. 357 ; *l'autre, dans le volume* XXXI, *année* 1720, No. 365 ; *& la troisième même volume*, No. 366. p. 1058

1719.

* N. 498. Diss. Med. Inaug. De medicatâ guaiaci virtute, quam submittit *Philippus Short*, Anglo Britannus, 1719. *Lugduni-Batavorum*, apud C. Boutesteyn & Fil. *in*-4o. p. 1059

* N. 499. *Anonyme Anglais.* A Mechanical account of the cause and cure of a virulent gonorrhœa in both sexes. *London*, For F. Jefferies, 1719. *in*-8o. *C'est-à-dire* : Explica-

tion méchanique de la cause & de la curation de la gonorrhée virulente dans l'un & l'autre sexe. p. 1059

N. 500. *Mém. de l'Acad. des Sciences.* Obs. sur ce qui se pratique aux mines d'Almaden, pour en tirer le mercure, &c. p. 437

1720.

* N. 501. Diss. Med. de ΠΤΥΑΛΙΣΜΩ *i* artificiali, quam, Præside *Hermanno-Oosterdick Schacht*, submittit *Abrahamus Van Loon*, Roterodamensis Batavus, 1720. *Lugd. Bat.* Apud Isaacum Severinum. *in*-4°. p. 1059

* N. 502. *Franciscus Roncallus, de Bresce.* Exercitatio Medico-Chirurgica agens novam methodum exstirpandi carunculas, & curandi fistulas urethræ. *Brixiæ*, 1720. Typis Jo. Mariæ Ricciardi. *in*-8°. p. 1059

N. 503. Recueil de Méthodes, &c. pour la guérison, &c. de la vérole, &c. p. 397

1721.

* N. 504. Diss. Med. Inaug. de lue vencreâ ex atomis seminalibus oriundâ, quàm submittit *Johannes-Bernhardus Oelffen*, Wratislavia-Silesius, 1721. *Lugd. Bat.* Apud Conradum Wishoff. *in*-4°. p. 1062

N. 505. Methodo, &c. *C'est-à-dire :* Méthode pour guérir radicalement les carnosités. p. 208

1722.

* N. 506. *Bartholomæus Boschetti, de Vicence.* Dissertatio de salivatione mercuriali Physico-Medico-Mechanica. *Venetiis*, Typis Johannis Radici, 1722. *in*-4°. p. 1062

* N. 507. *Jacobus Bouez, dit Sigogne, de Corbigny dans le Nivernois.* Méthode nouvelle pour guérir les maladies vénériennes, beaucoup plus sûre & plus aisée qu'aucune de celles qui ont été en usage jusqu'ici, avec une Réfutation des anciennes hypothèses touchant les mêmes maladies; *à Paris*, chez Laurent d'Houry, 1722. *in*-12. p. 1063

N. 508. *Acad. Nat. Cur. Eph. Cent. IX. & X.* De gonorrhϾ supressæ noxâ. p. 459

1723.

* N. 509. The practice of salivating shewn to be of no use or efficacy in the cure of venereal disease, but greatly prejudicial thereto; or the anti-venereal virtue of mercury prov'd to be independent of any salival evacuation. With the method of applying it, so as to obtain its full force and a thorough cure, without infinitely better than with the

torture of a salivation. The whole abundantly supported from experience and matters of fact *by M. Chicoyneau*, Chancellor of the University of Montpellier. Illustrated with notes and observations, and confirmed with instances of the success of this method in england. By *C. Willougby*, M. D. *London*, Printed for J. Roberts, 1723. *in*-4°. *C'est-à-dire*, Traité dans lequel on prouve que la salivation n'est ni utile, ni efficace pour la cure de la vérole, mais qu'elle est plutôt dangereuse, ou bien dans lequel il est prouvé que la force anti-vénérienne du mercure ne dépend nullement de l'évacuation de la salive : on y a joint une méthode d'employer le mercure extérieurement, de manière qu'on profite de toute sa vertu, & qu'on obtient une parfaite guérison, bien plus agréablement que si l'on avait excité le ptyalisme. Ces faits sont clairement démontrés pat l'expérience de M. *Chicoyneau*, *&c.* Le tout est éclairé par des notes & confirmé par les succès heureux que cette méthode a eu en Angleterre. p. 1064

1724.

* N. 510. *Rogerus Dibon.* Dissertation sur les maladies vénériennes, avec une Lettre écrite par un Savant Physicien-Chymiste sur la cause & la nature des maladies, & sur la préparation des remèdes propres à guérir doucement, promptement, radicalement & sans danger tous les maux vénériens, quelque invétérés qu'ils puissent être; *à Paris*, chez Laurent d'Houry, 1724. *in*-12. Tom. I.

Description de la nature, des causes des maladies vénériennes, & de plusieurs remèdes propres à les guérir; *à Paris*, chez Claude Labottiere, 1725. *in*-12. Tom. II. p. 1065

* N. 511. Diss. Med. De singulari mercurii dulcis usu in desperatis quibusdam morbis, quàm Præside *Michaele Alberti*, Noribergensi, subjiciet *Johannes Havighorst*, auctor, Rhena-Westphalus. *Halæ-Magdeburgicæ*, Typis Johannis-Christiani Hendelii, *in*-4°. p. 1066

* N. 512. *Antonius Deidier*, *de Montpellier*, *a écrit une Dissertation* de morbis venereis, *qui a été imprimée à Montpellier en 1723*, in-8°. *on l'a ensuite réimprimée à Londres en 1724; & on y a joint une Dissertation Medico-Chirurgicale* de tumoribus. p. 1066

* N. 513. The practice of salivating vindicated in answer to Dr. *Willoughby's*, translation of *M. Chicoyneau's* pamphlet against mercurial salivations : in Which the anti-venereal virtue of mercury is prov'd to depend on salival eva-

cuations, &c. with the true method of applying mercury; so as to obtain its full force and thorough cure in all venereal cases. The Whole supported from experience and authority both ancient, and modern. *By J.. C..*, M. D. *London*, For J. Peale, 1724. *in*-8°. *C'est-à-dire* : Traité dans lequel on défend la méthode salivatoire, dans lequel on réfute l'Ouvrage de *M. Chicoyneau*, contre la salivation mercurielle traduit en Anglais par *le Docteur Willoughby*, & dans lequel on prouve que la force anti-vénérienne du mercure dépend de l'évacuation de la salive, &c. On y a joint la vraie méthode d'employer le mercure, pour jouir de son entière vertu, & pour obtenir une pleine guérison dans toutes les maladies vénériennes : ces faits sont démontrés tant par l'expérience, que par les autorités des Anciens & des Modernes. p. 1067

* N. 514. *Antonius Benevolus, de Florence.* Nuova proposizione intorno alla caruncula dell' urethra, detta carnosità, &c. *in Firenze*, nella stamperia di Giuseppe Manni, 1724. *in*-8° p. 1067

* N. 515. Disp. Med. Inaug. de lue venereâ, quàm submittit *P. R. Jouneau*, Anglus, 1725. *Lugd. Bat.* Apud Johannem & Hermannum Verbeek. *in*-4°. p. 1068

1725.

* N. 516. Nouveau Traité des maladies vénériennes, par Pierre Violette du Bois, Maître Chirurgien de Paris; *à Paris*, 1725. *in*-12. p. 1068

* N. 517. Diss. Med. Inaug. De ophthalmiâ in genere, ejusque specie venereâ dictâ, quàm submittit *Ericus Joachimus Anisius*, Soltquella-Marchivus, 1725. *Lugd. Bat.* Apud Conradum Wishoff. in-4°. p. 1068

* N. 518. *Anguis in herbâ*, oder das bey vielen unbekannte and dennoch an seinem leib habende ubel, das ist, *natur* and *cur* aller alten *inveterierten*, Saamen-Flusse beyderley geschlechts. *Chemnitz*, 1725. *in*-8°. *c'est-à-dire* : Le Serpent caché sous l'herbe, ou le mal inconnu de plusieurs, & cependant qui reste caché dans le corps, c'est-à-dire, la nature & la cure de toutes les gonorrhées invétérées dans l'un & l'autre sexe. *Par Jean-Guillaume Sparmanns*, D. M. à Kemnits, 1725. p. 1069

* N. 519. *N. Pointet.* Remarques & Observations très-utiles sur les maladies vénériennes, scorbutiques & sur les dartres, à un petit Livre intitulé : *Remède très-particulier*,

commode & prompt, dont l'action est douce & les effets assurés, &c. Paris, 1725. in-12. p. 1069

N. 520. De æthiope minerali. p. 649

N. 521. Diss. Inaug. de medicamentis mercurialibus. *Cette Diss. devrait être à l'année* 1715. p. 674. *V. encore le* second Post-Scriptum, *après cette Table, au mot* THILEMANN.

1726.

* N. 522. *Johannes-Gottlobius Segnitz*. De erroribus circa salivationem mercurialem. *Erford*. 1726. *in*-4°. p. 1070

1727.

* N 523. Quæst. Med. An hydrargyrus, unicum Syphilidis Ἀλεξιφάρμακον? *Francisco Bailly* Præside; proponebat Parisiis *Desiderius - Claudius Fremont*, Parisinus, 1727. Typis J. Guillau. *in*-4°. p. 1070

* N. 524. Specimen Inaugurale Chimico-Medicum, de mercurii usu & abusu, quod submittit *Johannes-Georgius Rauch*, Wisbadia - Nasswicus. *Marburgi-Cattorum*, Typis Philippi-Casimiri Mulleri. *in*-4°. 1727. p. 1070

N. 525. *Act. Phy. Med. Acad. Nat. Cur.* Vermes ordinariò luem veneream concitantur. p. 64

1728.

* N. 526. *Troisième édition de Leyde de la Collection Luisinienne. Hermann Boerhaave fut l'Auteur de cette Collection, & lui donna ce titre : Aphrodisiacus*, sive de lue venereâ, in duos tomos bipartitus, continens omnia quæcumque hactenus de hâc re sunt ab omnibus Medicis conscripta : ubi de ligno indico, salsa-parillâ radice chinæ, argento vivo, cæterisque rebus omnibus ad hujus luis profligationem inventis, diffusissima tractatio habetur. Opus hac nostrâ ætate, quâ morbi gallici vis passim vagatur, apprimè necessarium, ab excel. Aloysio Luisino, Utinensi, Med. Celeb. nuperrimè collectum. *Apud Joh. Arnoldum Langerak, & Joh. & Hermann. Verbeek*. Tom. II. *in-fol*. p. 1070

* N. 527. *Hermannus Boerhaave, de Voorhout, Bourg attenant à la Ville de Leyde, a écrit l'an* 1727, *un Traité* de lue venereâ, *qui tient lieu de Préface à l'édition de Leyde, de la Collection Luisinienne, l'an* 1728, *& qui traduite en Français a été imprimée à Paris, l'an* 1735.

* N. 528. *Georgius-Daniel Coschwitz, Professeur dans l'Acad. Fred. de Hales*. Organismus & mechanismus in

X iv

homine vivo obvius & ſtabilitus, ſeu hominis vivi conſideratio phyſiologica, ex veris naturæ principiis eruta, & reliquis Medicinæ, tàm theoreticæ, quàm practicæ partibus fundamenti loco præmiſſa. *Lipſiæ*, 1728. *in*-4°.

Organiſmus & mechaniſmus in homine vivo obvius, deſtructus & labefactatus, ſeu hominis vivi conſideratio pathologica, ex veris naturæ principiis eruta ad mechaniſmi & organiſmi leges ordine concinno deducta, methodo planâ ac demonſtrativâ expoſita. *Lipſiæ*, 1738. *in*-4°. *P. II. S 2. C. 3. de cet Ouvrage, on parle de la vérole.* p. 1075

* N. 529. Diſſ. Inaug. Med. de Chirurgorum erroribus in curandis morbis venereis, quàm, Præſide *Laurentio Heiſtero*, Francofurtenſi, defendet *Johannes-Jacobus Schmid*, Magdeburgenſis, 1728. *Helmſtadii*, Typis Pauli Schnorrii. *in*-4°. p. 1076

1729.

* N. 530. Diſſ. Inaug. de argento vivo, quàm, ſubmittit *Hermannus Kaau*, Batavus, Herm. Boerhaave nepos ex ſorore, 1729. *Lugd. Bat.* Apud Iſaacum Severinum, 1729. *in*-4°. p. 1083

* N. 531. A Diſcourſe concerning gleets, their cauſe and cure, with a prefatory account of Profeſſor Boerhaave's new comments on the venereal diſeaſe, and ſome animadverſions thereon, addreſſed to the Surgeons of the city of London. By *Daniel Turner*, *&c.* *London.* Printed For John Clarke, 1729. in-8°. *C'eſt-à-dire :* Traité des gonorrhées opiniâtres, de leur cauſe & de leur curation, auquel au lieu de Préface on a mis l'expoſition du Nouveau Commentaire du Profeſſeur Boerhaave, ſur le mal vénérien, avec quelques Remarques ſur ce Commentaire. Ce Traité eſt dédié aux Chirurgiens de la Ville de Londres. p. 1083

N. 532. Diſſ. Inaug. Med. de lue venereâ. p. 395

N. 533. Diſſ. Inaug. Med. de lue venereâ. p. 652

1730.

* N. 534. Quæſt. Medico-Chirug. Utrùm ab injectionibus directa gonorrhoeæ curatio? Præſide *Johanne-Baptiſta-Thoma Martinenq ;* proponebat Pariſiis *Antonius-Nicolaus Guenault*, Pariſinus, 1730, Typis G. F. Quillau. p. 1084

N. 535. Diſſert. Medico-Chirurg. Inaug. De exoſtoſi cranii rariore, *Argentorati*, 1730. p. 210

N. 536. *Act. Phyſ. Med. Acad. Nat. Cur. Vol. II.* Tumoris ſtrumoſi medela in mercurio. p. 461

N. 537. Voyage du Chevalier des Marchais en Guinée, &c. p. 466

1731.

* N. 538. *Carolus Barbeirac, de Ceireste en Provence; avait autrefois fait imprimer à Lyon en 1684, un Livre avec ce titre* : Traités Nouveaux de Médecine, contenant les maladies de la poitrine, les maladies des femmes, & quelques autres maladies particulières; selon les nouvelles opinions; *à Lyon*, chez Jean Certe, 1684. *in*-12. *On réimprima le même Livre, augmenté à Amsterdam, avec le frontispice suivant :* Dissertations nouvelles sur les maladies de la poitrine, du cœur, de l'estomac, des femmes, vénériennes, & quelques maladies particulières, 1731. *in*-12. p. 1085

N. 539. Mitteidiger, &c *C'est-à-dire :* Le Médecin sensible. p. 133

N. 540. Obs. de Chirurgie, &c. p. 291

Commerc. Litt. Norimb. De ulcere schirroso in pudendis, &c. p. 464

1732.

* N. 541. *Daniel Turner, à la fin de son Traité intitulé* Syphilis, *écrit en Anglais, & imprimé pour la quatrième fois en 1732 ajouta la Dissertation suivante* : Remarks upon Dr. Willoughby's translation of M. Chicoyneau's, method of cure, which he entitles, *the practice of salivating, &c.* With a Letter from M. *Samuel Palmer*, to the author of the foresaid remarks upon the subject abovementioned. *C'est-à-dire :* Remarques sur la Dissertation de M. Chicoyneau, traduite en Anglais par le Docteur Willoughby, & qui est intitulée : Traité dans *lequel on prouve que la salivation n'est nt utile, &c.* On y a joint une Lettre de Samuel Palmer à l'Auteur, sur le même sujet. p. 1086

* N. 542. The ancient physician's Legacy to his country, being what he has collected himself in forty nine years practice. By *Thomas Dover*, M. D. *London. in*-8°. 1732. *C'est-à-dire* : Legs d'un ancien Médecin à sa Patrie, dans lequel est contenu tout ce qu'il a recueilli pendant quarante-neuf ans qu'il a exercé la Médecine. *On parle du mercure dans cet Ouvrage.* p. 1086

* N. 543. Diss. Med. Inaug. de ægro ex lue venereâ in cephalalgiam chronicam delapso, quam, Præside *Polycarpo-Gottlieb Schachero*, Lipsiensi, submittit *Johannes-Georgius Ruppius*, Fravensteinio-Misnicus. *Lipsiæ. in*-4°. p. 1087

* N. 544. *Johannes-Zacharias Platner, de Kemnitz,*

1733.

Béarn. Dissertation sur les maladies vénériennes, contenant une méthode de les guérir sans flux de bouche, sans risque & sans dépense; *à Bordeaux*, chez N. & J. de la Cour, 1733. *in*-12. *On trouve à la fin deux autres Dissertations*, l'une sur la rage; l'autre sur la phthisie. p. 1095

N. 553. *Transactions Philosophiques de la Société Royale de Londres, année* 1733. Expériences sur le mercure, faites par Hermann Boerhaave. p. 160

N. 554. *Commercium Litterarium Norimbergense, annus* 1733. p. 364

N. 555. *Acta Acad Nat. Curios. Vol. III.* De hemorrhagiâ penis. p. 368

N. 556. De puellâ sexenni manifesta luis venereæ signa ostendenti. p. 532

1734.

* N. 557. *Henricus Haguenot, de Montpellier.* Mémoire contenant une nouvelle méthode de traiter la vérole; *à Montpellier*, 1734. *in*-8°. p. 1096

* N. 558. Diss. Inaug. Medico-Chirurg. Sistens ophthalmiam veneream, & peculiarem in illâ operationem, quam Præside *Alexandro Camerario*, Tubingensi, subjicit auctor *Julius-Fridericus Breyer*, Stuttgard Wurtembergensis, 1734. *Tubingæ*, Literis Roebelianis. *in*-4o. page 1099

N. 559. Dissert. de ophthalmiâ venereâ, & peculiari in illâ operatione. 1734. p. 188

N. 560. *Miscellanea berolinensia ad incrementum scientiarum, &c.* in-4°. De ingenti mariscâ seu sycosi intrà sinum pudoris enatâ. p. 300

N. 561. A critical Dissertation, &c. *C'est-à-dire*, Dissertation Critique sur la manière de préparer les remèdes mercuriels. p. 442

N. 562. Parerga medica sinopei. p. 651

1735.

* N. 563. *Julianus Offrai*, dit *de la Mettrie, de Saint-Malo.* Systême de M. Herman Boerhaave, sur les maladies vénériennes, traduit en Français, avec des Notes & une Dissertation du Traducteur sur l'origine, la nature, & la cure de ces maladies. *Paris, in*-12. 1735. p. 1102

* N. 564. *Antonius-Maria Zanini, de Vérone, a pris soin d'une édition nouvelle de tous les Ouvrages de Guillaume Bailon, qui a été imprimée à Venise chez Angelus Jeremia*, in-4°. *en* 1735 *&* 1736. *Volume IV.* *à chaque volume*

il a mis une espèce d'interprétation, & il les a fait précéder chaqu'un d'une Epître dédicatoire. Dans la troisième Epître il parle du mercure. p. 1103

* N. 565. *Vicentinus Brest, Français, a écrit en Anglais l'an 1732, une Dissertation sur les maladies vénériennes, & il l'a publiée à Londres en 1735, c'est l'Ouvrage suivant :* Dissertation sur l'usage du mercure dans les maladies vénériennes & autres, & sur la manière de s'en servir avec succès sans salivation. On y a joint une courte Relation de l'état de la Médecine en Russie, & de quelques cures fort remarquables, qu'on y a faites en suivant la méthode proposée ; *à Londres*, chez Godefroi Smith. 1735. p. 1106

N. 566. A treatise, &c. *C'est-à-dire :* Traité sur la force & l'efficacité du mercure crud. p. 394

N. 567. Und Kayserlichen, &c. *C'est-à-dire* : La Médecine des Armées, &c. p. 463

N. 568. Diss. Inaüg. Med. Specilegium observationum de indorum morbis & Medicinâ. p. 569

N. 569. *Commercium Litterarium Norimbergense.* Litteræ &c. p. 639

N. 570. Diss. Inaug. de usu hydrargyri ad mentem recentiorum. p. 645

N. 571. Diss. Inaug. de tumore testium venereo. p. 672

N. 572. *Comm. Litt. Norimb.* Observatio &c. p. 705

1736.

* N. 573. A new treatise of the venereal disease, in three parts comprising the effectual methods to restore the tone and vigour of the several affected organs, through every branch and stage of the disease, &c. *By Nicolas Robinson*, M. D. *London.* 1736. *in*-8o. *C'est-à-dire :* Nouveau Traité sur le mal vénérien, partagé en trois parties ; il renferme les méthodes les plus efficaces pour rendre le ton & la force aux différens organes, qui ont été affectés par le mal vénérien, &c. p. 1109

* N. 574. *Aphrodisiacus*, containing à summary of the ancient Writers on the venereal disease, under the following heads: 1. of its original ; 2. of the symptoms ; 3. of the various methods of cure. by Daniel Turner. London. Printed For John Clarke, 1736, in-8°. *C'est-a-dire*, *aphrodisiaque*, renfermant l'abrégé des anciens écrits sur le mal vénérien, touchant les chapitres suivans ; 1. de son origine ; 2. de ses symptômes ; 3. des diverses méthodes employées pour le guérir. p. 1110

N. 575. Diss. inaug. obs. quasdam ad cicutæ, mercurii sublim. & phosphori usum internum pertinentes sistens. p. 392

1737.

* N. 576. *Willelmus Barrowby, de Londres.* A treatise of the venereal disease, in six books, containing an account of the original, propagation, and contagion of this distemper in general, as also of the nature, cause and cure of all venereal desorders in particular, whether local, or universal. Written originally in Latin by *John Astruc, &c.* and now translated into Englich, 1737, *in*-8°. vol. II. *C'est-à-dire*, Traité sur la maladie Vénérienne, compris en six livres, dans lequel on explique l'orige, la communication & la contagion de la maladie en général, ainsi que la nature, les causes, & la curation de tous ses symptômes en particulier, soit locaux, soit universels, écrit d'abord en Latin par Jean Astruc, &c. & traduit en Anglais. p. 1112

* N. 577. *Johannes Armstrong, Ecossais.* A synopsis of the history and cure of the venereal disease. London, for A. Millar. 1737, in-8°. *C'est-à-dire*, Abrégé de l'Histoire & de la Curation de la vérole. p. 1113

* N. 578. *Johannes Douglas, Ecossais.* A dissertation on the venereal disease, wherein a method of curing all the stages of that distemper will be communicated and confirmed by several instantes of success from the least to the greatest degree of infection; without the help of any mercurial drenches, vomits or fumigations; without injections or astringents of any sort; without escharoticks, causticks, hot irons; so solemnly recommended by many authors; and above all, that *opprobrium chirurgorum*, *a salivation* will in all cases be avoided, 1737, in-8°. *C'est-à-dire, Dissertation* sur le mal Vénérien, dans laquelle la manière de guérir tous les degrés de cette maladie est proposée & confirmée par différens exemples & différens succès, que cette méthode a eu pour la curation de tous les symptômes de ce mal, depuis le moindre jusqu'au plus grave, sans aucune salivation mercurielle, ni vomissement, ni fumigation; sans injections astringentes ni autres, sans escharotiques, caustiques, ni cautères qui sont recommandés avec tant de chaleur par différens Auteurs; & le principal, c'est que la salivation, cet opprobre des Chirurgiens, est proscrite dans tout les cas.

A dissertation on venereal disease, wherein the opinions of the antient writers, about the use of mercurial friction, are examined ; the objections against them, both ancient and modern, answered ; and their safety, easiness, and surprising success, in all the stage of this distemper, nay even after repeated salivations have failed, farther confirmed by a great variety of cases. part. II. 1737, in-8°. *C'est-à-dire*, Dissertation sur le mal vénérien, dans laquelle on examine le sentiment des anciens Auteurs sur l'usage des frictions mercurielles ; on explique les objections anciennes & modernes ; & il est confirmé par plusieurs exemples qu'elles sont sûres, faciles, & qu'on est certain du succès dans tous les degrés de la maladie, quand même on aurait envain salivé deux fois. p. 1114

A dissertation on the venereal disease wherein the safety and surprising good effects of our method (When managed with judgement) not only in all the stages of this distemper, but also in the gout, leprosy, scald heads, stiff joints, &c. will be farther confirm'd by many rare and remarkable cases ; the constant danger and frequent back consequences of strong mercurial purges, racking vomits, &c. will be yet more fully explain'd ; and the too frequent practice of burrying people into a salivation for trifles exposed, &c.

In answer to the bitter invectives, false insinuations, and gross misrepresentations of our salutary process &c. contain'd in a late virulent pamphlet sign'd By Dr. T....r (*Turner*) for self and company, part. III, 1739, in-8°. *C'est-à-dire, Dissertation* sur la Vérole, dans laquelle notre méthode est confirmée de plus en plus par de nouvelles expériences, & des cures rares & étonnantes, non-seulement dans tous les degrés de cette maladie, mais encore pour les douleurs des jointures, la lèpre, la teigne, les ankiloses, &c. On prouve amplement que les purgatifs mercuriels drastiques, & les vomitifs violens sont toujours dangereux ; & qu'ils jettent les malades très-souvent dans des accidens graves : on y proscrit enfin la méthode trop commune de faire saliver les malades pour une cause légère.

En réponse aux reproches amèrs, aux fausses imputations & aux recherches pleines d'erreur sur notre méthode salutaire, qu'on lit dans un libelle empoisonné, ouvrage du Dr. T....r, tant pour son compte, que pour celui de ses adhérans. p. 1115

* N. 379. *Johannes Timmius, a traduit en Allemand la dissertation de Boerhaave, mise au commencement de l'édition de Leyde, de la collection de Luisinus, & le Traité*

d'Ulric de Hutten, de guajaci medicinâ & morbo gallico; *l'une & l'autre ont été imprimés à Brême, in-8°. l'an* 1737, p. 1118

* N. 580. *Josephus-Antonius Pujatus, da Sacile.* Decas rariorum observationum medicarum theoricis, practicisque animadversionibus illustratarum *venetiis*, 1737, *in*-4°. *On parle dans ces observations de la maladie vénérienne.* p. 1118.

N. 581. J. F. le Febre, opera, &c. p. 326

N. 582. Diss. de Historiâ Mercurii Medicâ. p. 400

N. 583. Consigli Medici. p. 556

N. 584. Institutiones materiæ Medicæ, &c. p. 671

1738.

* N. 585. Quæst. Med. ad luis venereæ curationi per frictum, potiùs quàm per suffitum, faveant medicæ observationes? Præside *Michaële Peaget*; proponebat Parisiis *Carolus Dionis*, Parisinus 1738. p. 1118

* N. 586. *Johannes-Rodolphus im-Hoff, Libraire & Imprimeur à Basle, a contrefait, in*-4°. *en* 1738, *la première édition faite à Paris en* 1736, de morbis venereis d'Astruc. p. 1119

* N. 587. *Anonyme Anglais.* Letter from a Physician abroad to a gentleman in London, proving both by facts and reason, that the Montpellier method bids fairer for the cure of the pox, than the common way by salivation, *London* 1738, *in* 8°. *C'est-à-dire*, Epitre d'un certain Médecin étranger, à son ami de Londres, dans laquelle on prouve, & par l'expérience, & par le raisonnement, que la méthode de Montpellier est plus facile que la méthode ordinaire par la salivation, pour guérir le mal vénérien. *A Londres.* p. 1119

N. 588. *Schediasma Med.* De morbo dicto Neapolitano. *Argent.* in-4°. p. 155

N. 589. Lettre d'un Médecin à un de ses amis de Province, touchant le remède de M. de Charbonniere, *in*-12. p. 226.

N. 590. Diss. Inaug. Med. de mercurii in corpore humano agendi modo, *Ersordiæ*, *in*-4°. p. 318.

N. 591. Lanzoni opera omnia. p. 472

N. 592. Observationum medicinalium libri tres, &c. p. 494

1739.

* N. 593. *Fredericus Hoffmannus*; *de Hales.* Medicinæ

rationalis systematicæ quarti, quo specialis morborum pathologia, & huic superstructa solida therapeia, cum medendi methodo, cautelis clinicis, & morborum enarrationibus adjunctâ epicrisi exhibentur, *pars quinta* doctrinam morborum ac vitiorum externas potissimùm partes affligentium perspicuâ & demonstrativâ methodo tradens. *Halæ Magdeburgicæ* 1739. Ex officinâ Rengerianâ, *in*-4°. *Dans le quatrième Chapitre il parle de la vérole.* p. 1119

* N. 594. Nouveau traité des maladies Vénériennes, par *M. de la Mettrie*, *Paris*, chez Huart & Briasson, 1739, in-12. p. 1123

* N. 595. *Petrus de Rotundis*, *Médecin Romain.* De victûs ratione in febre acutâ continuâ : opus in tres distributum, vulgatumque tyronum gratiâ, unde nempe quoddam veluti specimen minislrandi, adhibendæque continenti febri curationis ii sibi capiant. *Romæ.* Typis antonii de rubeis, 1739, in-4°. on ne voit rien dans cet ouvrage qui traite du mal vénérien, excepté quelques mots que l'on trouve dans la préface, pag 23, 24 & 25. p. 1125.

* N. 596. *Syphilis*, the second pait, containing some farther observations on the venereal disease in two commentaries, the one upon the practice of dr. Actruc at Paris; the other on hat of Dr. Desault at Bordeaux, whith a preface, in which the author's vindication of his first part or practical dissertation from the censure past thereon by the former of these gentlemen, in his sixth book of venereal diseases, By *Daniel Turner*, *London* 1739, *in*-8°. *C'est-à-dire*, *Syphilis*, seconde partie, qui renferme quelques autres observations sur deux commentaires qui traitent de la maladie vénérienne; l'un du Docteur Astruc, qui fait la médecine à Paris; l'autre du Docteur *Desault*, qui la fait à Bordeaux : avec une préface, dans laquelle l'Auteur défend la première partie de son Sypphilis ou sa Dissertation pratique, contre le premier des Médecins nommés ci-dessus, qui l'a attaquée dans son sixième livre, *de morbis venereis.* p. 1127

N. 597. *Diss. inaug. med.* de mercuriii in C. H. agendi modo secundùm leges physicas. *Altorfii*, in-4°. 1739. p. 120

N. 598. Questio med. an in lue venereâ, parciores & longiùs dissitæ mercurii doses plenioribus crebrioribusque anteponendæ ? p. 132

N. 599. Diss. med. de methodo tutâ & facili, citrà salivationem curandi luem veneream, quam experimentis, & observationibus practicis firmatam & illustratam, olim sibi comparavit &c. p. 195

N.

N. 600. Instruction sur la tisanne de callac, son usage & ses propriétés, pour la guérison des maladies vénériennes, à l'occasion de l'acquisition que le Roi vient de faire du secret de cette composition. *A Paris*, 1739, in-12. p. 198

N. 601. Kurze, &c. *C'est-à-dire*, introduction abrégée à la médecine pratique. p. 368

1740.

* N. 602. *Petrus Guisard, Languedocien, du Diocèse d'Alaïs.* Essais sur les maladies vénériennes, contenant les signes qui les caractérisent, un détail très-exact de la manière dont on la traite à Montpellier, les inconvéniens qui suivent le flux de bouche, les raisons qu'on a eues de la proscrire des pays méridionaux, & les avantages qui reviennent d'une méthode beaucoup plus douce, plus simple, & infiniment plus assurée, confirmée par une pratique constante, & des observations particulières; *à la Haye*, chez Pierre Poppy; c'est-à-dire, *à Montpellier*, 1740, in-8°. p. 1128

* N. 603. *Augustinus-Franciscus Jault, d'Orgelet en Franche-Comté, Diocèse de Besançon, à traduit en François le traité* de morbis venereis, *de M. Astruc. Cette traduction est imprimée à Paris, chez Cavelier*, 1740, *in* 12. 3 *vol.* p. 1129

N. 604. Fascic. observationum medic. p. 188

N. 605. Dissertation sur la maladie vénérienne, p. 266

N. 606. *Acta naturæ curiosorum, vol.* 5. lues venerea per mercurialia sine salivatione subsequente curata. p 327

N. 607. Affectus hysterico-spasmodici lethales à an contagio venerea? p. 334

N. 608. Remedium alterans mercuriale Plummetianum, ceu specificum in ulceribus cacoetheis, aliisque casibus exhumoribus impuris viscoso tenacibus oriundis. p. 394

N. 609. De gonorrhoeâ recuscitatâ, utpot. remedio ad testiculi tumorem gonorrhœæ succedentem præsentaneo. p. 447

N. 610 De lue venereâ, post salivationem nova incrementa capiente. p. 462

N. 611. Monita quædam circà diagnosin luis venereæ. p. 565

N. 612. Disp. inaug. de singulari usu frictionis & unctionis in curatione morborum, *in*-4°. p. 418

1741.

1742.

N. 627. Préparation & vertus d'un remède mercuriel altérant. p. 585

N. 628. *Acta physico-medica naturæ curiosorum*, *tom.* 5, sectio puelli singulari atrophiâ rhachiticâ defuncti. p. 197

N. 629. Relatio historica de casu singulari quo per mercurium sublimatum in emplastro adplicatum mors inducta fuit. p. 261

N. 630. Miasma venereum sub variâ formâ morbis aliis, præsertim chronicis junctum. p. 334

N. 631. Gonorrhaea vera trium & quod excurrit, annorum, post gonorrhoeam virulentam, ab omnibus incurabilis habita, curata. p. 566

N. 632. Lettre de M.... à M. d'Arnouval, où l'on essaie de démontrer les écarts de M. Astruc. p. 272

N. 633. Diss. inaug. med. sist. casus aliquot hominum à lue venereâ, per salivationem curatorum. p. 462

N. 634. Lettre de M.... à M. de Charbonnière au sujet de deux ouvrages qui ont paru contre la méthode des fumigations; avec la réponse de M. de Charbonnière, *in*-12. p. 228

N. 635. Lettre de M. Dibon à M... dans laquelle il répond aux reproches d'un anonyme défenseur de M. Astruc. *in*-12. p. 270

Quest med. Chirurg. an cereoli in plerisque urethræ fistulis sectione præstantiores? Respondente *Petro Lalouette*.

Voyez le second Post-scriptum *apres cette table*, *au mot* LALOUETTE.

1743.

N. (636). Le spectre, *apparation première*, *à Cologne*, 1743, pag. 85

N. (637). Nuovo methodo per librare il corpo umano con Sicurreza dal male venereo, &c. *Fiorenze* 1743. *C'est-à-dire*, méthode nouvelle pour délivrer le corps humain, avec sûreté, du mal vénérien, &c. *à Florence.* p 103

N. (638). De usu & præstantiâ thermarum herculanarum quæ nuper in daciâ trajani detecta sunt, dissertatio epistolaris. *Trajecti ad Rhenum*, 1743, *in*-4°. p. 209

N. 639. Dissertation pratique en forme de lettres sur les maux vénériens, *seconde édition*, *in*-12. p. 388

N. 640. *Mercure de France*, *Mars*. Lettre de M.... écrite à M.... D. M. au sujet d'un livre nouveau. p. 389

N. 641. Compendium medicinæ practicæ, &c. *in*-8°. p 395

N. 642. Diss. de salivatione mercuriali. p. 410

N. 643. *Transactions philosophiques*. Partie d'une lettre

écrite à M. Maclaurin, &c. touchant une maladie qu'on croît être la vérole. p. 498

N°. 644. Quæst. med. an ab hydrargyrosi tutissima syphilidis curatio ? p. 590

1744.

N. (645). Neue anweisung zu der gründlichen erkenntniss und glücklichen curirung derer innerlichen menschlichen kranckheiten. Leipz. 1744. *C'est-à-dire*, nouvelle introduction à la connaissance fondamentale, & à la méthode heureuse de guérir les maladies internes de l'homme. p. 88.

N. 646. Dell'uso interno ed esterno del mercurio; discorso di giuseppe-Maria-Saverio Bertini, Fiorentino, *in*-4°. *Fiorenze. C'est à-dire*, discours sur l'usage interne & externe du mercure, par *Joseph-Marie-Xavier Bertini*, à Florence. p. 150

N. 647. *Acta phys. medica Academiæ naturæ curiosorum, tom. VII. Norimbergæ* 1744, Lues venerea per manus obstetricis propagata. p. 212

N°. 648. De febre lentâ in hecticam degenerante, simulque verminosâ, & prægressâ malignâ ortâ, in subjecto, à parentibus lue venereâ infectis nato. p. 950

N. 649. Diss. inaug. med. de gravissimo luis venereæ symptomate, torturâ nocturnâ. p. 333

N. 650. Uso del mercurio crudo. p. 683

1745.

N. 651. Quæstio med. an in curandâ lue venereâ suffumigia ritè adhibita remedium optimum ? p. 229

N. 652. Recueil d'observations chirurgicales sur les maladies de l'urètre, traitées par une nouvelle méthode, *in*-12. p. 250

1746.

N. 653. Mémoire sur les maladies de l'urètre, & sur un remède spécifique pour les guérir, &c. *in*-8°. p. 371

1747.

N. (654.). *Essais & Observations de Médecine de la Société d'Edimbourg, traduit de l'Anglais, Vol VI.* Histoire d'une maladie que les Africains appellent Le *Yaw*, avec la vraie manière de la traiter : par M. p. 88

N. 655. Prolusio de hydrargyrosi reliquiis à ptyalismo expellendis. 1747. p. 188

N. 656. Diss. Inaug. de mercurio in alkali soluto tutissimo specifico anti-venereo. p. 384

N. 657. Dissertation, &c. *C'est-à-dire* : Dissertation sur les effets du mercure dans le corps humain. p. 459

N. 658. Diss. Demonstratio, quod atrocissima luis venereæ symptomata non sint effectus morbi, sed curæ mercurialibus instituta. p. 626

N. 659. Le Médecin familier & sincère. p. 697

N. 660. Diss. Inaug. de causâ luis venereæ proximâ. p. 704

1748.

N. 661. Observations Chirurgicales sur les maladies de l'urètre, traitées suivant une nouvelle méthode. Nouvelle édition. in-12. p. 251

* N. 662. Suite de la Description des maladies vénériennes. Ouvrage dans lequel on traite des rétentions d'urine & en général des maladies de l'urètre. *in*-12. p. 273

N. 663. Essai sur les maladies vénériennes, où l'on expose la méthode de feu M. Petit, &c. *in*-12. p. 306

N. 664. An easy and exact method , &c. *C'est-à-dire* : Méthode aisée & exacte de guérir le mal vénérien, &c. p. 605

N. 665. Programma quod hydrargyri vires à sulphure suspensas expendit. p. 608

N. 666. *Act. Acad. Nat. Cur. Tom. VIII.* De diuresi copiâ & simul salutari, loco salivationis exortâ. p. 647

1749.

N. (667). Quæstio Medica. An incerta luis venereæ curatio, absente medico? p. 72

N. (668) Diss. inaug. Med. De abusu purgantium in morbis venereis. page 121

N. 699. *Mercure de France*, *Juin*, *Tom. I.* 1749. Réponse à la Lettre de M. J. P. D. V. page 204

N. 670. *Juillet* 1749. Troisième Lettre de M. Cantwell. p. 204

N. 671. *Septembre* 1749. Quatrième Lettre de M. Cantvell. p. 204

N. 672. *Oct.* Lettre à M. Rémond de S. Albine, pour servir de Réponse à celles de M. Cantwell, insérées dans le Mercure du mois de Juin & Juillet dernier. p. 252

N. 673. Lettre sur les différens jugemens que quelques Médecins ont portés sur le Livre intitulé : *Essai sur les maladies vénériennes*, &c. p. 307

N. 674. Traité sur les maladies vénériennes, &c. *II Vol.* in-12. page 429

N. 675. Diss. Inaug. Med. De actione mercurii in corpus humanum. p. 557

1750.

N. 676. *Mercure de France*, *Avril.* Lettre sur quelques cures faites par M. Allies, Expert Lithotomiste reçu à S. Côme. p. 73

N. 677. *Février* 1750. Lettre de M. Cantwell à M. Rémond de S. Albine. p. 206

N. 678. *Juin*, *premier volume.* Lettre à M. J. Baget, &c. p. 427

N. (679). A treatise on venereal maladies, &c. *C'est-à-dire :* Traité sur les maladies vénériennes, &c. traduit du Français de *Joudan de Pellerin*; on y a joint une Dissertation sur les Hermaphrodites, par George Arnaud. p. 104

N. 680. Lettre pour la défense & la conservation des parties les plus essentielles à l'homme & à l'Etat; par Baget; *à Genêve*, 1750. *in*-12. p. 117

N. 681. Réponse à la Brochure portant pour titre : *Pour la défense & la conservation des parties les plus essentielles à l'homme & à l'Etat.* in-12. p. 253

N. 682. Diss. De tutâ & facili quâdam luem veneream curandi methodo. *in*-4°. p. 265

N. 683. *Essays and Observations*, *&c.* C'est-à-dire : *Essais & Observations par une Société de Médecins*, *&c.* Histoire d'une cure opérée par de larges doses du médicament mercuriel altérant de Plummer. p. 265

N. 684. Lettre en réponse à M.... sur la dissolution de plomb dans la vessie. p. 292

N. 685. Die Venus-Seuche, &c. *C'est-à-dire :* Manière de traiter la maladie vénérienne avec & sans salivation. p. 429

N. 686. Diss. Inaug. Med. de lue venereâ, additis affectibus cognatis. p. 461

N. 687. Diss. Inaug. de antimonii crudi usu interno. p. 547

N. 688. Feld-Chirurgus, &c. *C'est-à-dire :* Le Chirurgien des camps, &c. p. 559

N. 689. Lettre à M. G.... D. M. résidant à V... &c. p. 563

N. 690. Abhandlung, &c. *C'est-à-dire :* Traité des maladies vénériennes, &c. p. 646

1751.

N. (691). Dissertatio, de fluoribus albi charactere & notis quibus cum gonorrhoeâ convenit, vel differt & utriusque curatione. p. 73

N. (692). Dissertation sur les maladies de l'urètre qui ont besoin de bougies; par M. André, &c. page 78

N. (693). A Dissertation on the origin, &c. *C'est-à-dire* : Dissertation sur l'origine du mal vénérien : pour prouver qu'il n'a point été apporté d'Amérique. p. 88

Il faut que ceci soit la Traduction du premier Ouvrage sur cette matière, de M. de Sanchez, par M. Castro. A la vérité l'opuscule de M. de Sanchez n'a paru qu'en 1752, nous mettons celui-ci à l'année 1751 & la Traduction ne peut avoir été faite avant l'Original; mais nous nous sommes trompés d'année, car à l'instant nous venons de parcourir dans le Journal de Leipsick où nous avons trouvé l'annonce de ce Livre, toute l'année 1751 sans la retrouver. On peut cependant regarder cet Ouvrage comme ayant paru en 1752 ou 1753.

N. 694. Diss. Inaug. Med. De lue venereâ. p. 134

N. 695. Medicina consultatoria. p. 140

N. 696. Prælectiones Academicæ de lue venereâ. p. 156

N. 697. Tractatio Medico-Practica de lue venereâ; continens hujus affectionis historiam, originem, progressum, causas, symptomata & curationem. p. 159

N. 698. Essai sur la fistule à l'anus, où l'on prouve qu'une gentillesse fort à la mode, est une cause fréquente de cette maladie. *in*-4°. page 240

N. 699. Quest. Med. An bubo venereus Skirrodes, absque cauterio curandus? p. 362

N. 700. Riflessioni sopra l'uso del mercurio nella medicina, &c. in-4°. p. 364

N. 701. Der Chemie, &c. *C'est-à-dire*, Voyage en Siberie depuis l'année 1733 jusqu'en 1743, par Jean-George Gmelin, Professeur public en Chimie & en Botanique dans l'Université de Tubinge. A Gottingue. Prem. Partie. in-8°. p. 365

N. 702. Prüfung, &c. *C'est-à-dire* : Examen des Ecrits & des disputes de M. Henckel, &c. p. 517

N. 703. Monita & præcepta medica. p. 523

N. 704. Diss. Inaug. Med. de gonorrhoeâ. p. 550

N. 705. Diss. Inaug. de optimâ tutissimâque luem veneream radicitus extirpandi methodo, &c. p. 559

N. 724. *Second volume de Décembre.* Lettre à M. Maillot, &c. sur les effets singuliers du mercure de M. de Torrès, &c. p. 387

N. (725). Traité des maladies vénériennes, par M. Herman Boerhaave; traduit du latin, 1753. p. 89

N. 726. Tractatio de lue aphrodisiacâ. p. 117

N. 727. Diss. de morbo venereo. p. 198

N. 728. The plain Englich dispensatory, &c. *C'est à dire,* dispensaire Anglais exact; contenant l'histoire naturelle & les vertus médicinales des principales plantes, &c. L'histoire de la vérole, &c. *in*-8°. p 238

N. 729. Diss. Inaug. de radice chinæ ejusque limitandis laudibus. p. 301. *V. aussi le second* Post Scriptum *après cette Table au mot* ERMEL.

N. 730. Syphilis, ou le mal vénérien: Poëme Latin, avec la Traduction en Français, &c. p. 331

N. 731. Diss. Inaug. de morbo excitandi ptyalismum & morbis independentibus. *in*-4°. p. 381

N. 732. Tractatus de tumoribus humoralibus. p. 441

N. 733. Die Uber den, &c. *C'est-à-dire:* Vénus triomphant du mercure & de la salivation, &c. p. 463

N. 734. Lettre de M.... p. 467

N. 735. Instructions, &c. *C'est-à-dire*: Instruction pour servir à l'usage des bougies anti-venériennes de M. Daran, page 469

N. 736. Prog. de virtutibus sulphuris antimonii aurati. p. 553

N. 737. Lettre sur la méthode de guérir les maladies vénériennes, &c. p. 679

N. 738. Lettre à M. Morand, &c. p. 681

1754.

N. (739). Plain and familiar instructions, &c. *C'est-à-dire*: Instructions claires & familières pour les personnes affligées de hernies, &c. p. 150

N. 740. Réponse à M. Dibon, par *M. Bertrand.* p. 104

N. 741. Réplique à M. Dibon, par *M. Bertrand.* p. 151

N. 742. Quæst. Med. Utrùm Aquitaniæ minerales aquæ morbis chronicis? p. 174

N. 743. *Mercure de France, Avril* 1754. Lettre sur les effets du mercure, de M. de Torrès à M. le Dr. Zeguer, &c. p. 207

N. 744. *Acta Medica Academiæ Naturæ Curiosorum, Tom. X*, 1754. Atrophia luem veneream excipiens, fonte selterano, lacti nupto, curata. p. 213

N. 765. Diss. Inaug. de medicamentorum mercurialium cum salibus paratorum efficacitate per adjunctum sulphur ad certos quosdam morbis magis accommodandâ. p. 626, 849

N. 766. Diss. Inaug. de usu & abusu mercurii & medicamentorum mercurialium. page 652, 853

N. 767. Lettre de M. de Torrès, &c. à M. Falconnet, &c. page 680

N. 768. Lettre à MM. les Doyen & Docteurs-Régens de la Faculté de Médecine de Paris. page 681

N. 769. De hydrargyro tentamen Physico-Medicum page 698

Diss. de gonorrhoeâ virulentâ sine contagio natâ. p. 671, 846

1755.

N. (770). Traité des maladies de l'urètre, contenant l'origine, les progrès, la guérison radicale des carnosités, callosités, rétentions d'urine, & la composition des bougies de toutes espèces. 1755. page 73

N. (771). Extract der Medicinischen fama, &c. *C'est-à-dire* : Extrait du Livre *de M. Jean-Aug. Oehmens*, qui a pour titre : la Renommée Médicinale, contenant la manière de guérir la phthisie, le scorbut, la goutte & les maladies vénériennes, ainsi que les autres maladies chroniques. p. 90

N. (772). *Hamburgisches Magazin, &c.* C'est-à-dire : *Magasin de Hambourg, &c. Vol. XV. p. 526. N°. 5.* Un testicule enflé par la suppression d'une gonorrhée virulente, & heureusement guérie. *Vol. XVII. Part. II. p. 133.* Un Chien travaillé d'une gonorrhée virulente, & des épreuves faites sur deux Chiennes. page 90

N. (773). Observations on venereal complaints, &c. *C'est-à-dire* : Observations sur le mal vénérien & sur les méthodes recommandées pour le guérir, seconde Lettre. page 92

N. (774). A Commentary on Boerrhaav's Aphorisms on the venereal disease, &c. *C'est à-dire* : Commentaires sur les Aphorismes de Boerrhaave, sur le mal vénérien. p. 92

N. 775. Versuch, ans vitriol, sulpeter, ofenruss, queck-silber, arsenick, &c. *C'est-à-dire* : Essais où l'on a pour but de tirer des medicamens efficaces du vitriol, du nitre, de la suie, du mercure, de l'arsenic, &c. p. 149

N. 776. Dissertatio, de virtute venenorum medicatâ. *Vienn.* page 152

N. 777. Réponse à la Réfutation que M. Dibon vient de faire de deux Ecrits publiés; il y a un an, en faveur de M. de Torrès, 1755. p. 207

N. 778. A treatise on the venereal disease, &c. *C'est-à-*

N. 796. *Mars & premier volume d'Avril.* Deux Lettres à l'Auteur du Mercure, par M. Dienert. p. 283

N. 797 *Second Vol. d'Octobre.* Lettre de M. Raulin, &c. à M. Vandermonde, &c. page 610

N. 798. Traité abrégé sur la cause générale des maladies, & sur l'utilité de la poudre balsamique de M. Gally. p. 337

N. 799. Diss. Inaug. Med. de efficaci mercurialium usu Chirurgico. p. 427

N. 800. Réponse de M. Keyser, à un Libelle du sieur Thomas, &c. p. 448

N. 801. Lettre de M.... à M. Dibon, &c. p. 448

N. 802. *Mémoires de l'Académie des Sciences.* Recherches sur la nature de la teinture mercurielle de M. le Comte de la Garaye. page 501

N. 803. Extrait du Recueil Périodique d'Observations de Médecine, &c. page 520

N. 804. A Dissertation, &c. *C'est-à-dire* : Dissertation sur la nature & la guérison du mal vénérien, &c. p. 538

N. 805. Le Préservatif, &c. p. 678

N. 806. Quæst. Med. An exostosi venereæ frictiones mercuriales. p. 755

N. (*e*). Disp. Med. Inaug. De cambucâ paracelsi. p 847

Ludwig. Diss. de exostibus. *V. le second* Post-Scriptum *après cette Table.*

1757.

N. 807. Avis concernant les ptopriétés & usages de plusieurs spécifiques. p. 149

N. 808. An account, &c. *C'est-à-dire* : Réflexions sur le solanum d'Angleterre, &c. p. 192

N. 809. *Journal Economique, Janvier* 1757. Sur les dragées anti-vénériennes du sieur Keyser. page 202

N. 810. *Nova Acta Phys. Medica Academiæ Naturæ Curiosorum. Tom. I.* Miasma venereum per salivam & sudorem mirè disseminatum & propagatum, feliciterque iterùm sublatum. page 248

N. 811. De mercurio salivationem non cienti. p. 421

N. 812. Ulcera glandis venerea cum tumore magno inflammatorio & phimosi enormi conjuncta, feliciter sanata. page 652

N. 813. *Medical Observations, &c.* C'est-à-dire : *Extrait des Observations & Recherches Médicales, par une Société de Médecins de Londres.* Essais faits pour découvrir la vertu de la racine de salsepareille dans les maladies vénériennes. page 328

N. 814. Lettre de M. Keyser à M.... servant de Réponse

1759.

1760.

N. (853). *Mercure de France, second volume du mois d'Avril 1760.* Avis Important au Public touchant plusieurs remèdes particuliers. page 71

N. (854). De morbis venereis Libri novem, auctore Joanne Astruc, in hâc novissimâ editione præter novas duas auctoris Dissertationes, accedunt Epistolæ tres cl. Gerardi, L. B. Van-Swieten, de specifico ab ipsomet invento, &c. page 93

N. 855. *Journal de Médecine, Août 1760.* Lettre de M... sur l'usage des Eaux de Barèges dans les maladies vénériennes. page 173

N. 856. *Février.* Sur la *Lobelia.* page 442

N. 857. *Mai.* Lettre sur l'effet de plusieurs remèdes, page 537

N. 858. Observations Pratiques sur les maladies vénériennes, page 240

N. 859. Remarques & Observations Pratiques sur les maladies vénériennes, avec une seconde édition des maladies de l'urètre, & la composition des bougies, &c. p. 378

N. 860. Diss. Inaug. de Spiritu vini mercuriali. page 381

N. 861. Dissertation Epistolaire adressée à M. le Maréchal de Biron, &c. page 453

N. 862. Diss. de salibus metallorum, præsertim auri & mercurii. page 465

N. 863. Tableau des maladies de Lommius, &c. p. 519

N. 864 Kurze, &c. *C'est-à dire :* Précis d'un Traité Théorique & Pratique sur les maladies vénériennes, &c. page 609

N. 865. Diss. Med. Inaug. de mercurii in solidis corporis humani hærentis noxâ. page 654

N. 866. Libellus quo demonstratur cicutam, &c. p. 656

1761.

N. (867). A Letter on the venereal disease. *C'est-à-dire :* Lettre sur le mal vénérien. page 93

N. (868). *Gazette de Médecine*, in-8°. 22 *Août 1761.* Lettre de M. Aspol, au sujet des pilules anti-vénériennes de M. Loubeau. page 110

N. 869. *Juillet* 1761. Bougies de la Veuve Chachignon. p. 223

N. 870. *Acta Academiæ Electoralis Moguntianæ Scientiarum*

rum utilium quæ & Erfordiæ est Tom. II, 1761. Observationes quædam clinicæ de morbis venereis. page 132

N. 871. De pilorum circà pudenda resectione, &c. page 524

N. 872. Observations sur les vertus des différentes espèces de solanum qui croissent en Angleterre; avec des Remarques sur l'usage de la salse-pareille, du mercure & de ses préparations, *Ouvrage traduit de l'Anglais.* page 194

N. 873. Theory and practice of Chirurgical Pharmacy, &c. *C'est-à-dire :* Théorie & Pratique de Pharmacie Chirurgicale; Dispensaire complet à l'usage des Chirurgiens, &c. page 288

N. 874. Observations particulières sur la Médecine & la Chirurgie, l'Art des Accouchemens, & les maladies vénériennes, &c. *in-12.* page 327

N. 875. Lettre de M. le Maistre, &c. à M. Keyser, &c. page 454

N. 876. De sedibus & causis morborum, &c. p. 541

N. 877. Tentamina de cicutâ. page 608

N. 878. Formulæ Medicamentorum nosodochiis militaribus adapsatæ, &c. *Casselis.* page 617

N. 879. De hydrargyro idriensi tentamina Chimico-Medica. page 649

N. 880. Libellus secundus, quo confirmatur cicutam, &c. page 662

N. 881. Supplementum necessarium de cicutâ &c page 663

N. 882. Ratio Medendi, &c. page 685

N. 883. Annus Medicus, &c. page 685

N. 884. Mercurii sublimati vindiciæ. page 707

1762.

N. (885). *Gazette de Médecine*, in-8°. *Octobre* 1762. Lettre à M. de la Faye, de l'Académie Royale de Chirurgie. page 7

N. 886. *Octobre.* Observation sur l'usage du sublimé-corrosif. page 541

N. 887. *Novembre.* De l'usage intérieur du sublimé-corrosif. page 549

N. 888. *Décembre.* Remède de M. Novis. page 557

N. 889. *Journ. de Med. Juin.* Observation sur deux fics véroliques, &c. page 521

N. 890. Traité Sommaire des maladies vénériennes. page 122

N. 910. *Mercure de France, Décembre.* Nouvel Avis concernant le spécifique anti-vénérien de Fels. page 318

N. 911. Betrachtung, &c. *C'est-à-dire :* Considérations où l'on a pour but d'examiner si la vertu du sublimé-corrosif peut autoriser l'usage où l'on est d'administrer ce remède intérieurement; on y a joint quelques lignes sur la ciguë. page 409

N. 912. Disp. Inaug. de ossium carie venereâ. p. 463

N. 913. Dissertation sommaire sur les maladies de l'urètre, appelées callosités, &c. page 467

N. 914. Anweisung &c. *C'est-à-dire :* Instruction sur la manière de se préserver des maladies. p. 471

N. 915. Disp. Inaug. de salivâ. page 608

N. 916. Méthode résolutive de guérir la vérole, &c. page 616

N. 917. Disp. Inaug. de naturâ & morbis salivæ ejusque necessariâ excretione ritè promovendâ. page 647

N. 918. Disp. Inaug. de salivâ. page 683

N. 948. *Gobenstein.* Diss. Med. de lue venereâ. 1763. *in*-4°. page 367, 1011

1764.

N. 919. *Mercure de France, Septembre* 1764. Lettre en forme d'Avis à M. de la Place, Auteur de ce Journal; par M. André, &c. page 82

N. 920 *Premier vol. de Fév.* Observation sur les mauvais effets du sublimé-corrosif employé extérieurement. page 415

N. 921. Parallèle des différentes méthodes de traiter la maladie vénérienne; à Amsterdam. page 95

N. 922. Instructions simples & aisées sur les maladies de l'urètre & de la vessie, mises à la portée des personnes qui en sont affligées, & pour l'avantage des jeunes Chirurgiens, &c. page 105

N. 923. Observations sur l'usage interne du colchique d'Automne, du sublimé-corrosif, &c. page 138

N. 924. Œconomical and Medical Observations. *London,* 1764. *C'est-à-dire :* Observations Economiques & Médicales. page 192

N. 925. Nosocomii civici Pazmanniani annus Med. tertius, sive observationum circa morbos acutos & chronicos. *in*-8°. page 239

N. 926. Réplique à M. Keyser, &c. page 2[illegible]

mercure ſublimé-corroſif dans les maladies vénériennes, page 139

N. 944. *Novembre.* Obſervation ſur une vérole confirmée, &c. page 628

N. 945. Obſervationes Medicæ Joannis à Bona, &c. page 172

N 946. Conſultations ſur la plûpart des maladies qui ſont du reſſort de la Chirurgie, &c. page 293

N. 947. Traité des maladies vénériennes; par M. Fabre. &c. *Nouvelle édition, &c. II. Vol.* page 308

N. 948. *Voyez* Gobenstein *année* 1763. *C'eſt ici une erreur.*

N. 949. Epiſtola de cicutâ, &c. page 392

N. 950. Diſcours ou Hiſtoire Abrégée de l'antimoine, &c. page 425

N. 951. Examen d'un Livre qui a pour titre: *Parallèle des différentes méthodes de traiter la maladie vénérienne, &c.* page 455

N. 952 Nouvelle Méthode curative de toutes les maladies vénériennes. page 478

N. 953. *Frankiſche, &c.* C'eſt-à-dire : *Collection de Franconie, &c. vol.* VII. ſur l'uſage du mercure ſublimé-corroſif. p. 362

N. 954. Ars medendi, ſingulis morbis accomodatâ. p. 582

N. 955 Traité des affections vaporeuſes des deux ſexes. p. 587

N. 956. Diſſ. de tragearum anti-venerearum præſtantiâ? p. 634, 1022.

N. 957. Lettre ſur le parallèle, &c. p. 34.

N. 958. Inſtruction pour l'adminiſtration des lavemens anti-vénériens. p. 635

N. 959. Libellus quo continuantur experimenta & obſervationes circà nova ſua medicamenta. p. 665

N. 960. Diſſertation ſur un nouveau remède anti-vénérien végétal. p. 688

N. 961. Practical obſervations. *C'eſt-à-dire,* obſerv. Prat. ſur les maladies vénériennes, &c. 701

N. (*o*). Diſp. med. Stymatoſis vulgò hæmorrhagia penis dicta morbus rarus, &c. p. 855

1766.

N. 962. Nouvelles obſervations de M. André, &c. p. 83

tion fondamentale sur les maladies vénériennes ou galantes, &c. p. 335

N. 983. Essai chimique sur une préparation mercurielle. p. 387

N. 984. Quæst. med. an lue venerea sublimatum corrosivum? p. 387

N. 985. In causâ de cicutæ usu. p. 392

N. 986. Vermischte, *C'est-à-dire,* mélanges de réflexions & de recherches, tendantes à la perfection de la Médecine. onzième partie. p. 401

N. 987. Histoire abrégée de l'antimoine, &c. p. 426

N. 989. Institutiones medicinæ practicæ, &c. p. 564

N. 990. Remède assuré anti-vénérien portatif. p. 568

N. 991. *Nova Acta Acad. Cæs. Nat. Cur.* de salivatione spontaneâ, cum profundo linguæ ulcere, mercurio sublimato feliciter sanato. p. 569

N. 992. De Sarcocele ejusque origine, &c. p. 694

N. 993. Dissertation sur une nouvelle méthode de traiter les maladies vénériennes, &c. p. 637

N. 994. Medical observations, &c. *C'est-à-dire*, observations & recherches médicinales par des Médecins de Londres, *Observations*, *&c.* p. 650

N. 995. Cas d'une hernie humorale, &c. p. 687

De cicutâ commentarius. p. 954

N. 996. *Journal de Médecine.* Avis sur des sondes creuses, &c. p. 671

N. 997. Déclaration de M. M. Lepi, &c. &c. &c. p. 689

N. (1096). Hales. La salivation inutile. p. 393, 1012

1768.

N. 998. Quæstio med. an curendæ lui venereæ confirmata methodus extinctionis aliis præstantior? p. 140

N. 999. Exposition des effets d'un nouveau remède, dénommé sirop mercuriel., &c. p. 141

N. 1000. Diss. de mercurio. p. 203

N. 1001. Voyage en Sibérie, fait par ordre du Roi en 1761. p. 224

N. 1002. Descriptio historica quorumdam morborum gravissimorum curatu maximè difficilium, usu interno mercurii sublimati-corrosivi feliciter sanatorum. p. 234

N. 1003. Observations chirurgicales sur les maladies de l'urètre, &c. cinquième édition, &c. p. 259

1769.

1770.

1771.

1772.

vol. IX. Miaſma venereum, per obſtetricem longè latèque diſſeminatum. p. 212

N. 1063. Obſervations, &c. *C'eſt-à-dire* : Obſervations ſur la manière d'agir, & l'uſage du mercure dans les maladies vénériennes. p. 294

N. 1064. Moyens certains & peu coûteux de détruire le mal vénérien. p. 342

N. 1065. *Noſologie méthodique*, &c. *in-12*, 10 *vol.* p. 342

N. 1066. Abhand lung. *C'eſt-à-dire* : Traité des opérations chirurg. troiſième partie, contenant les opérations de la taille, de la fiſtule à l'anus, du phimoſis, du paraphimoſis, du cancer, &c. p. 399

N. 1067. Deſcriptio methodi mercurium ſublimatum corroſivum tutiùs copioſiùſque exhibendi, &c. p. 424

N. 1068. Opuſcules de Chirurgie, 2 part. p. 538

N. 1069. Nouvelle découverte ſur la nature & ſur le ſiége de la chaudepiſſe virulente, &c. p. 566

N. 1070. Recueil d'obſervations de M. Richard, tom. II. p. 618

N. 1071, Lettre à M. Guilbert de Préval, &c. p. 626

N. 1072. The new method, &c. *C'eſt-à-dire*, nouvelle méthode de guérir les maladies vénériennes, p. 630

N. 1073. Commentaria in hermanni Boerhaave aphoriſmos, &c. p. 684

N. 1074. Réponſe de M. Bertrand, &c. p. 690

1773.

N. 1075. L'anti-ſyphilitique, ou la ſanté publique : mémoire ſur un moyen certain de ſe garantir de toutes les maladies vénériennes, & de s'en guérir ſoi-même par l'uſage d'une eau anti-vénérienne, dite eau de ſécurité. p. 102

N. 1076. Traité des maladies vénériennes, par M. Fabre, &c. *troiſième édition*, *Paris*, in-8°. p. 311

N. 1077. Méthode familière pour guérir les maladies vénériennes, &c. p. 313

N. 1078. Manière ſûre & facile de traiter les maladies vénériennes, &c. p. 343

N. 1079. Expoſition anatomique des maux vénériens, ſur les parties de l'homme & de la femme, &c. p. 358

N. 1080. Traité des maladies vénériennes, &c. p. 599

N. 1081. Tableau des maladies vénériennes, &c. p. 675

N. c. *Diſ.* de viribus medicamentoſis hydrargyri. p. 845

1774.

Titres des Ouvrages dont l'Auteur ignore les dates.

Fin de la Table Chronologique.

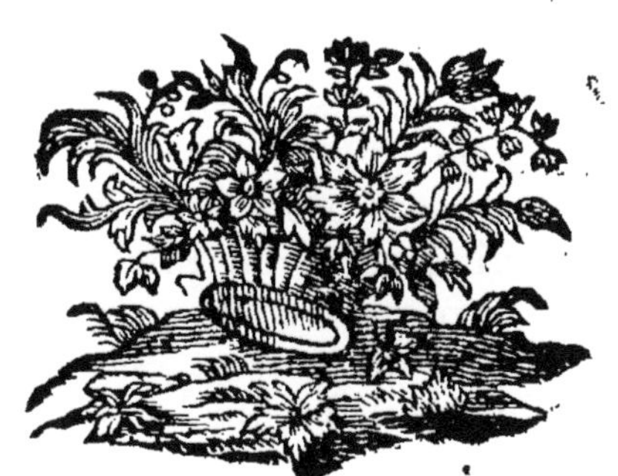

SECOND

POST-SCRIPTUM.

ALBERTI (Christlieb-Lebrecht), Schleiza Variscus, submittit d. 25. Mart. 1758. Dissertationem Inauguralem Medicam *de Istis mercuri partibus quæ imprimis miasma venereum, in corpor hærens, destruere valent;* Præside CAROLO-FRIDERICO KALTSCHMIED, *Philos. & Med. Doct. Seren. Ducis Saxo-Vinariensis & Isenacensis Consiliar. Cameral. Intimo Sereniss. Marchion. Brandenb Culmbacensis & Seren. Landgr. Hasso-Darmstad Consil. Aulico & Med. Anatom. Chirurg. & Botanic. Prof. Publ. Ord. Comit. Palatino Cæsar. Acad. Imperial. Natur. Curios. Colleg. Acad. Elector Mogunt. Scient. utilium assessore Physico Provinc. Jenensi Facultatis Medicæ Seniore.* Jenæ Litteris Marggrafianis. *in*-4°. 40 pag. ad calcem Dissertationis legitur JOANNIS-CHRISTIANI STOCKII, *H. T. Facul. Med. Decani*, prolusio *de famoso unguento ophthalmico Anglico.* 8 pagg.

On lit page 70 la proposition de cette Thèse.

1758. M. Alberti après avoir discuté très - savamment & avec un ordre constant la nature du virus vénérien & celle du mercure, soit qu'il soit joint à des sels, soit qu'il soit uni à des matières absorbantes, conclud que ce ne sont ni les parties sulphureuses, ni les phlogistiques de ce métal qui agissent sur les miasmes véroliques; mais que c'est particulièrement sa terre spécifique.

BORELLUS..... Diss. Med. *de salivatione artificiali*, quam.... ad diem 30 Novemb. defendet D. PHILIPPUS-JACOBUS BORELLUS, *Facultatis Medicinæ Decanus*, respondente HENRICO-GUILELMO SIBECKERO, Wildunga-Waldecco. Marburgi, Typis Philippi-Casimiri Mulleri. *in*-4°. 26 pag. On a omis de mettre l'année : mais nous avons vu dans un Journal d'Allemagne, qu'elle avait été imprimée en 1752, tel que nous l'avons marqué en indiquant cette proposition page 650.

L'Auteur parle en faveur de la salivation mer- 1752.
curielle, dans le traitement des maladies vénériennes, & autres, auxquelles le mercure est utile ; il dit que, si plusieurs Auteurs se plaignent de ses mauvais effets, il faut s'en prendre à la mauvaise administration qu'on en fait. Il s'étend fort au long sur les précautions que l'on doit prendre avant & pendant le traitement, & sur la manière de la procurer & de la conduire. Il paraît qu'il préfère le mercure doux pour exciter cette excrétion.

BUCHOZ (Pierre-Joseph). Page 723, à l'Article de ce Médecin, nous avions marqué notre incertitude & notre inquiétude sur un remède anti-vénérien dont il est possesseur : mais à force de recherches nous sommes parvenus à nous instruire davantage à cet égard : & nous allons dire tout ce que nous en savons.

Le Journal que M. B. donne aujourd'hui sous le 1770.
titre de *la Nature Considérée*, *&c.* & qu'il fait depuis huit ans environ, a plusieurs fois changé de titre, (j'ignore quelle peut en être la raison). En 1770 il se nommait *Lettres Périodiques curieuses*, *utiles*, *&c. sur les avantages que la Société*

Economique peut retirer de la connaissance des Animaux, &c. in-8°. & c'est dans ce Magazin, Tom. III. page 145. que nous avons lu les Lettres X & XV, qui traitent de *l'Electuaire de Marquet*, & qui contiennent 32 pages. Voici comment s'explique à cet égard M. B. « Cet Electuaire est, de » tous les remèdes, le seul dont le Docteur Mar» quet ait conservé le secret, & il ne me l'a com» muniqué qu'à condition que je garderais, de » même que lui, sur la composition de cet Elec» tuaire, un éternel *tacet*; il m'y a même engagé » par serment (1) ».

Je ne chercherai point ici à éclaircir les raisons qui ont porté le Docteur Marquet, que M. B. nous dépeint par-tout comme l'ami de l'humanité & le père des souffrants, à vouloir obstinément tenir caché un remède qu'il nous vante comme supérieur à tous les autres : & à exiger, bien plus, qu'il meure avec M. Buchoz, qui y est lié par serment.

M. B. dans ces deux Lettres qui ne sont que le contenu d'une Lettre circulaire, que M. Marquet publia pour la première fois en 1755, avec cet épigraphe : *Raro qui invenit simul & perfecit*, énumère les maladies auxquelles cet Electuaire convient, car il ne se borne pas seulement à la curation du mal syphillitique. On le donne avec succès pour l'épilepsie, la jaunisse, la cachexie, les tumeurs scrophuleuses, la migraine, les grandes douleurs de tête invéterées, la grosse gale encroû-

(1) Il faut que mon oreille m'ait trompé, (quoique j'aye l'ouïe fort claire), lorsque j'ai cru entendre que M. Buchoz me disait qu'il avait publié la composition de son spécifique anti-vénérien dans le Journal Encyclopédique : car ce Médecin n'est point dans le cas de tomber en contradiction avec lui-même, & encore moins de se parjurer.

tée,

tée, les vers, les obstructions, la teigne, les affections scorbutiques & hypocondriaques, les gonorrhées, & les fleurs-blanches (1). Il fait aussi grand cas pour la guérison des gonorrhées, des cancers, des ulcères & de la gangrène, de la plante nommée *Illecebra*, & en Français *vermiculaire brûlante.* On trouve ses vertus bien plus détaillées, ainsi que celles de l'Electuaire, dans un *Supplément aux Lettres sur l'Electuaire de Marquet*, que M. B. imprima séparément *in*-8°. de 61 pages en 1770, chez Durand. Ce Supplément contient vingt-six consultations, avec l'exposé des maladies. Voici de quelle manière il recommande d'employer l'*Illecebra* pour arrêter les gonorrhées : prenez une bonne poignée de cette plante verte, lavez-la, coupez-la menu, faites-la bouillir dans un demi-setier d'eau de fontaine pendant un quart-d'heure, ensuite passez par un linge avec expression : on le mêle avec égale quantité de sirop violat : on prend tous les soirs une ou deux cuillerées de cette mixtion. On se sert aussi de cette décoction pour faire des injections dans le canal de l'urètre, alors on remplace le sirop par de l'huile de chenevis. La manière de faire usage de la plante *Illecebra*, ne varie point pour les autres affections : on fait seulement de plus des embrocations sur la partie, & l'on applique le marc en forme de cataplasme.

(1) D'après la vertu contre les fleurs-blanches, que M. Buchoz attribue à son Electuaire ; nous ne doutons point que ce ne soit de ce remède dont il a voulu parler en se faisant annoncer dans le Mercure de France, & dans le petit Almanach sous verre, pour guérir radicalement ces maladies rébelles.

ERMEL (Joannes-Fridericus), Dresdensis, disputabit *de radice chinæ ejusque limitandis laudibus*, Præside HERMANO-PAULO JUCH, *Sac. Palatii Cæsarei Comite Facul. Med. Seniore & adsess. prim. pathologiæ atque praxeos Prof. publ. ord. Seren. Saxon. Ducum Vinariens. & Gothani a Consil. aul. & arch. n. n. acad. cæsar. nat. cur. Collega.* D. 23 Novemb. 1753. Erfordiæ. Typis Heringianis, Acad. Typogr. *in*-4°. 30 pag.

1753. Nous avons donné la proposition de cette Thèse, page 311.

L'Auteur fait l'histoire de la racine nommée esquine, il dit qu'elle nait aux Indes Orientales, à Malabar, à Cuncan, à Cochin, à Cranganor, à Coulan, au Japon, en Chine d'où elle tire son nom Latin *China* : les Chinois l'appellent *Lampata, Lampaton*, *Lampacos* & *Bonti.* Il décrit cette plante, ses espèces, les sentimens des Botanistes à son égard. Il parle aussi de l'esquine occidentale que l'on nous apporte de la nouvelle Espagne, du Pérou & de différens lieux de l'Amérique. Il dit que Geoffroy attribuait autant de vertu à l'occidentale qu'à l'orientale. Il fixe la connaissance qu'on en a eue en Europe à l'année 1535. Il apprend à connaître & à choisir cette racine, comment on peut la frauder avec le bol & la gomme adraganthe. Il passe à son Analyse Chimique ; il dit qu'elle contient en très-petite quantité des parties volatiles & spiritueuses : mais beaucoup de parties terreuses - farineuses. De-là il juge que les louanges outrées que l'on a données à cette racine, tant pour guérir la maladie vénérienne que les autres affections pour lesquelles on emploie les dépuratifs, ne sont ni justes ni démontrées; & il prouve par les Médecins contemporains de Charles V, que cet Empereur prit, il est vrai, de la décoction d'esquine; mais qu'il ne fut guéri que par celle du gayac. M. Ermel donne la méthode des Anciens pour administrer cette racine, & pour gouverner les malades pendant qu'ils en font usage; il rapporte quelques Auteurs qui ont révoqué en doute les vertus de cette plante: & il conclud enfin par assurer que l'eau tiède produira le même effet que sa décoction.

GOB GOB

GOBENSTEIN (Ursus-Victor), Solodoranus apud Helvetas, Diss. Med. *de lue venereâ*, die 19 mensis Novembris 1763. Monspelii, apud viduam Joannis Martel, *in*-4°. 23 pag.

Nous avons donné le titre de cette Dissertation page 367. 1763.

Cette Dissertation est divisée en sept paragraphes; dans les six premiers, M. G. parle de l'origine, des causes, de la nature, de la communication, des différens symptômes, des espèces, du diagnostic & du pronostic de la vérole; il s'appuye en plusieurs endroits sur les opinions d'Astruc & de M. Boissier de Sauvages: dans le septième il passe à la curation de cette maladie, pour completter son histoire. Il déclare ne point ouvrir son sentiment sur les différentes méthodes curatoires; *Tantasque lites*, dit-il, *peritioribus componendas relinquimus*. Il rapporte d'abord la méthode de Montpellier, ensuite celle de M. Haguenot, celle de MM. Levret & d'Aumont, pour les enfans à la mamelle, il passe à la méthode salivatoire, à celle de M. Van-Swieten, & il finit par les dragées de Keyſer. Il ne fait que nommer les méthodes fumigatoires & ſudorifiques.

HALES..... Salivation not neceſſary for the cure of the venereal diſeaſe, in any degree whatever; and all gleets curable : proved by a variety of examples, ſelected from no leſſ than ſix hundred and ſeventy caſes, &c. By CHARLES HALES, *late Surgeon to the Hôpital at the* Savoy; &c. the Eighth edition. London. Printed for J. Almon, 1767. *in*-8°. 70 pages.

Continuant d'en faire uſage après en avoir vu un heureux ſuccès en diverſes rencontres.

Hiſt. de la Médec. par LE CLERC.

C'eſt-à-dire : La ſalivation inutile pour la guériſon de toutes ſortes de maladies vénériennes, & pour tous les écoulemens; ce qu'on prouve par pluſieurs exemples choiſis de plus de ſix cent ſoixante dix Obſervations, &c. par Charles Hales, &c. huitième édition à Londres.

C'eſt de ce Hales dont nous avons parlé à la page 393. Nous ignorons en quelle année il a donné la première édition de cet Opuſcule.

Nous aurons bientôt fini ſur ſon compte, M. de Hales eſt un Charlatan qui guérit toutes les maladies vénériennes, de quelque eſpèce qu'elles ſoient, nouvelles & anciennes, en été & en hiver avec un remède dont il tait la recette : mais ſon remède n'occaſionne aucun ptyaliſme, ne détruit point le tempérament, n'eſt nullement aſſujettiſſant, &c. Il fait beaucoup mention de ſes protecteurs, du Lord Ligonier, du Général Clare, &c. Enfin, il aſſure à haute voix, à la face de l'univers & de ſes ennemis, que le ſublimé qu'il regarde comme un remède très-dangereux, n'entre pour rien dans la compoſition du ſien.

HERZOG (Joannes-Ludovicus-Davides), Goſlarienſis. Diſſertatio Medica ſolemnis *de morbo articulari ſpeciatim venereo, præſertim de arthriticâ quâdam feliciter ſanatâ.* D. 20 Septembris. Helmſtadii. Ex Typogr. Viduæ Schnorriæ, 1768. *in*-4°. 113 pag.

Il s'agit, comme on le voit par la propoſition, d'une femme qui avait une maladie arthritique des plus cruelles, occaſionnée par un vice vénérien, ſes jointures étaient garnies de *nodi* & de *tophi*; M. Herzog la guérit avec le remède de M. Plenck, qu'il réforma comme on le fait dans l'Hôpital de Berlin, de la manière ſuivante :

De mercure vif très-pur, deux gros.

De gomme arabique, une once.

Triturez le tout dans un mortier de marbre, en verſant peu à peu de l'eau roſe, juſqu'à ce que le mercure ſoit réduit en *mucus*; ajoutez enfin, toujours en triturant,

D'Eau roſe, ſeize onces.

Renfermez cette mixture dans une bouteille de verre : on en donne deux cuillerées à bouche le matin & le ſoir. L'Auteur croit que ce remède dont il fait le plus grand cas, a une grande affinité avec le ſecret de Paracelſe, duquel quelques Empiriques ſe ſervent aujourd'hui contre les affections arthritiques, il s'appuye ſur l'autorité de Van-Swieten, *Tom. IV. p.* 341. *édition de Hollande, Commentaires ſur les aphoriſmes de Boerhaave*; & ſur ce qu'en dit Helmontius, IN OPERIB. SECT. *Ignotus hoſpes morbus.* ITEM IN CAP. *volupe viventium morbus*, §. 25.

Le remède dont il s'agit ici opéra ſur la malade par les ſueurs & les urines qui chariaient une matière ſemblable à de la craie. Son col vint à enfler aux environs des vertèbres, & la tumeur était molle, M. H. employa extérieurement les mouches cantharides; il en sortit une grande quantité de matière gélatineuse, colorée & âcre, ce qui la soulagea parfaitement.

Avant de finir nous dirons succinctement de quelle manière l'Auteur définit en général l'affection arthritique; c'est un spasme dans les parties voisines des articles, telles que le perioste, les ligamens, les tendons & leurs gaînes, les glandes; occasionné par une humeur épaissie, glutineuse, terreuse, âcre & salée : ou bien c'est un sentiment produit par cette humeur viciée qui entoure les articulations. Cette maladie, lorsqu'elle provient d'un virus vérolique, a particulièrement son siége dans les ligamens des articulations, dans l'emboëture des os, dans la jointure de l'épaule, dans celles du coude, & des os du carpe, dans les alvéoles des dents maxillaires, &c. même dans les cartilages, dans les muscles, &c.

L'Auteur comme on le peut voir, par le nombre des pages, s'étend très-longuement sur la théorie de cette maladie, ainsi que sur le spécifique qu'il adopte, & qu'il préfère aux sels mercuriels particulièrement, qui selon lui font naître des obstructions, en irritant les vaisseaux & les portant à se contracter, ce qui occasionne nécessairement une difficulté & un dérangement dans le cours des fluides. Dans son dernier paragraphe, il défend M. Plenck contre M. Hirschel.

HORN (Albertus-Conrad), Ostervico-Halberstadiensis, defendet Dissertationem Inauguralem Medicam, *de gonorrhoeâ malignâ*. D. Septembris 1759. Halæ-Magdeburgicæ, Litteris Hendelianis. *in*-4°. 28 pag.

1759. Nous avons donné la proposition de cette Thèse, page 411.

M. H. reconnait que la gonorrhée virulente est

d'une nature acide telle que le virus vérolique. Il décrit un moyen pour connaître si elle a son siége dans les glandes de l'urètre, ou dans la prostate & les vésicules séminaires : si elle occupe les glandes, la douleur se fait ressentir le long du canal & aux environs du gland, & ramenant sa main vers son orifice, il sort beaucoup de matière. Si son siège est dans la prostate ou les vésicules, l'on ressent la douleur à la racine de la verge, & en comprimant & frottant la région du périnée, & en faisant revenir sa main vers le haut du gland, on voit sortir la matière en abondance.

L'Auteur regarde trois indications à remplir dans la curation de cette espèce de gonorrhée; 1°. la préparation de la matière peccante; 2°. son évacuation; 3°. le ton à redonner aux parties qui ont été affectées.

Il satisfait à la première indication, avec les teintures alkalines, telles que la teinture d'antimoine âcre, la teinture d'antimoine tartarisée; on ne les employe qu'à la dose de 20 gouttes : si les douleurs sont aigues, on leur ajoute très-bien l'essence de succin. Les personnes sanguines & colériques, doivent moins en prendre que les mélancholiques; & les délayans ne doivent point être oubliés, tels que les bouillons d'avoine, d'orge, les infusions theïformes, l'eau simple : on peut leur associer le nitre. Et l'on donne chaque soir à la dose de 3 ou 4 grains, le mercure doux mêlé aux absorbans & à l'antimoine diaphoréthique.

Pour remplir la seconde indication, on emploie les diurétiques, qui sont particulièrement d'un secours puissant dans la suppression de la gonorrhée; les teintures alkalines nommées plus haut, jouissent de la vertu résolutive & laxative, & sont appropriées dans cette circonstance. Les laxatifs sont à joindre aux diurétiques, en voici un que l'Auteur propose :

Prenez de résine de Jalap,
de mercure doux,
de savon de Venise, de chaque égale partie; faites selon l'art des pillules, chacune d'un grain, que l'on prend au nombre de 15 à 20 le matin, tous les trois ou quatre jours.

Enfin on redonne le ton aux parties avec le corail rouge, l'unicornu fossile, l'os de séche, le succin préparé, la cascarille & son extrait aqueux, dont on mêle quelques grains, avec des absorbans, remède qui peut être fort utile, enfin avec le vin appelé de *Pontac*, qui doit tenir un rang distingué parmi les toniques, dont on boit chaque soir, un petit verre pur ou mêlé avec de l'eau de fontaine. Pour remèdes externes, on emploie les sachets faits avec les herbes de menthe, de mélisse, de sauge, de pouliot, de thym, &c. que l'on applique, secs, sur le périnée, ou le long du canal de l'urine, ou après les avoir trempés dans le vin de pontac chaud. Et si l'on est obligé de recourir aux injections, que l'on ne doit mettre en usage que dans le grand relâchement des parties, parce que souvent elles sont pernicieuses; on se sert d'eau de plantain, d'eau de chaux, auxquelles on ajoute le bol d'Arménie & la pierre médicamenteuse de Crollius: & le vin de pontac encore n'est pas d'un moindre secours quand on le mêle avec ces eaux. Si l'estomac est affaibli, on le restaure avec l'essence carminative de Wedelius, de cascarille, d'écorce d'oranges, de canelle, & autres préparations stomachiques, que l'on trouve dans les Pharmacies.

Le régime doit être humectant, léger, tempérant; l'on doit éviter les échauffans, les aromatiques, les huileux, les spiritueux, &c. Le repos est utile, il faut entretenir une légère transpiration. l'usage du cheval est dangereux.

LALOUETTE (Petrus), *Parisinus*, *Baccalaureus Medicus*. Quæstio Medica-Chirurgica, Præside ANTONIO CASAMAJOR, discutienda die Martis 20 Februarii 1742; *An cereoli in plerisque urethræ fistulis sectione præstantiores?*

M. Lalouette, depuis Chevalier de l'Ordre du Roi, met au nombre des causes des fistules de l'urètre, les gonorrhées mal guéries & invétérées, celles que l'on supprime prématurément; le sable & les petites pierres; enfin la lithotomie, surtout si la playe reste long-temps ouverte. Il décrit ensuite le manuel de l'opération de la section de l'urètre; il en fait voir le péril, le désagrément & l'inutilité dans tous les cas, excepté si les fistules sont causées par des graviers, circonstance où l'on coupe comme au petit appareil; & il conclud que les bougies faites de *cordes à boyau*, ou de linge enduit de cire, sont préférables le plus souvent à la section de l'urètre. Il dit un mot de l'Introduction des bougies, du régime que l'on doit observer lorsque l'on en fait usage, & de la manière de s'y préparer.

M. Jean-François-Achilles Lalouette, de Paris, 1774.
Ecuyer, fils de Pierre duquel nous venons de parler, a remis la même question, le Vendredi 25 de Février 1774, sous la Présidence de M. Louis-Guillaume le Monnier, *Conseiller, premier Médecin ordinaire du Roi, des Académies de Paris, de Londres & de Berlin, Professeur & Démonstrateur Royal de Botanique au Jardin du Roi.*

LEVRET (André), *Accoucheur de Madame la Dauphine, &c.* 1766.

Parmi les meilleurs Traités sur l'art des Accouchemens que nous nous ſommes remis ſous les yeux, pour limer notre expérience, & pour mettre la dernière main à un *Avis aux femmes groſſes & à celles qui veulent nourrir; avec un remède certain pour obvier aux douleurs de l'enfantement;* Ouvrage que nous devons publier très-inceſſamment: nous avons retrouvé dans l'excellent Livre de M. Levret, *ſur l'art des Accouchemens, &c.* in-8°. troiſième édition, à Paris, chez P. Fr. Didot, 1766; *page 333, article 3, le moyen pour découvrir les tumeurs lymphatiqes vénériennes, lorſqu'on les ſoupçonne telles.*

Nous nous hâtons de réparer notre oubli: on n'apprend jamais les bonnes choſes trop tard; on en eſt dédommagé par leur utilité. M. Lévret dans un Mémoire lu dans une des ſéances particulières de l'Académie de Chirurgie, a fait part d'un fondant propre à réſoudre les tumeurs ſquirreuſes, ſcrophuleuſes, cancereuſes & autres, faites par l'engorgement ou par l'extravaſation de la lymphe épaiſſie & endurcie, ſoit dans les glandes, ſoit dans le tiſſu cellulaire des graiſſes. Ce diſſolvant a pour baſe le ſel fixe de tartre, & pour véhicule l'eau de pluye diſtillée; il entre à la doſe d'un ou deux gros & plus ſur chaque pinte d'eau. Il ſert en douches, en topiques & pour boiſſon: mais ce fondant de la lymphe, loin d'avoir du ſuccès ſur les tumeurs lymphatiques vénériennes, les irrite & les exaſpère: par conſéquent pluſieurs femmes qui ſont attaquées de différentes tumeurs qu'elles rapportent à des dépôts laiteux, & dont la cauſe n'eſt autre qu'un vice vénérien, ſeront bientôt détrompées par l'application de linges trempés dans cette diſſolution, & par les douches faites ſur la partie. M. Lévret avertit auſſi que ce médicament eſt nuiſible aux ſcorbutiques, ſur-tout dans le période de la diſſolution du ſang.

LUDWIG (Jo. Theoph.). Diſſ. *de exoſtoſibus*. in-4°. Hal. 1756.

Nous avons trouvé le titre de cette Diſſertation ſur le Catalogue du ſieur Briaſſon : mais nous 1756.
n'avons pu nous la procurer chez lui parce qu'il ne l'a pas. Elle n'eſt point auſſi dans les Bibliothèques qui nous ſont ouvertes.

MAL MAL

MALOUIN, *Médecin ordinaire de S. M. la Reine, Docteur & Ancien Profeſſeur de Pharmacie, en la Faculté de Médecine de Paris, de l'Académie Royale des Sciences, de la Société Royale de Londres, & Cenſeur Royal.* Chimie Médicinale. Nouvelle édition; à Paris, chez d'Houry, 1755. *in*-12. 2 vol. le premier de 630 & le ſecond de 590 pages.

Tom. I. p. 588—609, Chap. 56, il eſt parlé de 1755.
l'uſage des bougies médicinales; & Chap. 57, 58 & 59, de la gonorrhée virulente.

M. Malouin ſe ſert des bougies médicinales pour panſer les ulcères de l'urètre, pour fondre les carnoſités, & pour ouvrir & élargir le canal de l'urètre quand il eſt rétréci : dans ce cas, il emploie en premier lieu une corde à boyau, idée que quelques Auteurs ont rajeunie depuis; & quand le canal eſt élargi ſuffiſamment par ce moyen, il prend une bougie de cire ordinaire. M. M. ne finit point un traitement de chaude-piſſe, qui a exiſté avec une douleur fixe dans une partie du canal de l'urètre, ſans employer les bougies.

En parlant de la chaude-piſſe, M. M. obſerve que la matière de cet écoulement, quand elle eſt ſèche ſur le linge ſe détache en eſpèces de petits feuillets talqueux, & que la matière des fleurs blanches ne se détache pas ainsi, c'est un moyen de plus pour distinguer ces deux affections. Mais on notera que cette remarque ne peut tomber que sur la gonorrhée virulente. L'Auteur guérit la gonorrhée avec les rafraîchissans, les adoucissans, le lait même pour toute nourriture, il passe ensuite aux minoratifs, de-là aux apéritifs, enfin aux eaux minérales, ou aux balsamiques, & aux mercuriaux. Il propose pour se préserver de la contagion, d'uriner aussi tôt après l'acte vénérien, de se laver avec du vin, de se tranquilliser & se rafraîchir, de se faire le soir du même jour une friction locale avec l'onguent mercuriel sur la partie militante, enfin de se purger & de se baigner.

M. M. remédie par la saignée à la chaude-pisse cordée, & à celle qui est tombée dans les bourses; & il ordonne de légères frictions mercurieles à l'endroit du canal de l'urine, où l'on ressent de la douleur.

Tom. II. P. 109—158, Chap. 27, 28, 29, 30, 31 & 32, M. M. parle de l'usage médicinal du mercure en général, du mercure pour la vérole, des préparations nécessaires avant le traitement; il décrit ensuite le traitement de la vérole par les frictions, par extinction & par fumigations; il dit que les dents ne sont gâtées pendant l'usage du mercure, que par l'âcreté corrosive des humeurs qu'il sépare de la masse, & qui sont portées vers la bouche; ou lorsqu'il est uni à quelque acide corrosif: mais que le mercure pur, tenu aussi long-temps qu'on le voudra dans la bouche, ne gâtera point les dents, il la nettoyera au contraire. Il dit dans le Chapitre suivant; que le ventre est resserré si le malade salive, & le contraire arrive dans le cas opposé. Si l'on veut, dit-il, que le mercure agisse par les urines, il faut boire quatre ou cinq pintes d'eau de chiendent dans 24 heures. Si le malade prend des alimens solides, le mercure porte aux intestins; s'il vit de bouillons ou de lait, il est sujet à saliver. Il dit dans un autre endroit que quelquefois en se lavant avec de l'eau-de-vie & du savon, pour emporter la graisse de dessus la peau, quand on prend des frictions, cela rappelle la salivation. Je crois qu'on peut conjecturer de-là, que lorsque la salivation est supprimée chez un malade & qu'on veut la rappeler, il suffirait de lui donner un peu d'eau-de-vie : la pratique de M. de Sanchez qui, pour faire saliver ses malades, leur faisait donner du vin, & du lait pour réprimer la salivation, vient à l'appui de mon idée. M. Malouin remarque que l'usage interne des eaux thermales, telles que celles de Plombières, de Bourbon-l'Archambault, &c. font déclarer la vérole, c'est aussi le sentiment de M. Lieutaud. Il remarque à l'occasion de la méthode par les fumigations, qu'elle est bonne pour ceux qui ont la vérole en boutons, & auxquels les sueurs sont favorables : les pustules véroliques & les poireaux, dit-il, guérissent promptement par ce moyen ; enfin elles conviennent dans le cas de chaude-pisse & de fleurs-blanches : mais elle est contraire, à ceux qui suent difficilement, qui ont une vérole sèche & qui attaque les nerfs & les os. En finissant, M. M. observe que les ouvriers qui emploient le mercure sont sujets à trembler, parce qu'ils sont exposés à un mercure plus chauffé, qu'il n'est nécessaire pour la guérison des maladies ; parce qu'ils emploient souvent un mercure qui n'est pas exempt de plomb ; & parce que ces hommes-là ne se ménagent pas, qu'ils s'exposent au vent sans précaution & à l'air froid. Enfin l'Auteur a appris d'eux qu'ils ne sont point sujets aux maladies vénériennes.

Chapitre XXXIII, de l'onguent mercuriel, p. 158. M. Malouin rapporte que les Chinois composent leur onguent mercuriel avec du mercure & du *tan fan*, (alun bleu), de chaque trois gros & demi ; ils triturent, jusqu'à ce que dans la mixtion il ne paraisse plus aucune étoile (comme ils le disent) ; ils broyent de nouveau avec un peu de salive & d'huile, pour bien incorporer le tout. On employe ce mélange à frotter les plantes des pieds & les paumes des mains des malades. S'ils suent, bavent & rendent des excrémens puans, le remède opère bien. On continue trois jours de suite en augmentant & diminuant la dose, suivant la portée du sujet. L'Auteur croit aussi que le mercure s'introduit mieux par les pores des plantes des pieds & des paumes des mains. Nous dirons qu'il ne favorise pas l'usage du sublimé-corrosif.

ROUX (Jacobus-Franciscus), Massiliensis, Diss. Med. practica *de tragearum anti-venerearum praestantiâ*, mense Februario 1765. Monspelii, apud Viduam Joannis Martel. *in*-4°. 36 pag.

1765. Nous avons donné le titre de cette Dissertation page 634.

Elle est dédiée à M. le Duc de Choiseul, alors Ministre de la Guerre.

Elle est distribuée en six Chapitres, précédés d'une Préface, où on ne loue pas moins que dans le reste de l'Ouvrage les dragées anti-vénériennes. Dans le premier Chapitre l'Auteur réfute celui du *Parallèle des différentes méthodes de traiter la maladie vénérienne*, au sujet de ce qu'il avait dit des dragées Keysériennes. Le second Chapitre contient 45 Obs. de personnes guéries par les dragées, qui avaient été manquées par les frictions mercurielles, ces cures ont été conduites par le père de M. R. à Marseille, où, selon toute apparence, il tenait un Bureau des dragées. Le troisième Chapitre est consacré aux cures opérées à Toulon, par le remède loué dans cette Dissertation, (j'appelle ainsi la Ville qu'il nomme en Latin *Telo*, car je ne crois pas qu'il veuille dire autre chose, & nous en sommes convaincus par le nom d'un Chirurgien qu'il cite, & qui travaille dans cette Ville, quoique Toulon ne se dise en Latin que *Telonum* ou *Telomartius*, & que *Telo* ne soit qu'un terme de méchanique, qui signifie *Guindal* ou *Cabestan*, ou *Vindas*, ou *Vireveau*, ou *Cigogne*). Le quatrième Chapitre renferme les cures opérées à Perpignan. Le cinquième celles de Montpellier; & le sixième enfin traite de la manière d'agir & de l'énergie de ce remède. On peut dire que dans toute cette Dissertation l'Auteur parle en enthousiaste; & nous sommes étonnés que la Faculté de Montpellier ait laissé discuter une pareille question dans ses Ecoles.

THILEMANN (Johannes-Zacharias), Hasso-Darmstattinus, submittit die 14 Martii 1715. Theses Med. *de medicamentis mercurialibus*, sub Præsidio JOHA. SIGISMUNDI HENNINGERI. Argentorati, Literis Danielis Maagii. *in*-4°. 12 pag.

J'ai déjà donné la proposition de cette Thèse, page 674.

L'Auteur, dans cette Dissertation, parle des vertus du mercure pour différentes maladies, il 1715.
passe aux méthodes de l'administrer & à ses préparations; il enseigne à quelles maladies elles conviennent particulièrement, leurs doses, &c. Enfin il remarque dans le dix-septième Paragraphe, que le mercure employé comme cosmétique, rend la peau vilaine & rude, qu'il y occasionne des rides, qu'il gâte les dents & qu'il est nuisible aux nerfs.

TABLE
DES MATIERES.

D.

De

U.

Fin de la Table des Matières.

APPROBATION.

J'AI lu par ordre de Monseigneur le Chancelier, un manuscrit ayant pour titre *le Médecin de soi-même*, &c. par M. LEFEBURE DE ST. ILDEPHONT, Ecuyer, &c. La méthode que l'Auteur propose pour guérir les maladies vénériennes, nous a paru sage & bien traitée; tout y est clair, précis & marqué au coin de la plus saine doctrine. On ne peut qu'applaudir à la composition du Chocolat Aphrodisiaque que M. Lefebure propose; s'il a eu l'agréable en vue, il n'a pas moins songé à l'utile : c'est, selon nous, la meilleure forme sous laquelle on puisse administrer le sublimé-corrosif. Nous croyons que les analyses que l'Auteur a faites des ouvrages écrits sur la maladie vénérienne, seront très-instructives; la méthode & la vérité y brillent par-tout. L'Auteur ne s'est point laissé entraîner par l'esprit de parti, chose rare quand on critique; enfin, nous pensons que l'impression de ce livre érudit doit jeter le plus grand jour sur la matière que M. Lefebure a traitée. Fait à Paris le 3 Mars 1774.

Signé MISSA.

PRIVILÉGE DU ROI.

LOUIS PAR LA GRACE DE DIEU, ROI DE FRANCE ET DE NAVARRE : A nos amés & féaux Conseillers, les Gens tenans nos Cours de Parlement, Maîtres des Requêtes ordinaires de notre Hôtel, Conseils Supérieurs, Prévôt de Paris, Baillis, Sénéchaux, leurs Lieutenans Civils, & autres nos Justiciers qu'il appartiendra; SALUT. Notre amé le Sr LAMBERT, Nous a fait exposer qu'il desireroit faire imprimer & donner au Public *le Médecin de soi même, par M. le FEBURE*; s'il Nous plaisoit lui accorder nos Lettres de Permission pour ce nécessaires. A CES CAUSES voulant favorablement traiter ledit Exposant, Nous lui avons permis & permettons; par ces Présentes, de faire imprimer ledit Ouvrage autant de fois que bon lui semblera & de le faire vendre & débiter par tout notre Royaume, pendant le temps de trois années consécutives, à compter du jour de la date des Présentes. Faisons défenses à tous Imprimeurs, Libraires, & autres personnes, de quelque qualité & condition qu'elles soient, d'en introduire d'impression étrangère dans aucun lieu de notre obéissance. A la charge que ces présentes seront enregistrées tout au long sur le Registre de la Communauté des Imprimeurs & Libraires de Paris, dans trois mois de la date d'icelles; que l'impression dudit Ouvrage sera faite dans notre Royaume, & non ailleurs, en bon papier & beaux caractères; que l'Impétrant se conformera en tout aux Réglemens de la Librairie, notamment à celui du 10 Avril 1725, à peine de déchéance de la présente Permission; qu'avant de l'exposer en vente, le Manuscrit qui aura servi de copie à l'impression dudit Ouvrage, sera remis dans le même état où l'approbation y aura été donnée, ès mains de notre très-cher & féal Chevalier, Chancelier, Garde des Sceaux de France, le Sieur DE MAUPEOU; qu'il en ſera enſuite remis deux Exemplaires dans notre Bibliothèque publique, un dans celle de notre Château du Louvre, & un dans celle dudit Sr DE MAUPEAU; le tout à peine de nullité des Préſentes. Du contenu deſquelles vous mandons & enjoignons de faire jouir ledit Expoſant & ſes ayans cauſe, pleinement & paiſiblement ſans ſouffrir qu'il leur ſoit fait aucun trouble ou empêchement. Voulons qu'à la copie des Préſentes, qui ſera imprimée tout au long au commencement ou à la fin dudit Ouvrage, foi ſoit ajoutée comme a l'original. Commandons au premier, notre Huiſſier ou Sergent ſur ce requis, de faire pour l'éxécution d'icelles tous actes requis & néceſſaires, ſans demander autre permiſſion & nonobſtant clameur de haro, charte normande & lettres à ce contraires : CAR tel eſt notre plaiſir. Donné à Paris le ſixième jour du mois d'Avril, l'an mil ſept cent ſoixante quatorze & de notre Régne le cinquante-neuvième. Par le Roi en ſon Conſeil.

Signé LEBEGUE.

Regiſtré ſur le Régiſtre XIX de la Chambre Royale & Syndicale des Libraires & Imprimeurs de Paris, N°. 2889, fol. 239, conformément au Réglement de 1723. A Paris ce 18 Avril 1774.

PRAULT, Père, Adjoint.

www.ingramcontent.com/pod-product-compliance
Ingram Content Group UK Ltd.
Pitfield, Milton Keynes, MK11 3LW, UK
UKHW020257230726
13925UKWH00001B/96